増刊 レジデントノート

Vol.15-No.11

担当医が絶対知っておきたい
がん診療のキホン

がん患者の診かた・支え方, 化学療法の副作用対策や緩和医療, 緊急事態への対応がわかる！

勝俣範之／編

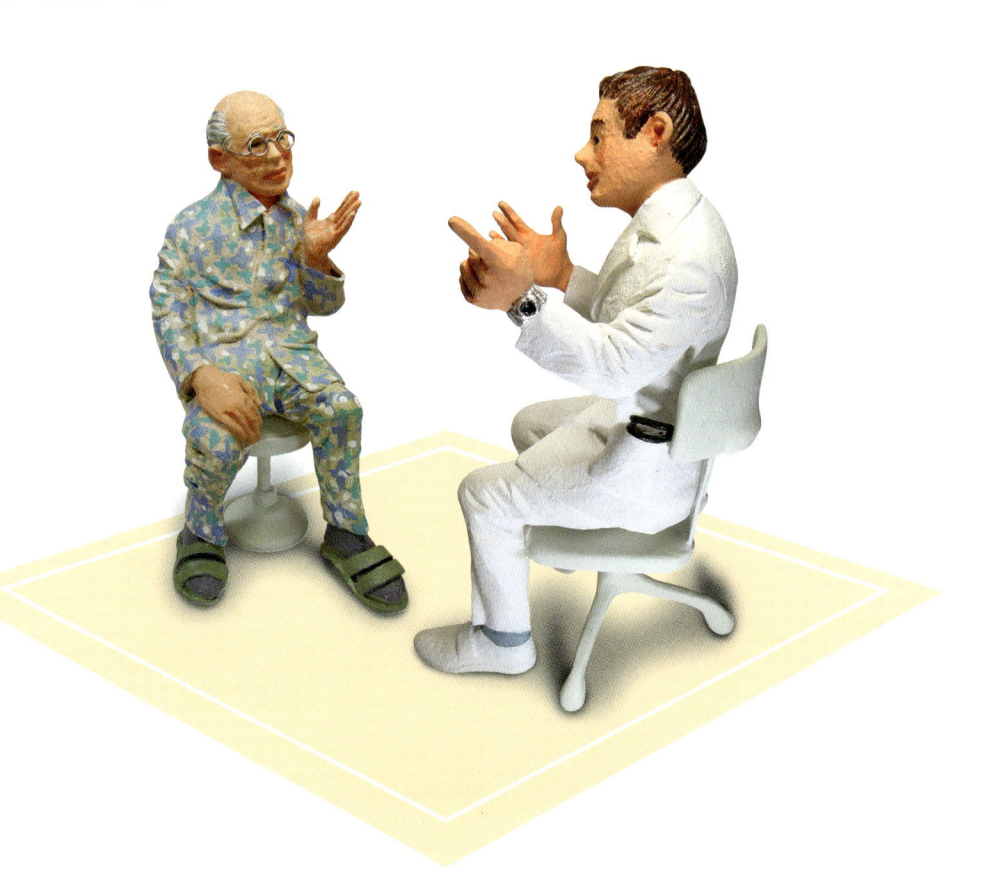

羊土社
YODOSHA

謹告

　本書に記載されている診断法・治療法に関しては，発行時点における最新の情報に基づき，正確を期するよう，著者ならびに出版社はそれぞれ最善の努力を払っております．しかし，医学，医療の進歩により，記載された内容が正確かつ完全ではなくなる場合もございます．

　したがって，実際の診断法・治療法で，熟知していない，あるいは汎用されていない新薬をはじめとする医薬品の使用，検査の実施および判読にあたっては，まず医薬品添付文書や機器および試薬の説明書で確認され，また診療技術に関しては十分考慮されたうえで，常に細心の注意を払われるようお願いいたします．

　本書記載の診断法・治療法・医薬品・検査法・疾患への適応などが，その後の医学研究ならびに医療の進歩により本書発行後に変更された場合，その診断法・治療法・医薬品・検査法・疾患への適応などによる不測の事故に対して，著者ならびに出版社はその責を負いかねますのでご了承ください．

序

　"がん"の罹患数は年間70万人を超えるようになり，罹患数はなおも増え続けている．「2人に1人はがんになる」時代となった．そして罹患数の，約半数，35万人以上が毎年がんで亡くなっている．がんは治るようになったと言われるが，まだまだ難治性の疾患である．

　このように"がん"は，今ではcommon diseaseとなっているわけであるが，日本のがん対策は，諸外国に比べて，遅れていると言っても過言ではない．日本でも，2006年に，「がん対策基本法」が制定され，その後，大学病院でもがん診療科やがん専門医を育成するプログラムがつくられるようになったが，実はこのような取り組みは欧米の先進諸国では，30年前から取り組んでいることである．"がんは切っても治らない，がんは全身病としてのアプローチが大切"という概念は，現在，海外では，当たり前のことと認識されているが，このパラダイム・シフトは，日本でも，やっと始まってきた，というところなのである．日本ではこれまで，がん診療は外科手術が中心であり，臓器別の取り組みがなされてきた．これからのがん診療は，臓器別での取り組みではなく，病院全体で，社会全体で支えていくということが大切であると思われる．

　初期研修医や若手医師が，日常診療でがん患者の対応をすることはごく一般的であると思われるが，問題なのは，系統だって教えてくれる専門医が少ないことと思われる．今回の企画は，研修医・若手医師が日常診療でよく遭遇するがん患者の病状・病態に対応し，実践に即使えるような基本的なテーマを題材にした．この分野での第一線で活躍している若手医師がしっかり書いてくれたので，期待に沿える内容になったと思われる．

　第1章では，がん患者の緊急事態（オンコロジック・エマージェンシー）について解説した．がん患者に対する緊急処置は，一般診療のなかであまり知られていないことが多いので，この章はぜひしっかりと知っておいてほしい内容である．

　第2，3章では，入院中，外来でのがん患者の対応について，抗がん剤の使い方，好中球減少時の対応，がん検診，サプリメントへの対応，副作用対策など，おさえておくべきポイントを解説した．

　第4，5章では，緩和ケアについて，がん患者への接し方を解説した．この章は，将来がん診療医をめざす医師でなくとも，ぜひ読んでほしい項目である．

　第6章として，もっと勉強したい人のために，分子標的薬の解説と，腫瘍内科医について解説した．

　腫瘍内科医とは，"抗がん剤治療の専門医"と誤解されている場合が多いが，腫瘍内科医は，がん患者を内科的にアプローチする医師であり，内科的治療（抗がん剤・緩和

ケア）を担当し，がん診療全般について，ナビゲーターの役割をする専門職である．すなわち，"がんの総合内科医"と言った方がわかりやすいであろう．日本での"腫瘍内科"の導入は先進諸国に比べて大幅に遅れてしまったが，日本でも，今後のがん診療の中心を担っていくのは，この"腫瘍内科医"であると思われる．研修医・若手医師には，ぜひ，腫瘍内科医への道を志してほしいと思う．

　がんは，まだまだ治らない病気であるが，共存可能な時代になった．これからは，いかにうまく共存するか？をめざしていく医療が大切になると思われる．そのためには，一方的な医療の押し付けではなく，患者と一緒に考えていくという，信頼関係に基づいた共同作業が必要である．"がん難民"は，納得のいく治療をさまよい求めて歩く患者と定義されるが，医療不信の現われとして増えてきたと言われる．がん患者を難民にすることなく，最期まで患者を見捨てることのない医療を実践するのは，われわれの使命である．

　最後にヒポクラテスの言葉を紹介したい．この言葉は，正にがん患者と向き合う医師の心得に相当するものと思われる．ヒポクラテスの言葉のように，われわれは，単に治療をする者ではなく，いつも患者を支え，慰めることのできる存在でありたいと思う．

Cure sometimes

Treat often

Comfort always

［ヒポクラテスの言葉］

2013年6月
　梅雨中晴れ間の見えたおだやかな土曜日，午後からのがん患者サロン準備のなか

日本医科大学武蔵小杉病院　腫瘍内科
勝俣範之

増刊 レジデントノート
Vol.15-No.11

担当医が絶対知っておきたい
がん診療のキホン

がん患者の診かた・支え方,化学療法の副作用対策や緩和医療,
緊急事態への対応がわかる！

序 ……………………………………………………………………勝俣範之　3 (1947)

第1章　がん患者の緊急事態に対応せよ

1. 入院での化学療法後，好中球300/μL，38.5℃となった．どうする？
   ………………………………………………………………酒井　瞳　10 (1954)
   1. 病棟からの発熱コール，まずどうする？　2. 発熱性好中球減少症（FN）の定義　3. FNのリスク評価〜MASCCスコア〜　4. 身体所見/検査　5. エンピリックセラピー　6. G-CSFの併用　7. 抗菌薬の変更・治療期間

2. 外来化学療法後，38.5℃で受診，好中球数300/μLとなった．どうする？
   ……………………………………………………………山﨑美佐子　16 (1960)
   1. どのような病歴聴取をするか？　2. どのような診察，検査が必要か？　3. どのように治療するか？　4. 治療期間は？　5. 抗生物質の予防投与について

3. 進行がん患者で，突然の腰痛，両下肢麻痺となった．どうする？
   ………………………………………………………………松田正典　24 (1968)
   1. MSCCの診断　2. MSCCの治療

4. 脳転移に対して，手術？ ガンマナイフ？ 何が一番よい？
   脳転移の治療選択〜最近の傾向とエビデンスを踏まえて〜
   ……………………………………………………高瀬直人，松本光史　32 (1976)
   1. 脳転移の症状と診断〜画像検査はいつ？ CT？MRI？〜　2. 脳転移の治療1〜手術，WBRT，SRSの基礎〜　3. 脳転移の治療2〜治療選択の組合わせとエビデンス〜　4. 脳転移の治療3〜薬物療法とそのほかの緩和治療〜

5. がん患者で血中Ca15.0 mg/dLとなった．どうする？
   ………………………………………………………………門倉玄武　40 (1984)
   1. 高カルシウム血症の基礎知識　2. 悪性腫瘍関連性高カルシウム血症（MAH）
   Advanced Lecture：RANKL阻害薬

第2章　入院中のがん患者のマネージメント〜化学療法と副作用対策〜

1. 上司からやるように言われた抗がん剤レジメンは正しいのか？
森　竜久，関　順彦　47（1991）
1. 症例に対する適切なレジメン選択のために知っておくべきこと　2. 推奨されるレジメンとガイドライン　3. レジメンをあらかじめコンピューター登録することの意義　4. エビデンスに基づきながらも患者の身に沿った適切な抗がん剤レジメンを選択するには　5. 抗がん剤レジメンの決定過程で想定される上司のタイプ別分類

2. そもそもがん治療のエビデンスって何？
新野祐樹，後藤　悌　55（1999）
1. 医療における「エビデンス」とは　2. エビデンスに基づいた判断　3. 診療ガイドラインの利用　4. がん治療におけるエビデンス　5. EBM，ガイドラインの限界　Advanced Lecture：1. 決勝戦は行われない？　2. 患者の価値観と治療の効果は比べられるか？　3. 三段論法は通用するのか？

3. 抗がん剤治療は外来でやる？　入院でやる？
原野謙一　61（2005）
1. がん外来化学療法の利点　2. 外来化学療法を行うための要件

4. シスプラチンは外来で投与できる？
堀之内秀仁　66（2010）
1. シスプラチンは抗がん剤の代表　2. シスプラチンの有効性と副作用　3. 日本のシスプラチン投与の現状　4. 海外のシスプラチン投与の現状　5. シスプラチン投与方法と腎機能障害の関連　6. シスプラチン外来投与にむけての日本国内での取り組み　7. シスプラチン外来点滴時の注意点

5. 制吐薬の正しい使い方は？
峯岸裕司　75（2019）
1. 発現時期によるCINVの分類　2. 抗がん剤の催吐性リスク分類　3. 催吐性リスク別の制吐療法レジメン　4. 予期性のCINVに対する対応　5. 突出性のCINVに対する対応

6. 好中球が減ったらすぐにG-CSFは使っていいの？
酒井　瞳　81（2025）
1. 好中球減少と感染リスク　2. G-CSFの出番は限られている　3. 放射線または化学放射線　4. G-CSF投与の実際

7. 好中球減少時に生ものを禁止にすべき？　外出を避けるべき？
土井美帆子　89（2033）
1. 化学療法中の食事制限　2. 化学療法中の外出制限　Advanced Lecture

8. 高度な好中球減少があったら，次のコースは減量してよいか？
山中康弘　95（2039）
1. 好中球減少は何が問題なのか　2. 抗悪性腫瘍薬治療の目的は何か

第3章　一般外来でがん患者を診る

1. CA19-9高値，あなたならどうする？
高瀬直人，谷岡真樹　100（2044）
1. 腫瘍マーカーを測る意義〜検診の意義と腫瘍マーカーのエビデンス〜　2. 腫瘍内科医としての患者教育〜むやみに腫瘍マーカーを測らない〜　3. 腫瘍マーカー高値で紹介されてきたら…？〜現実的な対策〜

2. 腹部リンパ節腫大あり，全身検索しても原発巣はない，どうすればよい？
　〜予後不良な群を中心に〜 ……………………………………………………篠崎勝則　107 (2051)
　　1. 診断　2. 治療法の選択・予後　Advanced Lecture：冒頭症例の治療と予後

3. がん性腹水，CA125高値で発見．全身検索しても原発巣はない．
　どうすればよい？ ……………………………………………………………原野謙一　114 (2058)
　　1. 原発不明がんの診断　2. favorable subset かどうかの診断　Advanced Lecture　3. 治療

4. がん患者の術後フォロー検査はどこまでやる？ PETは必要か？
　………………………………………………………………………………………鶴谷純司　122 (2066)
　　1. 乳がん　2. 結腸がん

5. がん検診はすべてのがんに勧められる？ PET検診は有効？
　…………………………………………………………………久保絵美，堀之内秀仁　128 (2072)
　　1. 肺がん検診　2. 乳がん検診　3. 胃がん検診　4. 大腸がん検診　5. 子宮頸がん検診　6. 前立腺が
　　ん検診　7. PET検診

6. 患者にサプリメントを摂ってよいか聞かれた．勧める？ 勧めない？
　……………………………………………………………………………………………大野　智　134 (2078)
　　1. 補完代替医療の現状　2. 補完代替医療のエビデンス　3. どのように向き合うか？

7. がん免疫療法は本当に有効？ 標準治療と言ってよいの？ 勧められる？
　………………………………………………………………………多田耕平，平家勇司　141 (2085)
　　1. 免疫チェックポイントに作用する薬剤　2. がんワクチン療法　3. 免疫細胞療法

第4章　がん患者の緩和ケアをきちんとできる？

1. 緩和ケアは病院でやるべき？ 在宅？ ホスピスで？ …………森　雅紀　147 (2091)
　　1. 病院での緩和ケア　2. 在宅での緩和ケア　3. ホスピス・緩和ケア病棟での緩和ケア
　　Advanced Lecture

2. 病院の緩和ケアチームにいつコンサルトしたらよい？ …赤羽日出男　155 (2099)
　　患者さんに合った緩和医療を進めるには　Advanced Lecture

3. がん性腹水は抜くべき？ 抜くべきでない？ ……………………横山太郎　161 (2105)
　　1. 腹水とは　2. 治療

4. 末期がん患者に鎮静薬は使うべき？ 使うべきでない？
　〜ガイドラインに基づく鎮静の実際〜 ……………………島田直樹，岩瀬　哲　166 (2110)
　　1. 鎮静の定義　2. 鎮静を行う前に確認すべき事項　3. 鎮静の開始　Advanced Lecture：中枢性
　　α2受容体作動性鎮静薬〜デクスメデトミジン（プレセデックス®）

5. 末期がん患者に点滴すべき？ すべきでない？ ……………………鈴木規仁　174 (2118)
　　1. 末期がん患者〜終末期とは？〜　2. 輸液は総合的QOL指標を改善するか？　3. 家族が「食べら
　　れないので点滴をしてほしい」と希望するときの適切なケアは何か？　4. 終末期がん患者に対する
　　輸液療法の概念的枠組み

第5章　患者さんへの接し方

1. 進行がん患者にどう接したらよいかわからない．
よいスキルなどを教えてほしい……………………………………高橋通規　181（2125）
　　1. コミュニケーションとは？　2. 困難さの段階　3. 悪い知らせとは？　4. 悪い知らせを伝えるコミュニケーション　5. SHARE プロトコール　6. コミュニケーション技術訓練

2. ホスピスへ紹介したいが，いつ患者に話す？　いつ紹介したらよい？
……………………………………………………………………市川靖子，江口研二　188（2132）
　　1. いつ話すか？　2. いつ紹介するのか？

3. 末期がん患者へ「あなたの余命は半年です」と言った方がよい？
言わない方がよい？………………………………………………野﨑善成　195（2139）
　　1. 余命を伝えることの意義は？　2. すべての患者が自分の余命を知りたいと思っているか？　3. その"半年"，本当ですか？～余命はどのくらい正確に予測できるのか？～　4. 患者は正確な"数字"を知りたいのか？　5. 余命を伝える際のコミュニケーションスキル～SHARE プロトコールの活用～　Advanced Lecture：患者と家族の意向が合わない場合

第6章　がんについてもっと勉強したい

1. 分子標的治療でがんは治るようになる？　ならない？
……………………………………………………………………鳥居芳太郎，倉田宝保　201（2145）
　　1. EGFR-TKI　2. EML4-ALK-TKI　3. 分子標的治療でがんは治るか？　4. 今後の展望

2. がん薬物療法専門医（腫瘍内科医）になろう！
……………………………………………………………………………………石黒　洋　209（2153）
　　1. 腫瘍内科とは　2. 腫瘍内科医の役割　3. 腫瘍内科医になるには

● 付録　抗がん剤ごとの適応と副作用一覧……木庭尚哉，津端由佳里，礒部　威　216（2160）

● 索引　………………………………………………………………………………………230（2174）

● 執筆者一覧　………………………………………………………………………………233（2177）

増刊 レジデントノート

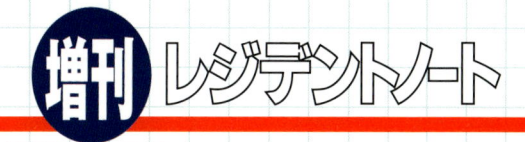

担当医が絶対知っておきたい
がん診療のキホン

がん患者の診かた・支え方，化学療法の副作用対策や緩和医療，緊急事態への対応がわかる！

第1章　がん患者の緊急事態に対応せよ

1. 入院での化学療法後，好中球300/μL，38.5℃となった．どうする？

酒井　瞳

Point

- 発熱性好中球減少症はoncologic emergencyである．血液培養2セットを採取後，緑膿菌までカバーする抗菌薬を早期に開始する
- MASCCスコアは重症感染症合併のリスク評価に役立つ

はじめに

　がんは2人に1人がかかる病気であり，病院にいれば抗がん剤治療（化学療法）中の患者さんに多く遭遇する．抗がん剤はほかの薬剤と比較して，効果と副作用の間の安全域が狭いため，十分な治療を行おうとすると副作用が必ずついてまわる．発熱性好中球減少症（febrile neutropenia：FN）は最も注意すべき副作用の1つであり，遭遇した場合にそなえて，基本的な知識を身につけておきたい．

1. 病棟からの発熱コール，まずどうする？

　病棟からの発熱コールがあったら，まずは熱以外のバイタルサインを確認する．バイタルサインには，血圧，脈拍，呼吸数，SpO$_2$，意識レベルが含まれる．ベッドサイドにいき，患者の状態が切迫していないか，悪寒戦慄（shaking chill）などの徴候を診察する．悪寒戦慄は体が震えて止まらない状態を指し，菌血症の特異度は90.3％との報告がある（表1）[1]．すなわち，**発熱＋悪寒戦慄を診たら，緊急事態である**．熱の高低のみでは重症度は評価できない．これはすべての患者の発熱の対応に共通する．

表1　悪寒の程度と菌血症リスク

悪寒の程度		菌血症のリスク*
悪寒戦慄（shaking chills）	毛布をかけても体の震えが止まらない	12.1倍
悪寒（moderate chills）	毛布をかぶりたくなる	4.1倍
寒気（mild chills）	セーターを羽織りたくなる	1.8倍

＊悪寒がない場合と比較した菌血症のリスク比
文献1を参考に作成

2. 発熱性好中球減少症（FN）の定義

　FN は，oncologic emergency の1つであり，適切にマネージメントを行わなければ命にかかわる．米国感染症学会（Infectious Diseases Society of America：IDSA）のガイドラインでは，FN は，**好中球数（ANC）が 500/μL 未満，または 1,000/μL 未満であっても 500/μL 未満に減少することが予想される場合で，単回測定時の口腔内体温が 38.3℃以上，または 38.0℃以上の熱が 1 時間以上続く状態**と定義されている[2]．日本で頻用される腋窩温は 0.3 〜 0.5℃低く，**37.5℃**を診断の目安とする[3]．まずは目の前の患者が FN であると認識するところから診療が始まる．

　化学療法のレジメンにより FN のリスクは異なる．多くのレジメンでは 10 〜 14 日に nadir（ANC の底，最低値）がくるため，その時期に熱が出た場合は，血液検査の結果を待たずとも，FN の可能性が高いと考えて気を引き締めて対応する（図1）．よく使用される抗がん剤のなかで，ドセタキセル（タキソテール®）は 7 日頃と早めに nadir がくるので，注意が必要である．

3. FN のリスク評価〜MASCC スコア〜

　FN 患者は，まずリスク評価を行う．好中球減少の程度が強く（≦ 100/μL），持続期間が長く（7 日以上），合併症がある場合（低血圧，肺炎，腹痛の出現，意識障害）は重篤な感染症を合併するリスクが高い．ただし，固形がんの化学療法では，好中球減少期が 7 日以上遷延することは少なく，血液悪性腫瘍の化学療法と比べると，深在性真菌感染症やウイルス感染の合併は多くない．

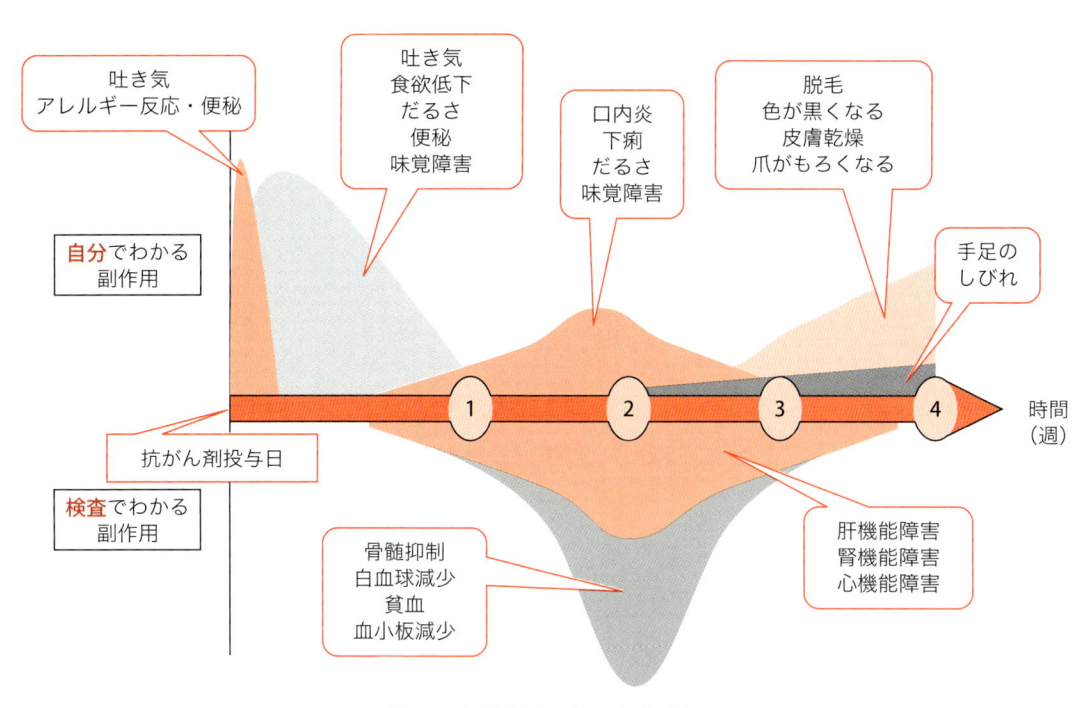

図1　化学療法に伴う有害事象

表2　MASCCスコア

危険因子	ポイント
症状	
症状なし	5
軽度の症状	5
中等度の症状	3
低血圧なし	5
慢性閉塞性肺疾患なし	4
固形腫瘍／真菌感染なし	4
脱水なし	3
発熱時外来	3
60歳未満（16歳未満には適応しない）	2

20点以下：高リスク群
21点以上：低リスク群
文献4より引用

　Multinational Association of Supportive Care in Cancer（MASCC）スコアはFN時のリスク評価に役立つ[4]（表2）．MASCCスコアで低リスクと判断されたFNでは，重症感染症の合併は5％以下であったと報告されている[5]．本症例は入院中であるが，外来患者で低リスクのFNであれば，外来にて内服抗菌薬による治療が選択肢となる（第1章-2を参照）．

4. 身体所見／検査

　FNの患者では，「穴と異物」を中心に全身の診察を行う．すなわち，副鼻腔，口腔内（粘膜炎，歯周炎，口腔内カンジダの有無），肛門周囲（肛門周囲膿瘍の有無），カテーテル刺入部（発赤，熱感，腫脹の有無）の観察が必要である．しかし，直腸診は菌血症を誘発する可能性があり，避けるべきである．

　血液培養は，感度と特異度を高めるために必ず2セット，合計4本採取する．菌血症を検出する感度は，血液培養1セットで73.2％，2セットで93.9％，3セットで96.9％という報告がある[6]．また，特異度は血液培養の採取法，特に消毒のしかたにもよるが，一般的には2～10％程度のコンタミネーションがあるといわれている．中心静脈カテーテルが留置されている場合は，そのルーメンから1セット採取する．中心静脈カテーテルと末梢血管から血液を採取し，前者が培養陽性になるのが，後者が陽性になる2時間以上前であれば，その細菌によるカテーテル関連血流感染症の可能性が高いと判断する助けになる[7]．そのほかに，熱源を絞り込むための診察，検査（胸部X線，尿定性検査・沈渣，尿培養，その他）が必要である．

　FNでは診察により感染臓器を絞り込めないケースや，培養検査をとっても起因菌が判明しないケースも多いが，それでもフォーカスを特定する努力は惜しむべきではない．抗菌薬投与前に疑わしい臓器の培養検査を提出しておかなければ，後に重症化した場合に十分な治療ができなくなる．

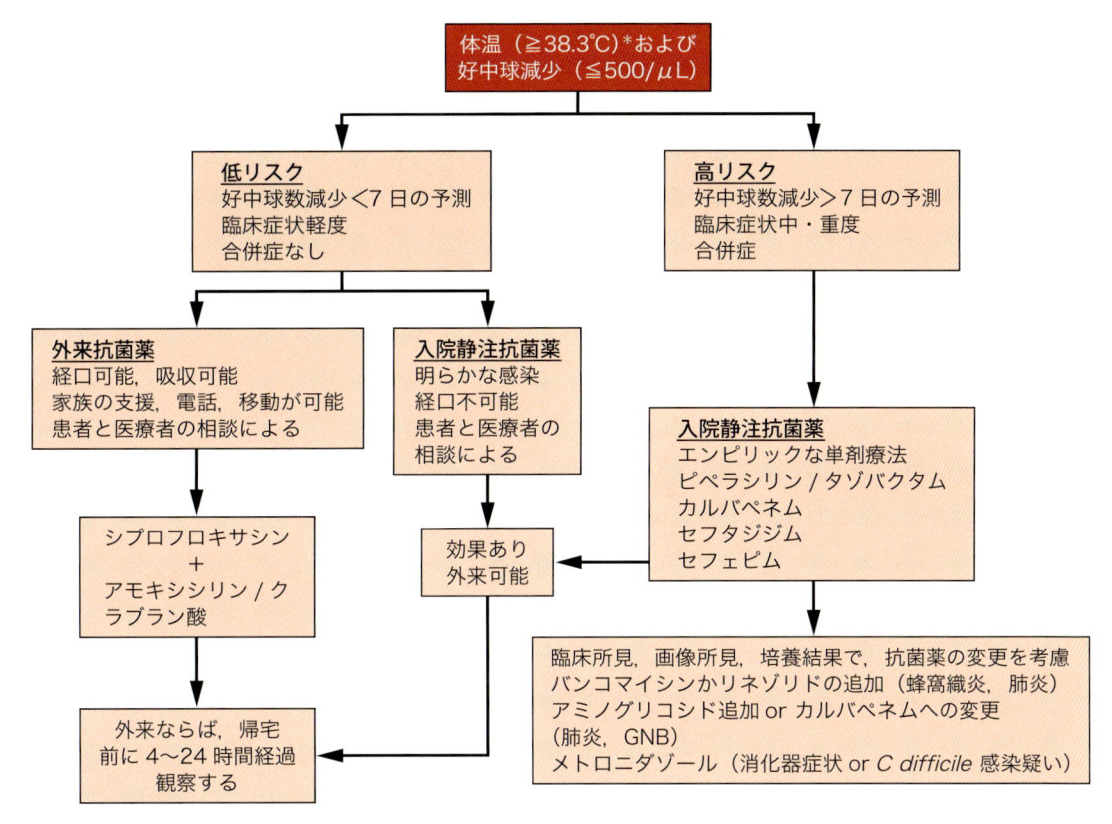

```
                    体温（≧38.3℃）＊および
                    好中球減少（≦500/μL）
                    ┌──────────┴──────────┐
              ┌─────┴─────┐          ┌─────┴─────┐
              │  低リスク  │          │  高リスク  │
              │好中球数減少<7日の予測│   │好中球数減少>7日の予測│
              │臨床症状軽度│          │臨床症状中・重度│
              │合併症なし │          │合併症     │
              └─────┬─────┘          └─────┬─────┘
         ┌─────────┴─────────┐              │
    ┌────┴────┐         ┌────┴────┐         │
    │外来抗菌薬│         │入院静注抗菌薬│     │
    │経口可能，吸収可能│  │明らかな感染│      │
    │家族の支援，電話，移動が可能│ │経口不可能│ │
    │患者と医療者の相談による│ │患者と医療者の│ │
    │         │         │相談による│        │
    └────┬────┘         └────┬────┘    ┌────┴────┐
         │                   │         │入院静注抗菌薬│
    ┌────┴────┐              │         │エンピリックな単剤療法│
    │シプロフロキサシン│       │         │ピペラシリン/タゾバクタム│
    │  ＋      │              │         │カルバペネム│
    │アモキシシリン/│    ┌────┴────┐    │セフタジジム│
    │クラブラン酸│      │効果あり │◄───│セフェピム│
    │         │       │外来可能 │    └────┬────┘
    └────┬────┘       └────┬────┘         │
         │                   │    ┌────────┴────────┐
    ┌────┴────────────────┐   │    │臨床所見，画像所見，培養結果で，抗菌薬の変更を考慮│
    │外来ならば，帰宅       │◄──┘    │バンコマイシンかリネゾリドの追加（蜂窩織炎，肺炎）│
    │前に4〜24時間経過      │        │アミノグリコシド追加 or カルバペネムへの変更│
    │観察する             │        │（肺炎，GNB）│
    └───────────────────┘        │メトロニダゾール（消化器症状 or C difficile 感染疑い）│
                                 └──────────────────┘
```

図2　FNのマネージメント
＊口腔温度を指す．口腔温は腋窩温より約0.5℃高い
文献2より引用

5. エンピリックセラピー

　FNはエマージェンシーであり，培養結果を待たずに治療を開始する．これをエンピリックセラピーという（図2）．好中球減少患者では，グラム陰性菌による敗血症は非常に進行が速く，治療が遅れると致死的となる．例えば，緑膿菌肺炎，敗血症のケースでは，朝に感染が見つかってその日の夜には致死的となるようなスピードで病状が進行することがある．血液培養採取後，緑膿菌を代表とするグラム陰性桿菌までカバーする抗菌薬をできる限り早期に投与開始する[2]．緑膿菌をカバーする抗菌薬はさらっと列挙できるようになってほしい（表3）．**日本の保険適用範囲内の使用量では，十分な治療効果が得られない場合もあるため，注意が必要である．**

●処方例
・セフェピム（マキシピーム®）1回2g 8時間ごと（1日6g）
　注：日本の保険適用では1日最大4gまで
・ピペラシリン・タゾバクタム（ゾシン®）1回4.5g 6時間ごと（1日18g）
　注：日本の保険適用では肺炎の場合は1日最大18g，肺炎以外では13.5g
・メロペネム（メロペン®）1回1g 8時間ごと（1日3g）

表3　緑膿菌をカバーする代表的な抗菌薬

抗菌薬の系統	薬剤名	FNの初期治療に使うか＊
一部のペニシリン系	ピペラシリンナトリウム（ペントシリン®）	×
一部のβラクタマーゼ阻害薬入りペニシリン系	ピペラシリン・タゾバクタム	○
一部の第3世代＋第4世代のセフェム系	セフタジジム（モダシン®），セフェピム（マキシピーム®）	○
ニューキノロン系	レボフロキサシン（クラビット®），シプロフロキサシン（シプロキサン®）	○
カルバペネム系	メロペネム（メロペン®），イミペネム・シラスタチンナトリウム配合（チエナム®）	○
モノバクタム系	アズトレオナム（アザクタム®）	×
アミノグリコシド系	ゲンタマイシン（ゲンタシン®），アミカシン（アミカマイシン®）	×

＊各病院のアンチバイオグラム（各細菌の抗菌薬の感受性）データを参考にすること

6. G-CSFの併用

　顆粒球コロニー刺激因子（granulocyte colony-stimulating factor：G-CSF）は，骨髄中で好中球前駆細胞の増殖を促進し，好中球の働きを強める作用をもつ．簡単にいえば，好中球を増やす薬剤である．好中球減少を認めてから投与を始めるG-CSFの「治療的投与」はよく見かけるが，それほどエビデンスがある投与法ではない．FNの患者に対しても，抗菌薬とG-CSFのルーチンの併用は推奨されておらず，重篤な感染症を合併するリスクが高い場合（MASCCスコアで高リスクの場合）には，使用が考慮される．スペインの多施設共同試験では1つ以上のリスク因子（10日以上持続することが予想される，100/μL以下の好中球減少が予想される，年齢＞65歳，原疾患のコントロール不良，肺炎，血圧低下，多臓器不全，敗血症，侵襲性真菌感染症，入院中の発熱）をもつ固形がん，リンパ腫の患者に対して，FN時に，G-CSF投与群と非投与群を比較した．投与群ではANC＜500μLの期間，抗菌薬投与期間，入院期間の短縮を認めたが，生存期間については差を認めなかった[8]．**入院患者のFNではG-CSF投与は妥当ではあるが，G-CSFよりまず抗菌薬投与を急ぐべきである．**

　日本で保険適用になっているG-CSF製剤は，フィルグラスチム（グラン®），ナルトグラスチム（ノイアップ®），レノグラスチム（ノイトロジン®）がある．欧米のガイドラインではG-CSF製剤の投与量は5μg/kg/日皮下注が推奨されており，これが世界標準の投与量である．これも，日本の保険適用の用量とは異なるため，注意されたい．

●投与例
・フィルグラスチム（グラン®注射液M300）300μg　皮下注
・レノグラスチム（ノイトロジン®注250μg）250μg　皮下注
・ANC 2,000～3,000/μLになるまで投与を続ける

7. 抗菌薬の変更・治療期間

　抗菌薬は，培養結果に応じて，狭域抗菌薬に変更（de-escalation）する．培養陰性例ではエンピリックセラピーで開始した抗菌薬を継続する．感染のフォーカスと微生物により標準的な治療期間が異なる．例えば，腎盂腎炎の標準的な治療期間は2週間である．感染のフォーカスがはっきりしない場合は，**解熱して2日以上経過し，ANC＞500/μL**までは継続する．IDSAガイドラインでは，臨床症状が完全に改善したが好中球減少だけが持続している場合に，経口キノロン系薬にスイッチする方法が紹介されているが，あまり検証されているものではない[2]．

　3〜5日以上経っても解熱しない場合やANCが回復しない場合は，発熱の原因を見直し，抗真菌薬や抗MRSA薬（バンコマイシンなど）の追加の必要性を検討する．

おわりに

　化学療法中のFNは，最も注意すべき合併症の1つである．病棟から，化学療法中の患者さんの発熱コールがあった場合，すぐにベッドサイドにかけつけてほしい．FNを疑う場合，解熱薬で様子をみるようなことは避けて，適切なマネージメントを行いたい．

文献・参考文献

1) Tokuda, Y., et al.：The degree of chills for risk of bacteremia in acute febrile illness. Am J Med, 118：1417, 2005
2) Freifeld, A. G., et al.：Clinical practice guideline for the use of antimicrobial agents in neutropenic patients with cancer：2010 update by the infectious diseases society of america. Clin Infect Dis, 52：e56-93, 2011
3) 「発熱性好中球減少症（FN）診療ガイドライン」（日本臨床腫瘍学会/編），南江堂，2012
4) Klastersky, J., et al.：The Multinational Association for Supportive Care in Cancer risk index：A multinational scoring system for identifying low-risk febrile neutropenic cancer patients. J Clin Oncol, 18：3038-3051, 2000
5) Klastersky, J., et al.：Outpatient oral antibiotics for febrile neutropenic cancer patients using a score predictive for complications. J Clin Oncol, 24：4129-4134, 2006
6) Lee, A., et al.：Detection of bloodstream infections in adults：how many blood cultures are needed? J Clin Microbiol, 45：3546-3548, 2007
7) Blot, F., et al.：Diagnosis of catheter-related bacteraemia：a prospective comparison of the time to positivity of hub-blood versus peripheral-blood cultures. Lancet, 354：1071-1077, 1999
8) García-Carbonero, R., et al.：Granulocyte colony-stimulating factor in the treatment of high-risk febrile neutropenia：a multicenter randomized trial. J Natl Cancer Inst, 93：31-38, 2001

プロフィール

酒井　瞳（Hitomi Sakai）
日本医科大学武蔵小杉病院腫瘍内科
腫瘍内科医は抗がん剤を投与するのだけが仕事ではありません．患者さんの人生，考え方，仕事，趣味，家族背景を知るところから診療がはじまります．一緒に働きませんか．

第1章　がん患者の緊急事態に対応せよ

2. 外来化学療法後，38.5℃で受診，好中球数300/μLとなった．どうする？

山﨑美佐子

> **Point**
> ・発熱性好中球減少症の定義を理解する
> ・感染症に対するリスク評価を行う
> ・リスク評価により，適切な治療選択をする

はじめに

　主訴，「発熱」の患者．化学療法中であっても，診察前の情報が「発熱のみ」ということもよくある．発熱性好中球減少症の可能性を探るには，病歴聴取で「化学療法を受けている」もしくは「受けた」ことを，聞き出すことが必要となる．ほかの医療機関で化学療法を受け，発熱など何らかの症状出現時に，自宅近隣の病院や医院を受診するような状況も，十分に考えられる．よくある主訴でも，さまざまな状況を想定した，慎重な病歴聴取が重要である．

1. どのような病歴聴取をするか？

- 何かの治療中であるか
    - 最後の化学療法日はいつか
    - 最近，血液製剤の投与を受けたか
- 随伴症状およびシステムレビュー（review of systems：ROS）
- 水分・食事の摂取状況
- 合併症の有無
- 内服薬
    - 抗生物質の予防内服の有無
- 感染歴
- 入院歴　など

　病歴聴取は，丁寧に，かつ簡潔に行う．「何らかの治療を受けているか」そして「最後の化学療法日」を確認する．治療中の病名や，治療レジメンの名称，もしくは，受けている抗がん剤の名称，さらには投与量，このような情報を得ることができるのが理想だが，現実にはなかなか難し

い．そして，感染以外による発熱の除外のため，最近の血液製剤の投与についても，確認した方がよい．

さて，発熱に随伴する症状も，感染巣を予測するうえで有効である．システムレビューも重要であるが，発熱性好中球減少症を疑う状況では，フォーカスを絞ったシステムレビューを行う．いたずらに時間を費やすべきではない．水分・食事の摂取状況も把握する．病歴聴取に淡々と答えていても，実は「発熱してから，ほとんど飲水してない」ということもありうる．また，基礎疾患として，糖尿病や閉塞性肺疾患の有無や，最近の外科的処置についても，必ず確認する．

投薬内容の確認のため「薬手帳を持っているか」を問うことは，大切である．薬手帳があれば，投薬内容の確認ができるし，持参していない場合でも，病歴聴取し，次回には持参するよう話すことが，患者指導となり「病院受診時に，薬手帳を持参する」という習慣につながるきっかけになるであろう．

2. どのような診察，検査が必要か？

- 全身の身体所見
- 血液検査〔白血球分画および血小板数を含む全血球計算，腎機能（BUN，Cr）電解質，肝機能（トランスアミラーゼ，総ビリルビン，アルカリホスファターゼ）〕
- 尿検査（症状がある場合）
- 抗菌薬開始前に，静脈血液培養を最低2セット
    中心静脈カテーテル（CVC）留置されていない場合：末梢から2セット
    中心静脈カテーテル（CVC）留置されている場合：CVCから1セットと末梢から1セット
- 感染の疑われる症状・徴候を示す身体部位の培養検査（例：喀痰，尿，皮膚分泌液，髄液など）
- 呼吸器症状・徴候を伴い感染が疑われる場合，胸部X線写真
- そのほかの感染巣を疑う症状・徴候を疑う場合，CTなどの画像検査[1]

CVC：central venous catheter

診察をはじめる前に，必ず手を洗う．そして，咳エチケットに配慮する．好中球減少時は，しばしば，炎症の症状や所見が軽度，もしくは，欠けている．

例えば，
- 皮膚や軟部組織の感染所見の硬結，発赤，熱感，膿疱形成が欠けている．
- 胸部X線写真で，明らかな異常所見を認めない．
- 髄膜炎であっても，髄液中の細胞増加が軽度か，全く欠けている．
- 尿路感染であっても，膿尿が軽度であったり，欠けている．

重症感染症であっても，明らかな所見が「発熱のみ」という場合もある．「**所見がない＝感染がない，ではない！**」と心にとめて，全身をくまなく，注意深く診察する．

ちなみに，感染巣となりやすいのは，皮膚（カテーテルを挿入した部位，骨髄穿刺部位），咽頭や歯肉，消化管，呼吸器や会陰部といわれている．

また，肛門周囲は視診や周囲からの圧痛の確認にとどめ，「**直腸診は行わない**」もしくは「**直腸診を行う際は，十分，慎重に行う**」ことが大切である．

表1　発熱性好中球減少症の定義

好中球数が500/μL（mm³）未満，あるいは1,000/μL未満で48時間以内に500/μL未満に減少すると予想される状態で，腋窩温37.5℃以上（口腔内温38.3℃以上）の発熱を生じた場合

文献1と文献2を参考に作成

表2　MASCC risk-index

項目	スコア
臨床症状の経過が良好（下記の1つを選択）	
無症状	5
軽度の症状	5
中等度の症状	3
低血圧がない	5
閉塞性肺疾患がない	4
固形がんであるか，もしくは真菌感染がない	4
脱水がない	3
発熱時に外来管理下	3
年齢＜60歳（ただし16歳以上で適応）	2

該当する項目のスコア加算．スコアが高くなるほど，リスクは低い．
最高は26点，21点以上で低リスクとなる
＊MASCC risk-index：The Multinational Association for Supportive Care in Cancer risk-index
文献4より引用

これらをふまえて
→　検査結果：好中球数300/μL．
→　発熱性好中球減少症である（表1）．

3. どのように治療するか？

発熱性好中球減少症は，腫瘍内科のエマージェンシーの1つといわれている．適切ですみやかな対応が必須であり，万が一，対応が遅れる，もしくは怠ると，取り返しのつかないことになる．発熱性好中球減少症の原因は，感染症と感染症以外で考える．原因が「感染症でない」と判明するまでは，感染症として治療する．

「患者さんのトリアージ後，1時間以内の治療開始が望ましい」とされている．病歴聴取，診察，検査をすみやかに行い，治療を開始する[3]．

治療開始前に，血液検査や血液培養の検体を採取しておくことは，言うまでもない．

さて，すべての発熱性好中球減少症に，入院治療が必要なのか？

発熱性好中球減少症の治療は，入院治療が標準とされているが，感染症に対するリスク評価を行い，外来治療が可能な患者を，慎重に選択することができる．

リスク評価には，MASCC（Multinational Association of Supportive Care in Cancer）risk-index[4]や，IDSA（Infections Diseases Society of America）ガイドライン[1]のリスク評価を用いる．MASCC score≧21を低リスク，MASCC score＜21を高リスクと定めている（表2）．ただし，MASCC Score≧21であっても，入院治療を選択するべき状態がある（表3，表4）．

IDSAガイドラインでは，高リスクとして
① 7日以上持続する高度な好中球減少（100/μL以下）
② 嚥下障害や高度な下痢を伴う消化管粘膜障害
③ 消化器症状（腹痛，悪心，嘔吐，下痢）

表3　MASCC score 21点以上であっても，外来治療を避けた方がよい発熱性好中球減少症の担がん患者

心血管系	失神した・失神寸前 異常な高血圧 これまでにない血圧低下，もしくは増悪していく血圧低下 コントロールできない心不全や不整脈，もしくは狭心症状 臨床的に明らかな出血 心嚢水の貯留
血液	血小板数＜1万/μL 貧血：Hb＜7g/dL もしくはHt＜21％ 好中球数＜100/μLが7日以上続いている 深部静脈血栓症もしくは肺塞栓症
消化管	経口摂取不可 難治性の悪心，嘔吐 初発の下痢や，臨床的に増悪する下痢 下血，痔ではない血便，吐血 腹痛 腹水
肝機能	肝機能障害（トランスアミラーゼ値＞正常上限の5倍）や増悪するトランスアミラーゼ上昇 ビリルビン＞2.0 mg/dL もしくは臨床的に明らかに増悪しているビリルビン上昇
感染	明らかな感染徴候があること（肺炎の症状，蜂窩織炎，腹部感染症，画像所見を認めること，微生物検査所見を認めること） SIRSがあること（表4を参照） 外来で処方する抗生物質にアレルギーがあること 発症の72時間以内の抗生物質使用 血管内カテーテル感染
神経	意識障害や感覚障害，痙攣発作 中枢神経への感染，もしくは非感染性の髄膜炎の疑い 脊髄圧迫の疑い 新規の，もしくは進行する神経症状
肺・胸郭	頻呼吸，もしくは呼吸数の減少 低酸素血症，もしくは高炭酸血症 気胸，もしくは胸水の貯留 空洞を有する肺結節病変の存在，もしくは胸郭内の活動性を示唆する画像所見
腎	腎機能障害（クレアチニンクリアランス＜30/mL/分）もしくは乏尿や臨床的に明らかに進行している腎機能障害 新規の肉眼的血尿 尿路閉塞，もしくは腎結石症 脱水 電解質異常，治療を要するアシドーシスやアルカローシス
そのほかの疾患の異常	臓器障害，併存疾患，バイタルサイン，臨床徴候や症状，検査データや画像データで治療にあたる医師が臨床的に増悪していると判断した場合 妊娠，もしくは授乳中 疼痛コントロールに静脈内投与を要する場合 骨折，外傷もしくは緊急の放射線治療が必要な場合

文献3より引用

表4　SIRSの診断基準

侵襲に対する全身性炎症反応で，以下の2項目以上が該当するときSIRSと診断する．
(1) 体温＞38℃または＜36℃
(2) 心拍数＞90/分
(3) 呼吸数＞20/分またはPaCO₂＜32 Torr
(4) 白血球数＞1万2,000/μLまたは＜4,000/μLあるいは未熟顆粒球＞10％

SIRS：systemic inflammatory response syndrome

④ 新たに出現・変化した神経学的異常または，精神症状
⑤ 血管内カテーテル感染症
⑥ 肺浸潤の出現または，慢性肺疾患の存在
をあげている．

1 高リスク

　入院し，経静脈的に抗生物質を投与する（図1）．選択する抗生物質は，グラム陰性桿菌（特に緑膿菌）（表5）への抗菌スペクトラムをもつβラクタム系抗菌薬の単独投与が推奨されている．アミノグリコシド系抗菌薬やニューキノロン系抗菌薬は，例えば，血圧低値や肺炎の合併や，耐性菌が疑われる際や，すでに耐性菌が証明されている際に追加する[1]．

　初期治療の抗生物質は，当該施設での臨床分離菌の感受性（アンチバイオグラム）を考慮して選択するのが望ましい．

　バンコマイシンは，初期治療での追加は推奨されていない．ただし，次の場合は，追加投与を考慮する．

・カテーテル感染を疑う場合
・皮膚・軟部組織感染を疑う場合
・血行動態不安定の場合

2 低リスク

　初期治療の初回投与は，経静脈的でも，経口でもよい．外来治療が可能とされており，シプロフロキサシン（シプロキサン®）とクラブラン酸カリウム・アモキシシリン水和物（オーグメンチン®）の投与が推奨されている（図1）．ただし，投与量には注意が必要である．

　表6のように，海外の臨床臨床試験の投与量を，国内の規格の投与に変更すると，2013年4月現在の上記抗生物質の承認用量よりも多くなってしまう[2, 5]．

　また，低リスクであっても，ニューキノロン系抗菌薬の予防投与がされていた場合は，初期治療として，βラクタム系抗菌薬の単独投与が望ましい．

　低リスクであっても，その11％に合併症が生じるといわれており，慎重な経過観察が必要である．以下のような，外来治療を安全に行うための要件が示されている．

●発熱性好中球減少症の外来治療を安全に行うための要件

・来院から，少なくとも4時間，経過観察し，状態が増悪しないこと
・1時間以内に来院できること
・頻回の外来受診に，患者が同意すること
・24時間付き添う家族や，介護者がいること
・24時間の電話対応が可能で，いつでも来院できること
・以前に同様の外来治療で合併症が生じていないこと[3]

　外来治療開始後は，3日以内の再診をくり返し，再診や電話連絡で解熱を確認，血液検査（好中球数，血小板数）をフォローするなど，患者の状態を慎重にフォローする（図2）．そして，下記の場合，入院治療に変更する．

・遷延する発熱

```
                    発熱≦38.3°C
                    好中球減少≦0.5×10⁹ cells/L
```

低リスク
- 臨床的に安定
- 合併症なし
- 予想される好中球減少期間≦7日

高リスク
- 臨床的に不安定
- 合併症あり
- 予想される好中球減少期間>7日

外来抗生物質治療
- 家族の支援
- 電話連絡・移動が可能
- 経口投与可能

入院静注抗生物質治療
- 静注抗生物質を要する明らかな感染
- 経口摂取不可能
- 患者・医師ともに了承

入院静注抗生物質治療
エンピリックな単剤抗生物質治療
- ピペラシリン+タゾバクタム
- カルバペネム系薬
- セフタヂジム
- セフェピム
 (＊当該施設のアンチバイオグラムから選択)

シプロフロキサシン+クラブラン酸カリウム・アモキシシリン水和物

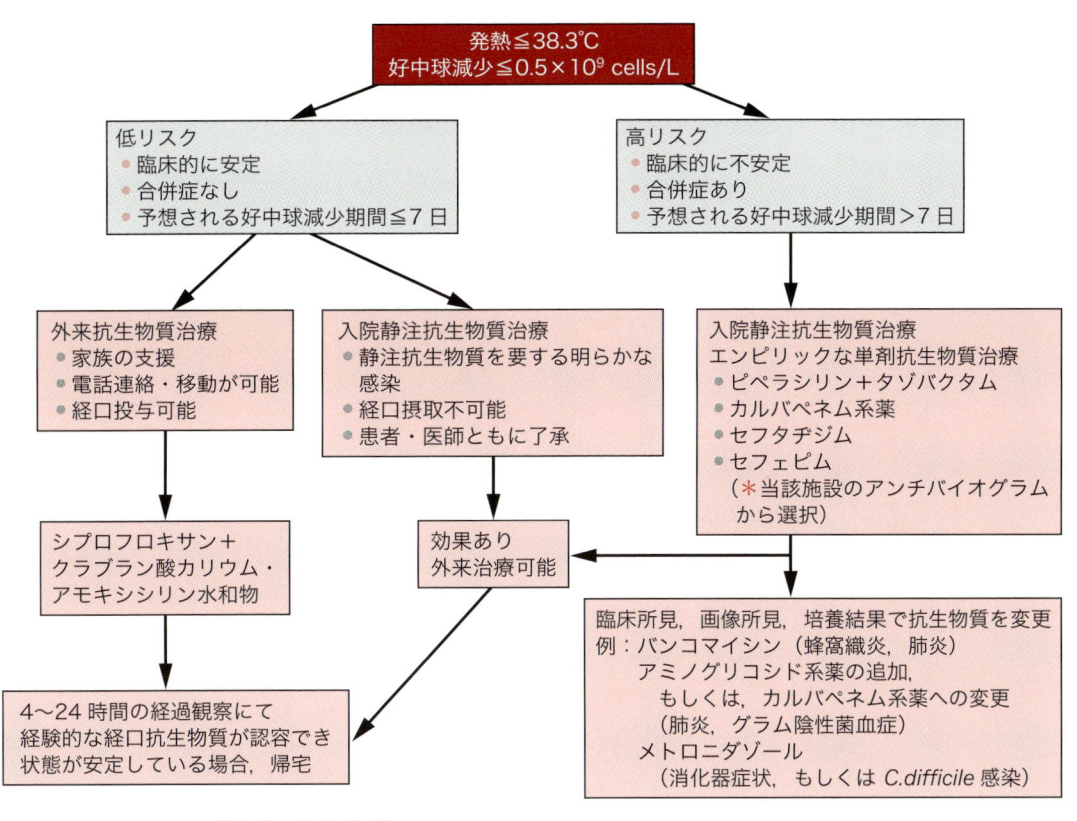

効果あり 外来治療可能

4〜24時間の経過観察にて経験的な経口抗生物質が認容でき状態が安定している場合,帰宅

臨床所見,画像所見,培養結果で抗生物質を変更
例:バンコマイシン(蜂窩織炎,肺炎)
　　アミノグリコシド系薬の追加,
　　　もしくは,カルバペネム系薬への変更
　　　(肺炎,グラム陰性菌血症)
　　メトロニダゾール
　　　(消化器症状,もしくは C.difficile 感染)

図1 発熱性好中球減少症の初期治療
文献1より引用

表5 好中球減少時の原因微生物

細菌	グラム陰性桿菌	緑膿菌 大腸菌 肺炎桿菌 アシネトバクター エンテロバクター シトロバクター マルトフィリア
	グラム陽性球菌	黄色ブドウ球菌(MRSAを含む) コアグラーゼ陰性ブドウ球菌 腸球菌(VREを含む) 緑色連鎖球菌 肺炎球菌 化膿性連鎖球菌

MRSA:メチシリン耐性黄色ブドウ球菌(*Methicillin-Resistant Staphylococcus aureus*)
VRE:バンコマイシン耐性腸球菌(*Vancomycin Resistant Enterococci*)
文献1より引用

表6 シプロフロキサシン+クラブラン酸カリウム・アモキシシリン水和物の投与量

	海外での臨床試験	国内の規格での投与法
シプロフロキサシン	1回500 mg　1日3回	1錠200 mg,1回2〜3錠1日3回
クラブラン酸カリウム・アモキシシリン水和物	1回500 mg　1日3回	1錠250 mg,1回　2錠1日3回

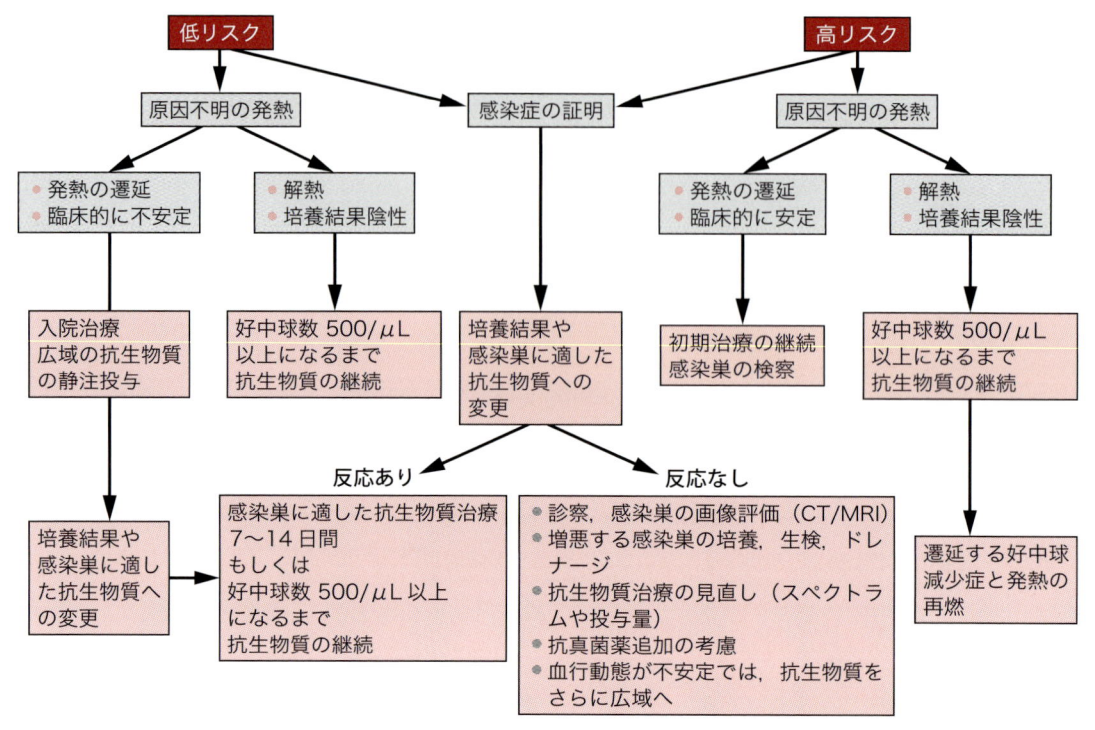

```
                    低リスク                              高リスク
                       │                                    │
         ┌─────────────┼─────────────┐          ┌───────────┼─────────────┐
         ▼             ▼             ▼          ▼           ▼             ▼
    原因不明の発熱   感染症の証明                        原因不明の発熱
      │     │                                       │           │
      ▼     ▼                                       ▼           ▼
  ・発熱の遷延  ・解熱                           ・発熱の遷延      ・解熱
  ・臨床的に不安定 ・培養結果陰性                  ・臨床的に安定    ・培養結果陰性
```

（図の内容テキスト化）

- 低リスク／原因不明の発熱／発熱の遷延・臨床的に不安定 → 入院治療、広域の抗生物質の静注投与 → 培養結果や感染巣に適した抗生物質への変更
- 低リスク／原因不明の発熱／解熱・培養結果陰性 → 好中球数 500/μL 以上になるまで抗生物質の継続
- 感染症の証明 → 培養結果や感染巣に適した抗生物質への変更
  - 反応あり → 感染巣に適した抗生物質治療 7〜14 日間 もしくは 好中球数 500/μL 以上になるまで抗生物質の継続
  - 反応なし → ・診察，感染巣の画像評価（CT/MRI）・増悪する感染巣の培養，生検，ドレナージ ・抗生物質治療の見直し（スペクトラムや投与量）・抗真菌薬追加の考慮 ・血行動態が不安定では，抗生物質をさらに広域へ
- 高リスク／原因不明の発熱／発熱の遷延・臨床的に安定 → 初期治療の継続，感染巣の検察
- 高リスク／原因不明の発熱／解熱・培養結果陰性 → 好中球数 500/μL 以上になるまで抗生物質の継続 → 遷延する好中球減少症と発熱の再燃

図2　初期治療後2〜4日後の再評価
文献1より引用

- 再燃する発熱
- 新たな感染徴候や所見の出現
- 経口抗菌薬の継続不可
- 抗生物質治療内容の変更や追加が必要
- 培養結果で，初期治療でカバーされない微生物が判明

●発熱性好中球減少症に，G-CSF製剤の使用は？

G-CSF製剤は，治療的な使用と，予防的な使用とに分けて考える（詳細は第2章-6を参照）．

治療的な使用：

無熱の好中球減少患者へのルーチンな使用は推奨されていない．そして，発熱性好中球減少症治療の抗生物質と併用したG-CSF製剤のルーチンな使用も勧められていない．高リスクには，G-CSF製剤の使用が考慮される．

予防的な使用：

一次的予防として，発熱性好中球減少症の発症確率が20％以上の化学療法や，"dose dense" の化学療法での使用が推奨されている．また，発熱性好中球減少症の発症確率が10〜20％の化学療法でも，65歳以上の高齢者の場合，病気分類で進行がんの場合，抗生物質の予防投与がされていない場合，以前に発熱性好中球減少症の既往がある場合，栄養状態不良やPS不良の場合，合併症がある場合には，G-CSF製剤の使用が考慮される．

二次的予防としては，前治療からの発熱性好中球減少症が遷延し，化学療法の減量が無増悪期間や全生存期間に影響を及ぼすような場合に使用が考慮される[6]．

4. 治療期間は？

起因菌が証明された場合と，証明されない場合と，治療期間は異なる．
- 証明された場合：それぞれの感染症によって治療期間は異なる．例えば，軟部組織感染や肺炎では，適切な抗生物質治療を10～14日．いずれの感染症においても少なくとも，好中球数が500/μL以上に回復するまで継続する．
- 証明されない場合：解熱後2日が経過，かつ，好中球数が500/μL以上に回復するまで継続する[1]．

5. 抗生物質の予防投与について

化学療法後，好中球数＜100/μLの期間が，7日以上続くことが予想される場合，ニューキノロン系抗菌薬の予防投与が考慮される．ただし，予防投与の期間は系統的な研究がなされていないため，判然としない．化学療法初日，もしくは，化学療法終了の翌日から予防投与を始め，好中球数の回復を確認したら，予防投与を終了する例が多いようである．

ちなみに，固形がんに対する従来の化学療法では，分子標的薬の有無にかかわらず，抗生物質の予防投与は推奨されていない．低リスクの場合も，推奨されていない．

Pneumocystis jirovecii による肺炎の予防のために，1カ月以上，20 mg/日投与換算量以上のプレドニゾロン（プレドニン®）を使用している場合（これは，ニューモシスチス肺炎の発症リスクを3.5％上げる），ST合剤〔スルファメトキサゾール・トリメトプリム製剤（バクタ®）〕の予防投与が推奨されている．

文献・参考文献

1) Clinical Practice Guideline for the Use of Antimicrobial Agents in Neutropenic Patients with Cancer：2010 Update by the Infectious Diseases Society of America：
   http://www.idsociety.org/uploadedFiles/IDSA/Guidelines-Patient_Care/PDF_Library/FN.pdf
2) 「発熱性好中球減少症（FN）ガイドライン」（日本臨床腫瘍学会/編），南江堂，2012：
   http://www.jsmo.or.jp/news/jsmo/doc/20120426.pdf
3) Flowers, C., et al.：Antimicrobial Prophylaxis and Outpatient Management of Fever and Neutropenia in Adults Treated for Malignancy：American Society of Clinical Oncology Clinical Practice Guideline, J Clin Oncol, 20：794-810, 2013
4) Klastersky, J., et al.：The Multinational Association for Supportive Care in Cancer Risk Index：Multinational scoring system for identifying low-risk febrile neutropenic cancer patients. J Clin Oncol, 18：3038-3051, 2000
5) Freifeld, A., et al.：A double-blind comparison of empirical oral and intravenous antibiotic therapy for low-risk febrile patients with neutropenia during cancer chemotherapy. N Engl J Med, 341：305-311, 1999
6) 2006 Update of Recommendations for the Use of White Blood Cell Growth Factors：An Evidence-Based Clinical Practice Guideline. J Clin Oncol, 24：3187-3205, 2006

プロフィール

山﨑美佐子（Misako Yamasaki）
諏訪中央病院化学療法部部長
院内のさまざまな部署と協力し診療にあたる．訪問診療，緩和ケア診療にも勤しむ．

第1章 がん患者の緊急事態に対応せよ

3. 進行がん患者で，突然の腰痛，両下肢麻痺となった．どうする？

松田正典

Point

- 脊髄圧迫症候群は進行がんの2.5％に発症し，初発症状のこともある
- 治療の目標は神経機能の維持，改善と疼痛の緩和である
- 診断時の神経機能が治療後の機能と関連するため，早期の診断と整形外科，放射線科との連携による治療が必要である

はじめに

腫瘍性硬膜外脊髄圧迫症候群（malignant spinal cord compression：MSCC）は，脊髄転移により起こる一般的な合併症であり，疼痛と不可逆的な神経障害を引き起こし，quality of lifeを低下させるoncologic emergencyである．剖検では，がん症例の5％に脊椎転移があり，がん種別で多いのは**前立腺がん（90％），乳がん（74％），肺がん（45％）**の順で，多くは無症候性である．有症状のMSCCは致死的ながんの2.5％に発症する[1]．MSCCの**約20％が悪性腫瘍の初発症状**であり，肺がん，原発不明がん，多発性骨髄腫，非Hodgkinリンパ腫に多い[2]．

症例

今までに高血圧以外に既往のない患者．3カ月前より両肩の違和感を自覚．徐々に下肢に力が入りにくいと感じていた．そのころより上背部の疼痛が出現し，次第に増強していた．受診5日前より両下肢の脱力が著明になり，伝い歩きをしていた．本朝，ベッドから降りようとして転倒後歩行不能となり救急車にて来院．
来院時のMRI画像を示す（図1）．

1. MSCCの診断

MSCCは83〜95％の症例で，限局した背部痛が診断される以前に出現する．背部痛出現から治療までの**中央値は2カ月，神経症状が出現してから14日間である**[3]．多くはMSCCの症状出現から治療開始までの間に運動機能や膀胱直腸障害が悪化し，44〜77％は治療開始時に歩行困難となる．体動時のみに出現する疼痛は脊椎不安定性を示唆する．腫瘍や骨により神経根が圧迫されると体動時に出現する神経領域に放散する神経根痛が出現する．神経根痛は胸部病変よりも腰

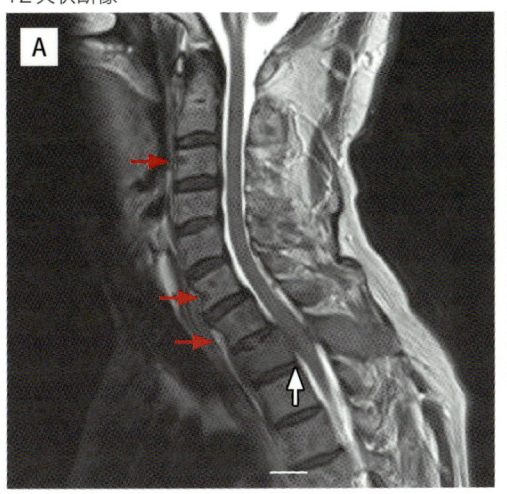

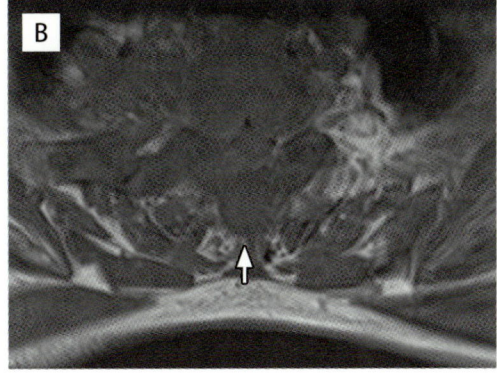

図1　脊髄MRI画像
T2矢状断像（A）では，椎体に多発する結節上の低信号（→）とTh1のレベルで脊髄が腫瘍による前後からの圧迫（⇨）を認める．T1水平断像Th1レベル（B）で脊髄は腫瘍による圧迫（⇨）により変形を認める

仙病変で多く認められる．胸部神経根痛は，通常両側に帯状に認める．突然の疼痛の増悪は，圧迫骨折を考える．

　筋力低下はMSCCの60〜85％で認められる．病変が脊髄円錐より上にある場合には，脊髄皮質路機能不全が生じ，錐体路症状が出現し，下肢屈筋が左右対称性障害が起き，胸椎より上に病変がある場合は上肢の伸筋が障害され，損傷部位以下の反射の亢進とBabinski反射が出現する．感覚障害については，診断時の症例の大半はまだ感覚があるが，しびれや感覚異常を認める．感覚喪失は神経根の障害でその領域に発生することがある．膀胱直腸障害は，症例の約半数に出現し，疼痛に対して使用するモルヒネにより，**尿閉が悪化する**ことがある．

　MSCCを診断するためには，腫瘍が脊髄を圧迫していることを画像にて確認する必要がある．硬膜外腔の画像所見は，早期診断と最適な治療計画のために必須である．複数の椎体に及ぶMSCCは，症例の**約1/3に存在**し，機能的予後と治療計画に影響する．このため画像による検索は脊柱管全体について行う必要がある．有症状のMSCCの症例に対して，胸椎または腰椎のみの画像検査しか行わない場合，21％で他領域の病変の見逃しがある．MRIは脊柱管および隣接する骨と軟組織の正確な評価を得ることができ，診断，評価について最適な検査である．ほかの画像診断法に比べてMRIは以下の利点がある．

・骨と軟部組織，脊髄，髄内病変の正確な情報が得られる
・脊髄液のブロックを確認できる
・脳転移，血小板減少症，凝固障害のある症例にも施行可能
・腰椎や頸椎穿刺が不要

　MRI施行時に疼痛により仰臥位を保てない場合は，ステロイド静注が有効である．ペースメーカーが挿入されている，長時間の臥床が困難な症例，救急外来でMRIが迅速に行えない場合は，CTでの評価が行われる．CTは脊椎，脊髄，硬膜外の状態の詳細な評価が困難である．この場合，

脊髄腔造影後に脊髄腔造影CTが行われる．

2. MSCCの治療

1 治療開始前の対症療法

　MSCCの治療の目標は，疼痛コントロール，合併症の回避，機能の維持や改善である．MSCCの治療で，歩行機能についての最も重要な予後因子は，治療開始時の歩行機能である．MSCCの治療は**ステロイド投与，手術，放射線療法，化学療法**である．対症療法は，これらの治療前に開始される．MSCCは強い疼痛を伴い，検査に必要な姿勢保持が困難であることが多い．ステロイド投与により，数時間で疼痛は改善するが，ほとんどの症例でオピオイドが必要である．体動により神経学的な状態が悪化するという報告はなく，通常，疼痛を最小にするように行動するため，床上安静などの運動制限は不要である．また，がん症例は凝固亢進状態にあるため，日常生活活動が制限される場合，静脈血栓塞栓症のリスクが高く，予防がガイドラインで推奨されている．活動性の出血または抗凝固薬の使用，血小板減少，DIC：disseminated intravascular coagulation（播種性血管内凝固症候群）などの禁忌がない場合，未分画ヘパリンを**1回5,000単位皮下注1日2回の予防的投与を開始する**[4]．

2 ステロイド療法

　ステロイド療法はMSCCに対する標準的な治療であるが，最適な投与法は不明であると考えられている．デキサメタゾンの投与と非投与を比較した試験では治療終了時に歩行可能な症例は，投与群対非投与群：81％対63％，治療終了6ヵ月後59％対33％であった[5]．初回導入時に高用量デキサメタゾンと低用量デキサメタゾンの比較では，治療効果には差はなかったが，重篤な有害事象（感染症，胃潰瘍，精神疾患，死亡など）が上昇した．脊髄圧迫がなく神経学的所見に異常のない症例では，ステロイドは不要である．疼痛や麻痺のある症例では**初回診断時にデキサメタゾンリン酸エステルナトリウム注射液13.2 mgの点滴静注を行い，翌日からデキサメタゾン16 mg/日を1回8 mg 1日2回朝昼内服，以後16 mg/日を2週間以上かけて漸減する**使用法を推奨する．このとき，未診断のリンパ腫の場合，ステロイド投与にて，組織が変化し，診断が困難になるため，リンパ腫が疑われる場合は，ステロイド投与を行う前に体表のリンパ節の生検や骨髄生検を行う．

3 手術適応と脊髄不安定性

　治療方針の選択は，脊椎不安定性の有無，MSCCの程度，腫瘍の放射線感受に依存する．（図2）手術を検討する際の重要な要素は，**脊椎の不安定性**である．現時点で脊椎の不安定性を明確に定義する基準は存在しないが，専門家の合意による脊椎不安定性腫瘍スコア（spine instability neoplastic score：SINS）で7以上は，脊椎不安定性と手術の適応に関して整形外科のコンサルトが必要である[7]（表1）．麻痺の出現から48時間以内の症例に対して，診断後24時間以内に放射線治療単独と椎体切除による腫瘍減量および固定手術後放射線治療の無作為化試験で，手術療法を併用した群は歩行機能の保持と疼痛緩和が良好であった[9]．65歳未満で外科的治療を受けた症例では歩行能力の維持が著しく延長されたが，高齢者では歩行機能の改善は認められない[10]．**放射線治療後に手術を行うと，術後合併率が高くなる**[11]．

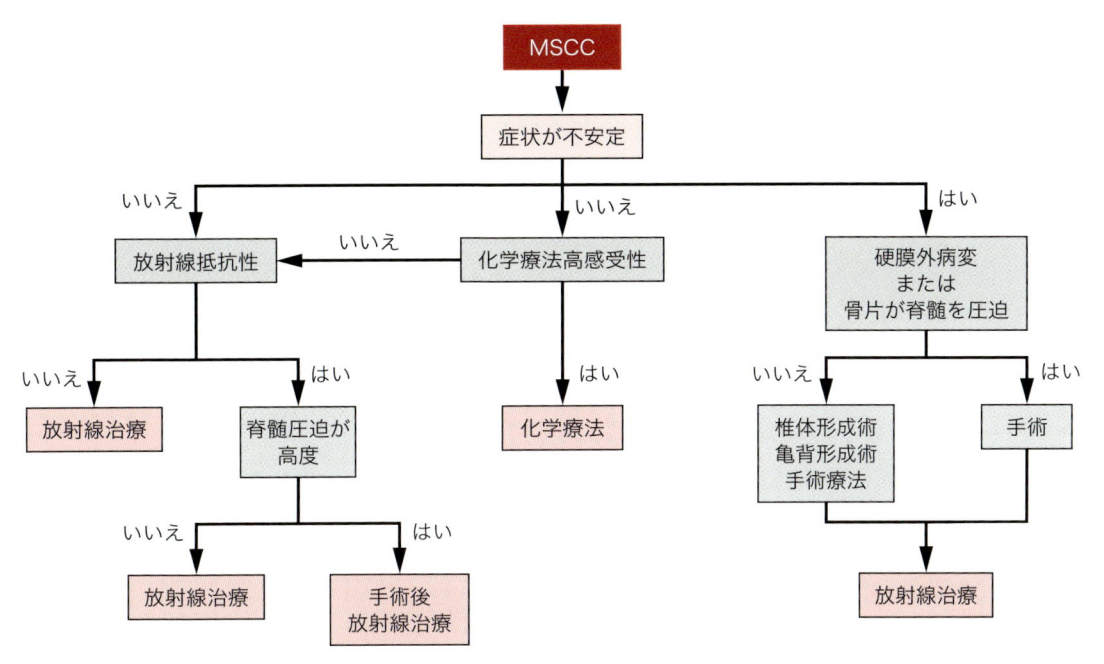

図2　MSCC治療決定のアルゴリズム
文献6より改変して転載

　手術適応のない脊椎の不安定性のある症例で，脊椎装具が疼痛軽減や圧迫骨折の予防に対し有効であるという明確なエビデンスはない[12]．脊髄硬膜外への腫瘍の浸潤や骨の断片の後方突進のない脊髄転移症例に対しては椎体への骨セメント注入による椎体形成術が疼痛を改善や機能予後が良いため適応を考慮する[13]．

4 放射線治療

1）放射線治療の利点
　放射線治療は一般的に有害事象が少なく，放射線治療は疼痛の緩和と腫瘍の局所制御に効果的であり，症例の約70％が疼痛の改善，脊椎の固定のない症例の半分が放射線治療後に疼痛の改善を経験する．腫瘍に対する局所制御率は75％以上である．放射線治療により，歩行可能な症例の67〜82％は，治療の終了時に歩行機能は保持される．不全麻痺により歩行不能な症例の約1/3は，放射線治療により歩行能力が回復する．

2）放射線治療の予後
　放射線治療後に歩行可能かどうかは，運動障害の進行が放射線治療開始の2週間以上と1週間未満では緩徐に進行した症例では機能予後が良い[4,8]．また歩行不能症例において，歩行機能損失後12時間以内に治療が開始された場合は機能の回復が良好である[14]．そのほかの要因として，リンパ腫，骨髄腫，セミノーマ，小細胞肺がん，乳がん，前立腺がん，卵巣がんなどの放射線感受性が高い腫瘍は機能の回復の可能性が高く，局所再発率は低い．また，腫瘍の局所進展は治療結果に影響を与える．脊髄造影でのくも膜下腔ブロックの所見は機能予後が不良である．

3）放射線治療の治療計画
　低放射線感受性腫瘍，内臓転移またはほかの骨転移の存在，治療開始時の歩行不能状態，診断

表1 the spine instability neoplastic score（SINS）

項目	スコア
部位	
後頭蓋-C2, C7-T2, T11-L1, L5-S1	3
C3-C6, L2-4	2
Th3-10	1
S2-5	0
疼痛　臥位で軽減and/or体動や脊椎への負荷で増強	
あり	3
なし	1
疼痛なし	0
骨病変の性状	
溶骨性	2
混合性	1
造骨性	0
画像評価による脊椎のアライメント	
亜脱臼/転位あり	4
新たな変形（円背/側弯）	2
正常のアライメント	0
椎体圧潰	
＞50％	3
＜50％	2
＞50％椎体浸潤（圧潰なし）	1
上記以外	0
後側方浸潤（椎間関節，椎弓根，肋椎関節の骨折or腫瘍による置換）	
両側	3
片側	1
上記以外	0

文献8より改変して転載

SINS評価方法

合計スコア	評価	外科コンサルトの適応
0〜6	安定	×
7〜12	不安定の可能性あり（切迫の可能性あり）	○
13〜18	不安定	○

文献8を参考に作成

からMSCC発症までの期間が15カ月以上，麻痺の発症から放射線治療の開始までの時間が14日以上は予後不良因子である．MSCCの放射線治療後の短期的な生存と歩行機能の保持の可能性または機能改善の確率に対するスコアリングシステムがあり，照射計画を検討するときの参考になる[15]（**表2**）．

　放射線治療線量およびスケジュールについていくつかの研究があるが，いずれの照射方法においても生命予後，歩行などの機能予後，短期毒性，疼痛コントロールについて差がみられない．

表2　悪性腫瘍による脊髄圧迫の放射線治療後予後予測スコア

項目	放射線治療後の歩行率（%）	スコア
原発		
乳がん	81	8
前立腺がん	68	7
骨髄腫/リンパ腫	89	9
非小細胞肺がん	54	5
小細胞肺がん	64	6
原発不明がん	45	5
腎がん	62	6
大腸がん	64	6
そのほか	59	6
がんの診断から脊髄圧迫までの期間		
≦15カ月	58	6
＞15カ月	78	8
主要な臓器への転移		
あり	54	5
なし	77	8
放射線治療開始前の運動機能		
介助なしで歩行可能	98	10
介助ありで歩行可能	89	9
歩行不能	28	3
下肢麻痺	7	1
放射線治療開始前に運動機能障害が発症した期間		
1〜7日	37	4
8〜14日	69	7
＞14日	88	9

文献15より引用

スコア	6カ月後生存率（%）	放射線治療後歩行率（%）
≦28	6	6
29〜31	31	44
32〜34	42	70
35〜37	61	86
≧38	93	99

文献15を参考に作成

40 Gy/20回と30 Gy/10回の比較では1年後の局所再発率と局所制御率が前者では有意に高い[16]．原発巣によっても治療効果には差がないが，多発性骨髄腫では，8 Gy/1回，5 Gy/4回の短期コースと30〜40 Gy/10回以上の長期コースとの比較では，後者で機能予後は良好であった[17]．このため，**生命予後が半年以内の症例では8 Gy/1回などの短期の治療，予後1年以上見**

込まれる場合，30〜40 Gy/10回以上の治療計画を推奨する．

5 化学療法

　MSCCの原因となる腫瘍はほとんどの場合は，化学療法に低感受性である．このため化学療法はMSCCの治療の中心とはならない．しかし，化学療法に高感受性のリンパ腫（Hodgkin，非Hodgkin）神経芽腫，胚細胞種はMSCCの神経機能改善や脊椎以外の部位への効果が期待できる．MSCC以外の病変により生命に危険な状態がある場合などは，化学療法を行うことにより，予後の改善とともに，機能の改善，維持，疼痛軽減ができる場合がある．

おわりに

　MSCCはがんの初発症状であることもあり，高い診断能力が求められる．長引く治療抵抗性の背部痛を訴える患者では，がんの診断がMSCCの可能性を考えるべきである．診断から治療までを，整形外科，放射線科，リハビリテーション科など他科との連携によるチーム医療により，短期間で確実に行うことで歩行機能の維持改善が可能である．冒頭の症例は前立腺がんの初発症状として現れたMSCCであった．

文献・参考文献

1) Loblaw, D. A., et al.：A population-based study of malignant spinal cord compression in Ontario. Clin Oncol (R Coll Radiol), 15 (4)：211-217, 2003
2) Schiff, D., et al.：Spinal epidural metastasis as the initial manifestation of malignancy：clinical features and diagnostic approach. Neurology, 49 (2)：452-456, 1997
3) Husband, D. J.：Malignant spinal cord compression：prospective study of delays in referral and treatment. BMJ, 317 (7150)：18-21, 1998
4) NCCN Clinical Practice Guidelines in Oncology (NCCN Guidelines®) Venous Thromboembolic Disease.：http://www.nccn.org/professionals/physician_gls/pdf/vte.pdf
5) Sorensen, S., et al.：Effect of high-dose dexamethasone in carcinomatous metastatic spinal cord compression treated with radiotherapy：a randomised trial. Eur J Cancer, 30A (1)：22-27, 1994
6) Schiff, D., et al. Treatment and prognosis of neoplastic epidural spinal cord compression, including canda eguina syndrome. In UpToDate, Basow, D. S. (Ed), UpToDate, Waltham, MA, 2013
7) Fourney, D. R., et al.：Spinal instability neoplastic score：an analysis of reliability and validity from the spine oncology study group. J Clin Oncol, 29 (22)：3072-3077, 2011
8) Fisher, C. G., et al.：A novel classification system for spinal Instability in neoplastic disease. Spine, 35 (22)：E1221-E1229, 2010
9) Patchell, R. A., et al.：Direct decompressive surgical resection in the treatment of spinal cord compression caused by metastatic cancer：a randomised trial. Lancet, 366 (9486)：643-648, 2005
10) Chi, J. H., et al.：Selecting treatment for patients with malignant epidural spinal cord compression–does age matter？：results from a randomized clinical trial. Spine, 34 (5)：431-435, 2009
11) Sundaresan, N., et al.：Surgical treatment of spinal cord compression from epidural metastasis. J Clin Oncol, 13 (9)：2330-2335, 1995
12) Lee, S. H., et al.：Patient positioning (mobilisation) and bracing for pain relief and spinal stability in metastatic spinal cord compression in adults. Cochrane Database Syst Rev, 3：CD007609, 2012
13) Wang, J. C., et al.：Single-stage posterolateral transpedicular approach for resection of epidural metastatic spine tumors involving the vertebral body with circumferential reconstruction：results in 140 patients. Invited submission from the Joint Section Meeting on Disorders of the Spine and Peripheral Nerves, March 2004. J Neurosurg Spine, 1 (3)：287-298, 2004
14) Zaidat, O. O., & Ruff, R. L.：Treatment of spinal epidural metastasis improves patient survival and functional state. Neurology, 58 (9)：1360-1366, 2002

15) Rades, D., et al.：A score predicting posttreatment ambulatory status in patients irradiated for metastatic spinal cord compression. Int J Radiat Oncol Biol Phys, 72（3）：905-908, 2008
16) Rades, D., et al.：Preliminary results of spinal cord compression recurrence evaluation（score-1）study comparing short-course versus long-course radiotherapy for local control of malignant epidural spinal cord compression. Int J Radiat Oncol Biol Phys, 73（1）：228-234, 2009
17) Rades, D., et al.：Short-course radiotherapy is not optimal for spinal cord compression due to myeloma. Int J Radiat Oncol Biol Phys, 64（5）：1452-1457, 2006

プロフィール

松田正典（Masanori Matsuda）
社会福祉法人恩賜財団済生会宇都宮病院
1993年　昭和大学卒業
地域の病院で腫瘍内科医として働いています．いろいろな診療科や開業の先生方と連携をして，地域のつながりのなかでがんの診療を行えたらと思っています．

第1章　がん患者の緊急事態に対応せよ

4. 脳転移に対して，手術？　ガンマナイフ？　何が一番よい？
脳転移の治療選択～最近の傾向とエビデンスを踏まえて～

高瀬直人，松本光史

Point

- 脳転移の診断～画像検査はCT？ MRI？～
- 脳転移に対する局所療法～手術，WBRT，SRS～
- 局所療法の選択～単独，それとも組合わせ？～
- 全身治療の適応～ステロイド，浸透圧利尿薬と抗痙攣薬～

はじめに

　脳転移は頭蓋内腫瘍の約2割を占め，治療成績の向上や画像診断技術の向上に伴い増加傾向にある．早期診断と適した治療選択が症状コントロールに重要である．

1. 脳転移の症状と診断　～画像検査はいつ？ CT？ MRI？～

　脳転移の検査のタイミングは症状の有無が重要で，無症状の患者に対する過剰な検査は避けるべきであるが，症候性のものは予後改善効果だけでなく症状コントロールも治療目標となる．

1 脳転移を疑う症状は？

　初発症状は多彩である．頭痛（約40％）や限局性の神経障害（20～40％），記憶力低下などの認知機能障害（30～35％），痙攣（10～20％），なかには脳梗塞として見つかる場合もある（5～10％）．一方でがん患者において脳神経学的所見をきたした際，そのなかで脳転移が見つかるケースは16％だった[1]という報告もあり，高カルシウム血症などの代謝異常や感染症，薬剤性などほかの原因の除外が必要である．

2 検査と診断

　問診と診察で脳転移を疑う場合に，次に行うべき検査は画像検査である．造影MRIは感度・特異度が高く第一選択となるが，緊急での撮影が困難な場合や撮像時間が長く安静が困難な場合は造影CTでもよい[2]．画像検査で明らかな腫瘍がなくてもがん性髄膜炎で症状を出現する場合もあり，髄液検査も有用な検査の1つである．

表1　転移性脳腫瘍に対する手術適応

| 1. 単発性で全身状態が良い |
| 2. 手術により重篤な後遺症を残さない部位にある |
| 3. 原発巣が十分にコントロールされている |
| 4. 頭蓋外転移があっても，直接生命に影響がない場合 |
| 5. 確定診断が困難な場合 |
| 6. 水頭症に対するシャント手術 |

日本脳神経外科学会ホームページより転載
http://square.umin.ac.jp/neuroinf/medical/202.html

表2　RPAを用いた予後因子による分類

予後因子	Class
KPS≧70％ 年齢＜65歳 原発巣が制限されている 脳以外に転移がない	Ⅰ
Class ⅠとⅢ以外	Ⅱ
KPS＜70％	Ⅲ

2. 脳転移の治療1　～手術，WBRT，SRSの基礎～

　脳転移の局所治療は手術（surgery：ope），全脳照射（whole brain radiotherapy：WBRT），定位手術的照射（stereotactic radiosurgery：SRS）の3つに分けられる．2つを組み合わせて使うこともあり，臨床試験の報告も出てきている．

1 手術適応について

　手術療法は侵襲が大きく，適応をしっかり検討する必要がある．表1が主な適応基準となるが，多発でもそのなかの1つが命にかかわる場合や，QOLの大幅な改善が期待できる場合には手術を行うこともある．脳転移としては非典型的な場合にも切除生検を考慮すべきである[3]．

2 全脳照射について

　1回3 Gy週5回法で30 Gy/10回/2週が標準的である．（本稿「3．脳転移の治療2」の「4）照射スケジュール」参照）．米国のrecursive partitioning analysis（RPA）を用いた予後因子による分類（表2）では，65歳未満の全身状態良好（Karnofsky performance status≧70）かつ頭蓋外活動性病変がない予後良好群と，全身状態不良な予後不良群，そしてその中間群の3群に分けられ，全脳照射による各群の中間生存期間（median survival time：MST）はそれぞれ7.1カ月，2.3カ月，4.2カ月であった[4]．すべての群に症状緩和目的の放射線治療の適応があるが，予後良好群に対しては放射線治療が予後を改善する可能性がある．

3 定位手術的照射について

　定位手術的照射（SRS）は病巣に対し多方向から放射線を集中させる方法であり，通常の照射に比べて周囲の正常組織に当たる線量を極力減少させることができる．全身状態が悪く手術が行

表3 転移性脳腫瘍に対するSRSの適応

1. 一病巣の大きさが平均3cm以下であること
2. 病巣の数が数個で治療可能な範囲内に存在すること
3. 治療後少なくとも3カ月以上の予後が望めること

日本脳神経外科学会ホームページより転載
http://square.umin.ac.jp/neuroinf/medical/202.html

えない場合や原発巣や他臓器での進行がありほかの治療を急ぐ場合は，大きな身体的侵襲がなくかつ短期間で治療ができるため用いられることも多い．しかし照射後の脳浮腫，放射線壊死，腫瘍出血などの副作用もあるため適応は慎重に検討する必要がある[5]（表3）．

3. 脳転移の治療2　～治療選択の組合わせとエビデンス～

1 surgeryとWBRTのエビデンス

1) WBRT vs surgery

前向き試験は存在せず，RTOG（Radiation Therapy Oncology Group）により後方視的に検討された報告のみである．いずれかの治療が勝るわけではなく，それぞれの適応に応じて治療を選択するよう結論づけている[6]．

2) WBRT vs WBRT + surgery

ランダム化比較試験（randomized controlled trial：RCT）が3つ報告されている．いずれの試験も単発の脳転移に限定されており，現段階では単発にはWBRT + surgeryがよいと考えられるが，多発に関しては論じるだけのエビデンスはない．Patchellらの試験では主要評価項目（primary endpoint：PE）であるoverall survival（OS：全生存期間）で有意差を認めた（3.5カ月 vs 9.2カ月，$p<0.01$）[3]．Noordijkらの試験でもOSで有意にWBRT + surgeryが優れていたが（6カ月 vs 10カ月，$p=0.04$）[7]，Patchellらの試験とは違って本試験ではサンプルサイズやPE，推定値などを事前に計画していない．一方MintzらのではPEであるOSは有意差を認めなかった（6.3カ月 vs 5.6カ月）[8]．この3つの試験の統合解析が別の論文[9]でなされているが，6カ月死亡率に有意差は認められなかった（RR, 0.72：95％, CI 0.39, 1.32：$p=0.28$）．

3) surgery vs surgery + WBRT

2つのRCTが報告されている．Patchellらの試験でPEである腫瘍の再発（18％ vs 70％，$p<0.01$）や局所コントロールは良好な結果を見せ，脳転移に絡んだ死亡は減少することが報告されたが，二次評価項目（secondary endpoint：SE）であるOSでは有意差を認めなかった（10.8カ月 vs 12.0カ月）[10]．クロスオーバーが許容されていることが要因だと述べられているが，EORTC 22952-26001試験でも，surgeryもしくはSRSへのWBRTの上乗せの有無を比較しており，PEであるperformance status（PS）低下までの期間（10カ月 vs 9.5カ月）もSEであるOSについても有意差を認めなかった（10.7カ月 vs 10.9カ月）[11]．surgeryに対するWBRTの上乗せも現段階ではOSの改善効果はない．

4) 照射スケジュール

照射スケジュールでもスケジュール間で大きな差は認めなかった．30 Gy/10 Fr, 30 Gy/15 Fr, 40 Gr/15 Fr, 40 Gy/20 Frはいずれも差を認めず[12]，10 Gy/1 Frと20 Gy/5 FrではSEである

再発までの時間が30 Gy/10 Frに比べて短かった[13]．30 Gy/10 Frと50 Gy/20 Frを比較した試験でも差は認めなかった[14]．過分割照射についても2つのRCTが報告されたが，いずれもMSTに関して有意差を認めなかった（文献16に関してはPEである）[15, 16]．照射スケジュールは30 Gy/10 Frが望ましいが，予後が短い群では20 Gy/5 Frや10 Gy/1 Frを検討してもよい．

5）化学療法併用による増感効果

種々の抗がん剤が検討されているが，併用についても今のところ推奨されるエビデンスはない[17]．

2 SRSを含めたエビデンス

1）SRS vs surgery

残念ながら両者を比較したRCTや前向き試験，後方視的な検討はない．

2）SRS vs WBRT

RCTは報告されておらず，肺がんにおいてWBRT vs SRS vs SRS＋WBRTという前向きコホート試験の報告があるのみである．OSや局所制御率，QOLを評価項目と定めており，OSにおいてそれぞれ5.7カ月，9.3カ月，10.6カ月とWBRTとSRSの間には有意差を認めた[18]．しかし各群の登録人数がそれぞれ29人，23人，18人であることやランダム化されていないことを考えると，エビデンスとしては不十分である．次項のSRS＋WBRT vs WBRTの臨床試験[19]と比べて本試験ではSRS＋WBRTの生存率が長く，患者選択など何らかの背景因子が影響している可能性があると考える．いずれにしてもWBRTに対するSRSの優越性を示すエビデンスはない．

3）SRS＋WBRT vs WBRT

2つのRCTが報告されている．AndrewらのRTOG 95-08試験ではWBRT vs SRS＋WBRTを比較したが，PEであるOSは6.5カ月 vs 5.7カ月と有意差は認めなかった[19]．サブ解析ではあるが，単発の場合にのみOSで6.5カ月 vs 4.9カ月と有意差を認めた．Kondziolkaらの試験では局所制御率をPEとしているが，SEのOSではやはり7.5カ月 vs 11カ月（$p=0.22$）と有意差を認めなかった[20]．以上よりSRS＋WBRTの方が良いというエビデンスは現段階ではない．

4）SRS vs surgery＋WBRT

RCTは1つ報告されている．Muacevicらの試験だが，登録が思うように進まず予定数242人に対して64人で打ち切りとなった．PEであるOSは10.3カ月 vs 9.5カ月と有意差を認めなかった[21]．この試験ではリスクが異なる2つの治療をランダム化することが難しく，登録が進まなかった要因としている．ほかにも2つの後方視的な検討がされているが，いずれでも両群間に有意な差は認めておらず，SRSの有効性を示すものではない[22, 23]．

5）SRS vs SRS＋WBRT

上記に対しては2つのRCTと1つの前向き試験が報告されている．Aoyamaらの試験では，SRS群（65人）とSRS＋WBRT群（67人）が登録されたが，PEであるOSでは7.5カ月 vs 8.0カ月と有意差を認めなかった[24]．OSで差を認めなかったのはクロスオーバーが多かった（43％ vs 15％）ことが原因の1つとされている．ほかの前向き試験ではOSだけでなく局所制御率や頭蓋内病変制御率でも差を認めなかった[18]．

別のRCTではPEが神経認知機能で，OSはSEであったが，90人の登録を予定していた試験で結果的に58人が登録されたところで早期中止となった[25]．OSは15.2カ月 vs 5.7カ月とSRS単独群の方が良かった．理由としては，SRS単独群の33％が救援治療としてのWBRTを受けているのに対し，SRS＋WBRT群ではわずか6％しか救援治療としてのSRSを受けていないことが要

因とされている．以上よりSRSに対してWBRTの上乗せが有効であるエビデンスはない．

6）surgery＋WBRT vs SRS＋WBRT

1つのRCTが報告されている．しかし登録が思うように進まず，21人登録されたところで打ち切りとなった[26]．この結果だけでは検討は難しい．

3 治療選択，予後 vs 副作用

治療選択以上にRPA，PS，頭蓋外病変のコントロールなどOSに寄与する因子が存在する．脳転移患者の平均予後は予後良好群でも約7ヵ月であり，治療選択において，特に併用療法はそれが予後に見合った治療であるのか考える必要がある．

治療を考えるうえで原疾患も重要な要素である．脳転移が比較的多い腫瘍のなかで，例えば，乳がんではMSTが11.93ヵ月であるのに対し，メラノーマは6.74ヵ月とおよそ半分しかない．また手術は急性期の合併症が多いのに対して，WBRTやSRSでは治療中～晩期まで長期に渡って毒性が出現する可能性があり，予後と副作用はあわせて考えていく必要がある．

4 現在のエビデンスのまとめと今後の課題

現段階ではどの治療を組み合わせてもその単独治療を上回るエビデンスはない（ただし単発の場合にはWBRTにsurgeryの上乗せを検討してもよい）．またsurgeryやWBRTよりSRSが良いというエビデンスもない．**単発であれば可能な限りsurgeryを考慮し，多発の場合や単発でも手術困難例ではWBRTを検討するのがよいと考える．**SRSについてはさらなるデータ集積が望ましい．臨床試験は選ばれた患者を対象に実施されており，実臨床では臨床試験に比べてRPAやPSなどが悪い傾向にある．PS不良例，RPAのclass 3以上，原疾患のコントロール不良の場合は薬物による緩和治療を考慮すべきである（本稿「4．脳転移の治療3」参照）．

4. 脳転移の治療3　～薬物療法とそのほかの緩和治療～

これまで局所治療について検討したが，脳転移はすべて局所治療の適応となるわけではない．全身状態や期待予後など局所治療を行う意義は十分に検討する必要がある．また化学療法や補助療法の検討，治療後の過ごし方などの方針を検討する必要がある．

1 化学療法について

化学療法については原発巣の状況や腫瘍の性状（化学療法に効きやすいか，効きにくいか），局所治療のスケジュールと併せて総合的に判断すべきである．脳転移の出現が増悪と判断すれば，PSとあわせてレジメン変更もしくはbest supportive careを検討し，頭蓋外病変のコントロールが良好な場合には，局所療法後に追加治療をするのか経過観察かを検討する．なお脳転移に対する化学療法と放射線の併用については推奨できるエビデンスはない．（本稿「3．脳転移の治療2」参照）

●処方例
- グリセリン(グリセオール®):1回200〜300 mL　1日2回　連日投与
  (症状が軽ければ1日1回でも可)
- デキサメタゾン(デカドロン):1回4〜8 mg/日
  (点滴)2または4 mg　1日2回　連日(4 mg 1日1回でも可)
  (内服)0.5 mg錠　8錠〜16錠分2　朝・昼食後

2 補助療法について

　ステロイド,浸透圧利尿薬については脳転移による症状を緩和することが報告されている[27, 28].予後が短い,照射が困難,再照射が難しい場合などでは薬物治療を行っていく必要がある.脳転移で痙攣を起こす場合もあるが,抗痙攣薬の予防内服を推奨するエビデンスはない.**抗痙攣薬は抗がん剤との薬物相互作用が多く,抗がん剤を継続するうえでは注意する必要がある**.そのほか疼痛に対してオピオイドを使う,補助薬を併用するなど症状緩和のための薬物コントロールは手術や放射線治療と並行して行っていくべきである.

3 照射後の生活について

　外来にてコントロールしていた患者さんが脳転移を契機に全身状態が変化することも多く,治療後の過ごし方(社会復帰,在宅退院,転院など)を検討する必要がある.治療前と同じ状態に復帰する場合はよいが,何らかのサポートが必要な場合には在宅支援やリハビリ,ホスピスへの転院などを考慮する.

おわりに

　今後の課題としては,以下の点があげられる.
① 乳がんと肺がんやメラノーマなどOSが大きく異なるものは分けて検討する
② 長期予後が見込める場合は頭蓋内制御率とあわせて神経認知機能の維持が大事である
③ SRSがsurgeryとほぼ同等の位置づけとするなら,それを裏付けするエビデンスの確立
④ サルベージとしてのSRSの位置づけとcombination(組合せ)の比較試験

　いずれにしても現在のSRSについてはエビデンスのないところで治療が行われていることが多く,可能であれば臨床試験ベースなど決まった基準に基づく治療を行うとともにエビデンスの確立のためにデータの蓄積が望まれると考える[9, 29, 30].

文献・参考文献

1) Clouston, P. D., et al.:The spectrum of neurological disease in patients with systemic cancer. Ann Neurol, 31(3):268-273, 1992
2) Davis, P. C., et al.:Diagnosis of cerebral metastases:double-dose delayed CT vs contrast-enhanced MR imaging. AJNR Am J Neuroradiol, 12(2):293-300, 1991

3) Patchell, R. A., et al. : A randomized trial of surgery in the treatment of single metastases to the brain. N Engl J Med, 322 (8) : 494-500, 1990
4) Gaspar, L., et al. : Recursive partitioning analysis (RPA) of prognostic factors in three Radiation Therapy Oncology Group (RTOG) brain metastases trials. Int J Radiat Oncol Biol Phys, 37 (4) : 745-751, 1997
5) Telera, S., et al. : Radionecrosis induced by stereotactic radiosurgery of brain metastases : results of surgery and outcome of disease. J Neurooncol, 113 (2) : 313-325, 2013
6) Hendrickson, F. R., et al. : The influence of surgery and radiation therapy on patients with brain metastases. Int J Radiat Oncol Biol Phys, 9 (5) : 623-627, 1983
7) Noordijk, E. M., et al. : The choice of treatment of single brain metastasis should be based on extracranial tumor activity and age. Int J Radiat Oncol Biol Phys, 29 (4) : 711-717, 1994
8) Mintz, A. H., et al. : A randomized trial to assess the efficacy of surgery in addition to radiotherapy in patients with a single cerebral metastasis. Cancer, 78 (7) : 1470-1476, 1996
9) Tsao, M. N., et al. : Radiotherapeutic management of brain metastases : a systematic review and meta-analysis. Cancer Treat Rev, 31 (4) : 256-273, 2005
10) Patchell, R. A., et al. : Postoperative radiotherapy in the treatment of single metastases to the brain : a randomized trial. JAMA, 280 (17) : 1485-1489, 1998
11) Kocher, M., et al. : Adjuvant whole-brain radiotherapy versus observation after radiosurgery or surgical resection of one to three cerebral metastases : results of the EORTC 22952-26001 study. J Clin Oncol, 29 (2) : 134-141, 2011
12) Borgelt, B., et al. : The palliation of brain metastases : final results of the first two studies by the Radiation Therapy Oncology Group. Int J Radiat Oncol Biol Phys, 6 (1) : 1-9, 1980
13) Borgelt, B., et al. : Ultra-rapid high dose irradiation schedules for the palliation of brain metastases : final results of the first two studies by the Radiation Therapy Oncology Group. Int J Radiat Oncol Biol Phys, 7 (12) : 1633-1638, 1981
14) Kurtz, J. M., et al. : The palliation of brain metastases in a favorable patient population : a randomized clinical trial by the Radiation Therapy Oncology Group. Int J Radiat Oncol Biol Phys, 7 (7) : 891-895, 1981
15) Graham, P. H., et al. : Randomized comparison of whole brain radiotherapy, 20 Gy in four daily fractions versus 40 Gy in 20 twice-daily fractions, for brain metastases. Int J Radiat Oncol Biol Phys, 77 (3) : 648-654, 2010
16) Davey, P., et al. : A phase III study of accelerated versus conventional hypofractionated whole brain irradiation in patients of good performance status with brain metastases not suitable for surgical excision. Radiother Oncol, 88 (2) : 173-176, 2008
17) Suh, J. H., et al. : Phase III study of efaproxiral as an adjunct to whole-brain radiation therapy for brain metastases. J Clin Oncol, 24 (1) : 106-114, 2006
18) Li, B., et al. : Comparison of three treatment options for single brain metastasis from lung cancer. Int J Cancer, 90 (1) : 37-45, 2000
19) Andrews, D. W., et al. : Whole brain radiation therapy with or without stereotactic radiosurgery boost for patients with one to three brain metastases : phase III results of the RTOG 9508 randomised trial. Lancet, 363 (9422) : 1665-1672, 2004
20) Kondziolka, D., et al. : Stereotactic radiosurgery plus whole brain radiotherapy versus radiotherapy alone for patients with multiple brain metastases. Int J Radiat Oncol Biol Phys, 45 (2) : 427-434, 1999
21) Muacevic, A., et al. : Microsurgery plus whole brain irradiation versus Gamma Knife surgery alone for treatment of single metastases to the brain : a randomized controlled multicentre phase III trial. J Neurooncol, 87 (3) : 299-307, 2008
22) Muacevic, A., et al. : Surgery and radiotherapy compared with gamma knife radiosurgery in the treatment of solitary cerebral metastases of small diameter. J Neurosurg, 91 (1) : 35-43, 1999
23) Rades, D., et al. : Stereotactic radiosurgery alone versus resection plus whole-brain radiotherapy for 1 or 2 brain metastases in recursive partitioning analysis class 1 and 2 patients. Cancer, 109 (12) : 2515-2521, 2007
24) Aoyama, H., et al. : Stereotactic radiosurgery plus whole-brain radiation therapy vs stereotactic radiosurgery alone for treatment of brain metastases : a randomized controlled trial. JAMA, 295 (21) : 2483-2491, 2006
25) Chang, E. L., et al. : Neurocognition in patients with brain metastases treated with radiosurgery or radiosurgery plus whole-brain irradiation : a randomised controlled trial. Lancet Oncol, 10 (11) : 1037-1044, 2009
26) Roos, D. E., et al. : Radiosurgery versus surgery, both with adjuvant whole brain radiotherapy, for solitary brain metastases : a randomised controlled trial. Clin Oncol (R Coll Radiol), 23 (9) : 646-651, 2011
27) Ryken, T. C., et al. : The role of steroids in the management of brain metastases : a systematic review and evidence-based clinical practice guideline. J Neurooncol, 96 (1) : 103-114, 2010
28) Sarin, R. & Murthy, V. : Medical decompressive therapy for primary and metastatic intracranial tumours. Lancet Neurol, 2 (6) : 357-365, 2003

29) Jenkinson, M. D., et al.：Management of cerebral metastasis：evidence-based approach for surgery, stereotactic radiosurgery and radiotherapy. Eur J Cancer, 47（5）：649-655, 2011
30) Scoccianti, S. & Ricardi, U.：Treatment of brain metastases：review of phase Ⅲ randomized controlled trials. Radiother Oncol, 102（2）：168-179, 2012

プロフィール

高瀬直人（Naoto Takase）
兵庫県立がんセンター腫瘍内科
2008年大阪大学医学部医学科を卒業．市立吹田市民病院初期研修医，市立池田病院後期研修医（呼吸器内科）を経て現職（兵庫県立がんセンター腫瘍内科）に至る．
兵庫県立がんセンターにきて2年目，やっと仕事に徐々に慣れてきたところです．いろんながん種に囲まれて，忙しいながらも充実した毎日を過ごしております．

松本光史（Koji Matsumoto）
兵庫県立がんセンター腫瘍内科

第1章 がん患者の緊急事態に対応せよ

5. がん患者で血中Ca 15.0 mg/dLとなった．どうする？

門倉玄武

● Point ●

- 悪性腫瘍関連高カルシウム血症は，悪性腫瘍の患者の20〜30％に生じる予後不良な病態である
- 治療は生理食塩水の補液やビスホスホネート製剤の点滴投与を中心に組立てる

はじめに

悪性腫瘍以外でも高カルシウム血症を起こしうる病態は複数存在し，まずそれらを鑑別していくことが重要である．高カルシウム血症の一般的内容に関して触れ，悪性腫瘍関連高カルシウム血症に関して概説する．

1. 高カルシウム血症の基礎知識

1 カルシウムの代謝

体内のカルシウムは，主に活性型ビタミンDと副甲状腺ホルモン（parathyroid hormone：PTH）によって制御されている．活性型ビタミンDは腸管や腎尿細管におけるカルシウムの再吸収を亢進させる．PTHは，血清カルシウムの低下に反応して副甲状腺から分泌され，破骨細胞を活性化させ骨吸収を亢進させる．また，ビタミンDの活性型置換の推進と腎尿細管におけるカルシウム再吸収亢進作用も併せもつ．

2 カルシウムの動態

血中のカルシウムの40〜45％はアルブミンなどの蛋白質と結合して存在するため，低蛋白血症では，カルシウム測定値が低下することがある[1]．このため，以下の補正式によってカルシウム測定値を補正する必要がある．

補正カルシウム（mg/dL）＝実測値（mg/dL）＋〔4－血清アルブミン値（g/dL）〕

3 高カルシウム血症の発症機序

高カルシウム血症（血漿イオン化カルシウムの増多）は3つのメカニズムに起因するとされ，①骨再吸収の亢進，②腎尿細管におけるカルシウムの再吸収亢進，③腸管からのカルシウム吸収

表1　高カルシウム血症の原因

PTH関連性	原発性副甲状腺機能亢進症（特発性）
	家族歴を有するもの ・多発性内分泌腫瘍Ⅰ型，Ⅱa型 ・FHH ・家族性孤発性副甲状腺機能亢進症
	三次性副甲状腺機能亢進症
PTH非関連性	悪性腫瘍関連性高カルシウム血症 ・PTHrP分泌型 ・活性型ビタミンD分泌型 ・骨融解性骨転移
	ビタミンD中毒
	慢性肉芽腫性疾患
	薬剤 ・サイアザイド ・リチウム ・ビタミンA中毒 ・テオフィリン中毒
	その他 ・甲状腺機能亢進症 ・末端肥大症 ・褐色細胞腫 ・副腎不全 ・長期臥床，寝たきり ・ミルクアルカリ症候群

FHH：家族性低カルシウム尿性高カルシウム血症
PTHrP：PTH関連蛋白
文献3を参考に作成

亢進である[1]．

4 高カルシウム血症の臨床症状

　高カルシウム血症による尿濃縮力障害により，多尿，脱水，口渇などの腎性尿崩症症状が出現する．また食思不振や嘔気嘔吐などの消化器症状，傾眠や意識障害などの中枢神経症状が出現する．腎機能障害も出現し，がん患者の死因につながることもある[2]．

5 カルシウムを上昇させる病態

　鑑別を考える際，**PTH関連性**か，**非関連性**かに大別すると理解が容易である（表1）．PTH関連性高カルシウム血症の代表疾患は原発性副甲状腺機能亢進症であり，PTH非関連性の代表疾患は悪性腫瘍関連性高カルシウム血症（malignancy associated hypercalcemia：MAH）である．両者で高カルシウム血症の原因の90％を占めるとされる[1]．
　両者の鑑別は原則的には容易であり，MAHでは通常病状の進行に伴い急速に進行し，症状が強くカルシウム濃度は高い．一方，原発性副甲状腺機能亢進症ではカルシウムが13 mg/dL以上となることは稀であり，おおむね11 mg/dL以下である[1]．各病態におけるPTHとビタミンDの動態を表2に記載する．一般的な高カルシウム血症の鑑別診断は文献1を参考にされたい．通常はintact PTHの測定である程度鑑別が絞られるが，ときに血中活性型ビタミンDやPTHrPの測定が必要となることもあり，サルコイドーシスや肉芽腫性疾患，リンパ腫などが疑われる場合は

表2　カルシウムの動態

血中カルシウム	尿中カルシウム	PTH	疾患
↑	↑	↑	原発性副甲状腺機能亢進症
↑	↑	↓	ビタミンD過剰，甲状腺機能亢進症，サルコイドーシス悪性腫瘍
↑	→	→	家族性低カルシウム尿性高カルシウム血症

活性型ビタミンDを，MAHによる液性高カルシウム血症（humoral hypercalcemia of malignancy：HHM）が疑われる場合はPTHrPを測定する[1]．

注意点としては悪性腫瘍患者においても原発性副甲状腺機能亢進症を合併しうることであり，8/133程度認められたという報告がある[4]．

6 高カルシウム血症を考えるうえでの病歴上のポイント

先述の鑑別疾患を踏まえたうえで，病歴聴取上次のような項目に着目する[1]．

1）経口摂取/薬剤歴

カルシウムやビタミンDなどのサプリメント，大量の牛乳や炭酸カルシウムなどの過剰摂取（ミルクアルカリ症候群）がないか，カルシウムの動態に影響を与えうる薬剤の服用歴（リチウム，カルシトリオール，ビタミンD，サイアザイド利尿薬）がないかをチェックする．特にミルクアルカリ症候群は近年の増加傾向が指摘されており，全体の8～12％を占めるという報告も存在する．骨粗鬆症是正目的での炭酸カルシウム経口補充が主因と考えられている[5,6]．

2）家族歴/既往歴

サルコイドーシスや多発性内分泌腫瘍の家族歴はないか．腎疾患や甲状腺，副腎疾患などの内分泌疾患指摘はないか．悪性腫瘍の既往はあるか．もしあるならばその制御はどうか．以上を確認する．

3）臨床症状

症状の発症は急激か，意識障害などの強い症状を随伴するか．以上を確認する．

2. 悪性腫瘍関連性高カルシウム血症（MAH）

高カルシウム血症は悪性腫瘍の患者の20～30％に生じるとされているが，診断された際の予後はきわめて不良であり，半数の患者は30日以内に死亡するとされる[7]．**一般的にカルシウムは急速に増加し，臨床症状も高度である**．代表的ながん腫としては，乳がん，肺がん，多発性骨髄腫があげられる[8]．

1 MAHの発症機序と分類[8]

1）local osteolytic hypercalcemia（LOH）

局所溶骨性Ca血症（LOH）は骨に転移した腫瘍細胞から局所的に分泌されるサイトカインやケモカインの作用により，破骨細胞が活性化され骨再吸収の亢進が生じることが原因である．代

表的ながん腫は乳がん，多発性骨髄腫，リンパ腫であり，MAHの20％を占めるとされる．一般的に骨に病変を認めることが多い．

> **PTHrPとカルシウムの動態**
>
> 　骨に転移した乳がんが産生する溶骨性サイトカインはPTH関連蛋白（PTHrP）である．扁平上皮癌の全身性放出と異なり乳がんでの分泌は局所にとどまるため，血中のPTHrP濃度には反映されない[9]．局所で放出されたPTHrPは骨における破骨細胞の形成に関わるRANKL（後述）の発現を誘導し，RANKLは破骨細胞表面に存在する受容体と結合することで活性化される．

2） humoral hyper caxlcemia of malignancy：HHM

　液性高カルシウム血症（HHM）では，腫瘍細胞から全身的に分泌されるPTH関連蛋白（PTHrP）の作用により，骨の再吸収亢進と腎カルシウム排泄が抑制される．肺がんや頭頸部がんなどの扁平上皮癌に一般的であるが，あらゆるがん腫で生じる可能性がある[8]．HHMでMAHの80％を占めるが，骨病変を認めない場合も多く存在する．PTHrPの大量分泌によりPTHには分泌抑制がかかるため，原則としてPTH値は低値を示す．

　リンパ腫のなかでは，活性型ビタミンDを産生するタイプのものがある．活性型ビタミンDによって，破骨細胞が活性化されることによる骨破壊と再吸収が生じ，小腸からのカルシウム吸収も促進されることでカルシウム値が上昇する．また，PTH自体を異所性に分泌する腫瘍が存在するが，きわめて稀である．これらの頻度は全体の1％に満たない．

　一般的に高カルシウム血症は悪性腫瘍の症状制御不良時に生じることが多いため，腫瘍は大きく容易に指摘できることが多いが，例外として神経内分泌腫瘍は比較的小さな病変でもカルシウム値を変動させうる[8]．

2 MAHの症状[7]

　一般的に神経学的所見や腎合併症はカルシウム値の絶対値，すなわち高カルシウム血症の重症度に相関するが，カルシウムの上昇速度が著しい場合は，Ca値が中等度（13.9 mg/dL以下）においても，神経学的症状をきたす場合がある．一方で慢性的な経過であれば高度の高カルシウム血症（Ca 14.0 mg/dL以上）においても症状は軽微にとどまることもある．また，背景疾患も重要であり，認知機能障害や神経学的疾患を有する場合，元来腎機能が悪い場合などは症状も高度となる．

3 MAHの治療[8]

　MAHの治療として最も重要な点は，原疾患の制御である．およそ高カルシウム血症は原疾患の制御不全に関連して生じうるため，まずは腫瘍活動性を減ずるような治療が残されているならば施行を検討すべきである．しかし，MAHの患者は往々にして原疾患の制御がつけられないため，以下のような対症的治療が検討される．

1）薬剤のチェックと調整

　まず，サプリメントを含めた服薬歴をチェックし．高カルシウム血症を誘導させるような薬剤を服用している場合はすみやかに中止する．

2）生理食塩水

　もっとも基本となる治療である．MAHの患者では腎の尿濃縮機能不全による脱水が生じ，脱

水による糸球体濾過量の低下によりカルシウムの腎排泄機構まで低下させる．一般的に200～500 mL/時で脱水が改善されるまで生理食塩水の負荷を行うが，この投与量は明確に規定されているわけではなく，過剰な輸液負荷に注意しつつ患者の心腎機能，高カルシウム血症の重症度や臨床症状によって変更する．

3）利尿薬

ループ利尿薬の使用に明確なエビデンスはないが，生食による脱水の補正が完了した段階での使用は，腎からのカルシウム排泄とHenle係蹄からのカルシウム再吸収を抑制する効果がある程度期待できる．また，輸液負荷によりthird spaceへ漏洩した水分を排泄させる効果も期待できる[10]．

4）経静脈的ビスホスホネート製剤の投与

ビスホスホネート製剤の経静脈的投与は，破骨細胞による骨吸収を阻害し，高カルシウム血症の治療において最も効果的である．骨粗鬆症などで用いられる経口ビスホスホネート製剤は，吸収の問題により高カルシウム血症の治療に用いられることはない．

ビスホスホネート製剤の効果発現までには2～4日を要するため，高カルシウム血症が判明した段階ですみやかに投与を開始するべきである．カルシウムは投与後4～7日で低下のピークを迎え，効果はおよそ1～4週間継続する[11]．代表的な薬剤としてパミドロネート（アレディア®）とゾレドロネート（ゾメタ®）がある．両者の直接比較試験においては，アレディア®に比べゾメタ®が有意にカルシウム値を低下させた〔ゾレドロネート 9.8 mg/dL vs パミドロネート 10.5 mg/dL，また血清カルシウムレベルの正常化（10.8 mg/dL）が投与後10日で得られた割合はゾレドロネート 88% vs パミドロネート 70%〕[12]．また，点滴投与時間もゾメタ®は15分ですむため簡便さも利点の1つである．

ビスホスホネート製剤の有害事象として，投与後24～36時間後の発熱が20％前後に生じる．また，嘔気や食思不振などの消化器症状も認められることがある．また，急性尿細管壊死による腎機能障害も注意しなければならない有害事象であり，クレアチニンクリアランスによって用量調節を行わなくてはならないこともある[13]．原則発症頻度は投与回数に依存し，高カルシウム血症の治療目的でビスホスホネート製剤を長期間投与することは稀であるため，米国臨床腫瘍学会の高カルシウム血症治療に関する提言ではクレアチニン値3.0 mg/dLまでは用量調節を行わず投与可能としている[14]．

5）ほかの薬剤

ステロイドは活性型ビタミンD分泌リンパ腫などの血中ビタミンDが増加するような病態では有効であるとされるが，効果の発現は遅く4～10日を要するとされる[15]．投与量や投与期間に明確な規定はないが，1 mg/kgのプレドニゾロン（水溶性プレドニン®など）を10日程度投与することが多い[8]．

カルシトニン（エルシトニン®など）はほかの薬剤と比較すると即効性があり，投与後12～24時間で効果が発現するが一時的かつ軽微な降下にとどまることが問題である[14]．12時間ごとに4～8単位/kgを皮下注射する．

MAHに低リン血症が関連している報告があり，経口または経鼻チューブからのリンの補充は妥当な治療であり，血中リンを定期的にモニターしつつ施行する．ただし，明確な投与量や投与期間の規定はない[16]．

6）透析

腎機能障害が背景にある患者の場合，大量の生理食塩水負荷は不可能であり，ビスホスホネー

ト製剤も適応を考慮する必要がある．この場合，カルシウム非含有の透析液を用いた人工透析は有効である可能性がある[17]．しかし，導入のタイミングや透析の期間に関して明確な規定はなく，一般的にGFRが10～20 mL/分を割り込んだり，適切な量の生食負荷にもかかわらずうっ血性心不全症状が出現したりする場合は考慮してもよい[8]．

Advanced Lecture

■ RANKL阻害薬

RANKLとはreceptor activator of NF-κB ligandのことで，破骨細胞の形成と機能，生存に必須な蛋白質であり骨芽細胞から分泌される．RANKLが破骨細胞に発現しているRANK受容体と結合することで，破骨細胞の分化が進行し骨吸収が促進される．

RANKL阻害薬〔デノスマブ（ランマーク®）〕とは，RANKLに対するヒト化モノクローナル抗体であり，RANKLと結合し特異的にその機能を阻害する効果がある．

転移性骨腫瘍における骨関連事象（骨折など）の抑制においては，ゾメタ®との比較試験においてその効果が証明されているが[18～20]，有害事象として低カルシウム血症の発症が認められ，わが国でも死亡例が出たため，2012年に厚生労働省より注意喚起が発表された．しかしそのカルシウム低下効果は強力であり，ビスホスホネート製剤と異なる機序でカルシウム値を低下させるため，今後高カルシウム血症の治療の一翼を担う可能性がある．高カルシウム血症としての治療薬として現在まだ認可はされていない．

文献・参考文献

1) Shane, E. Diagnostic approach to hypercalcemia. In UpToDate, Basow, D. S.（Ed），UpToDate, Waltham, MA, 2013
2) Shane, E. Clinical manifestations of hypercalcemia. In UpToDate, Basow, D. S.（Ed），UpToDate, Waltham, MA, 2013
3) Khairallah, W., et al.：Hypercalcemia and diabetes insipidus in a patient previously treated with lithium. Nat Clin Pract Nephrol, 3：397-404，2007
4) Godsall, J. W., et al.：Nephrogenous cyclic AMP, adenylate cyclase-stimulating activity, and the humoral hypercalcemia of malignancy. Recent Prog Horm Res, 42：705-750, 1986
5) Picolos, M. K., et al.：Milk-alkali syndrome is a major cause of hypercalcaemia among non-end-stage renal disease（non-ESRD）inpatients. Clin Endocrinol（Oxf），63：566-576, 2005
6) Jacobus, C. H., et al.：Hypervitaminosis D associated with drinking milk. N Engl J Med, 326：1173-1177, 1992
7) Ralston, S. H., et al.：Cancer-associated hypercalcemia：morbidity and mortality：clinical experience in 126 treated patients. Ann Intern Med, 112：499-504, 1990
8) Andrew, F. S.：Hypercalcemia Associated with Cancer. N Engl J Med, 352：373-379, 2005
9) Bonjour, J. P., et al.：Bone and renal components in hypercalcemia of malignancy and response to a single infusion of clodronate. Bone, 9：123-130, 1988
10) Suki, W. N., et al.：Acute treatment of hypercalcemia with furosemide. N Engl J Med, 283：836-840, 1970
11) Elomaa, I., et al.：Diphosphonates for osteolytic metastases. Lancet, 1：1155-1156, 1985
12) Major, P., et al.：Zoledronic acid is superior to pamidronate in the treatment of hypercalcemia of malignancy：a pooled analysis of two randomized, controlled clinical trials. J Clin Oncol, 19：558-567, 2001
13) Markowitz, G. S., et al.：Toxic acute tubular necrosis following treatment with zoledronate（Zometa）. Kidney Int, 64：281-289, 2003
14) Hillner, B. E., et al.：American Society of Clinical Oncology 2003 update on the role of bisphosphonates and bone health issues in women with breast cancer. J Clin Oncol, 21：4042-4057, 2003

15) Binstock, M. L., et al.: Effect of calcitonin and glucocorticoids in combination on the hypercalcemia of malignancy. Ann Intern Med, 93: 269-272, 1980
16) Lentz, R. D., et al.: Treatment of severe hypophosphatemia. Ann Intern Med, 89: 941-944, 1978
17) Koo, W. S., et al.: Calcium-free hemodialysis for the management of hypercalcemia. Nephron, 72: 424-428, 1996
18) Fizazi, K., et al.: Denosumab versus zoledronic acid for the treatment of bone metastases in men with castration-resistant prostate cancer: a randomized, double-blind study. Lancet, 377: 813-822, 2011
19) Stopeack, A. T., et al.: Denosumab compared with zoledronic acid for the treatment of bone metastases in patients with advanced breast cancer: a randomized, double-blind study. J Clin oncol, 28: 5132-5139, 2010
20) Henry, D. H., et al.: Randomized, double-blind study of denosumab versus zoledronic acid in the treatment of bone metastases in patients with advanced cancer (excluding breast and prostate cancer) or multiple myeloma. J Clin oncol, 29: 1125-1132, 2011

プロフィール

門倉玄武（Gemmu Kadokura）
日本医科大学武蔵小杉病院腫瘍内科
2013年4月から赴任しました．がんは必ずしも治癒するわけではなく，残念ながら亡くなられる患者さんも大勢います．そういった人生の終焉へ向かう過程で，医療以外にも人間として多く学ぶことができるのががん診療の隠れた醍醐味だと思います．

第2章 入院中のがん患者のマネージメント〜化学療法と副作用対策〜

1. 上司からやるように言われた抗がん剤レジメンは正しいのか？

森　竜久，関　順彦

● Point ●

・症例に対する適切な抗がん剤レジメンを決定するための規定因子および思考過程について知っておくべきことがある

・エビデンスに基づきながらも患者の身に沿った適切な抗がん剤レジメンを選択するには，患者にとってかけがえのない代弁者である担当医が誰よりもしっかりとしなければならない

はじめに

　どのような担当医であっても，がん患者の抗がん剤治療を開始するときには「何を目標として」「どのような治療を」「いつまで行うのか」ということを自ずと考えるものである．

　一般的には「根治，延命，または良好な症状コントロールを目標に」「適切な抗がん剤レジメンを」「必要な限り」行うことが理想であろう．そのために担当医は患者の身に沿った治療戦略をたてることになる．では，実際のがん患者を前にしたとき，担当医は具体的にはどのような治療戦略を立てればよいのだろうか？

　本稿では，適切な抗がん剤レジメンを決定するための規定因子および思考過程について，肺がん患者の場合を例にあげて概説する．また，筆者らがこれまで出会ってきた上司による抗がん剤レジメン決定理由を今一度想起し，それらの上司を便宜上5つのタイプに分類した．そのうえで，エビデンスに基づきながらも患者の身に沿った適切な抗がん剤レジメンを選択するために部下の立場から上司に進言できる内容について考察した．

1. 症例に対する適切なレジメン選択のために知っておくべきこと

　肺がん治療でレジメンの選択を規定する因子を図1にまとめた[1]．このうち，組織型および年齢の内容は肺がんの治療選択に特異的であるが，そのほかの項目はがん腫によらず比較的共通と考えうる．以下に例をあげて図1を概説する．

1 PS（performance status）

　患者の全身状態の指標であり，ECOG（Eastern Cooperative Oncology Group）の評価（表1）を基準としている[2]．全身状態が悪い患者に化学療法を行うと副作用が強く出て，治療関

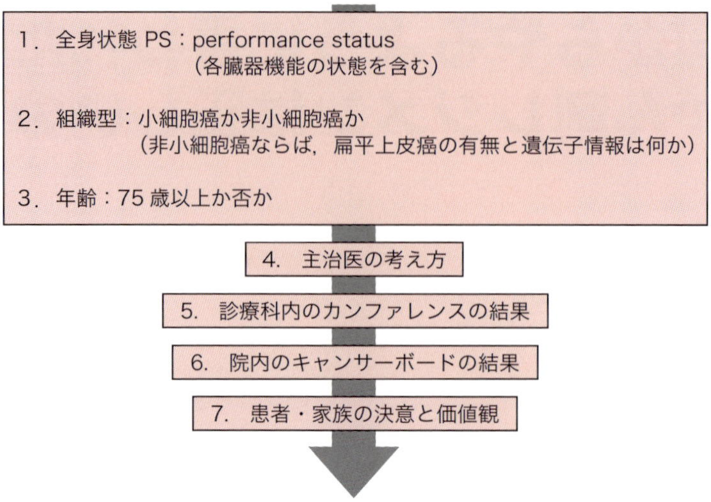

```
┌─────────────────────────────────┐
│ 1．全身状態 PS：performance status │
│    （各臓器機能の状態を含む）      │
│                                 │
│ 2．組織型：小細胞癌か非小細胞癌か   │
│    （非小細胞癌ならば，扁平上皮癌の有無と遺伝子情報は何か）│
│                                 │
│ 3．年齢：75歳以上か否か           │
└─────────────────────────────────┘
        ┌────────────────────────┐
        │ 4．主治医の考え方         │
        ├────────────────────────┤
        │ 5．診療科内のカンファレンスの結果 │
        ├────────────────────────┤
        │ 6．院内のキャンサーボードの結果 │
        ├────────────────────────┤
        │ 7．患者・家族の決意と価値観   │
        └────────────────────────┘
```

図1　肺がん治療でレジメンの選択を規定する因子
文献1を参考に作成

表1　performance status（PS）

0	無症状で社会活動ができ，制限を受けることなく，発病前と同等にふるまえる
1	軽度の症状があり，肉体労働は制限を受けるが，歩行，軽労働や坐業はできる．例えば，軽い家事，事務など
2	歩行や身の回りのことはできるが，時には少し介助が必要．軽労働はできないが，日中の50％以上は起居している
3	身の回りのある程度のことはできるが，しばしば介助がいり，日中の50％以上は就床している
4	身の回りのこともできず，常に介助がいり，終日就床が必要

＜ECOGの5段階分類＞
文献2を参考に作成

連死のリスクが上がる．PSは非常に簡便であるが治療関連死との相関がよいため重要な指標とされ，臨床では広く用いられている（図2）[3]．すなわち，PSが0～1（2の位置づけはケースバイケースである）では，化学療法を行うことが患者にとって利益となり，PS 3以上では，固形がんに関しては特に化学療法の適応でなく，緩和治療に専念する方が患者にとっての利益になるとされる．ただし，PS 3であっても化学療法がよく効く血液腫瘍や小細胞癌の患者で，なおかつPSの低下ががんによるものであり，がんの治療によってPSの改善が見込める場合には化学療法を行うことが推奨される．

　臨床的には，PSの悪化で化学療法を行えなくなり，BSC（best supportive care：支持療法）へ移行するケースが一般的である．

2　組織型

　一般に各臓器では，特定のがんの組織型が発生しやすいことが知られている．例えば，前立腺がんであれば腺癌の頻度が高く，小細胞癌の頻度は圧倒的に少ない．そのため，組織型に応じて抗がん剤を使い分ける必要性は乏しいことが多い．しかし，肺がんでは，腺癌と扁平上皮癌が比

PS	n	治療関連死
0	151	0.7%
1	553	2.2%
2	50	4.0%
3	26	7.7%
4	4	25%

第一次化学療法

全体　　　　n=784
非小細胞癌　n=582
小細胞癌　　n=202

↓

治療関連死　n=18（2.3%）

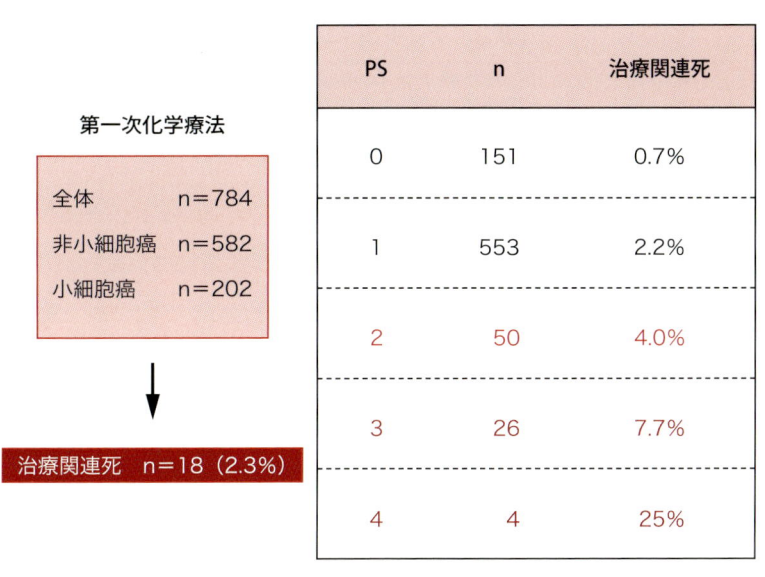

図2　肺がんの薬物療法におけるPSと治療関連死の関係
文献3を参考に作成

較的多く，次に小細胞癌，大細胞癌，さらにそのほかの稀な組織型へと続く．そして，効果の期待できるレジメンもこれらにより異なることが証明されている．具体的に肺がんでは，小細胞癌か非小細胞癌かでまずは大きく治療グループを二分する．もしも非小細胞癌ならば，扁平上皮癌と非扁平上皮癌で治療グループをさらに二分する．そして，非扁平上皮癌ならば遺伝子情報も検査し，上皮成長因子受容体（EGFR）の遺伝子変異の有無と未分化リンパ腫キナーゼ（ALK）の融合遺伝子の有無でグループごとの使用薬剤の選択肢が異なる．

したがって，どこまで組織型を正確に診断しているかどうか，そしてその結果に基づいた適切なレジメン選択をしっかりとできているかどうかが治療の鍵となる．

3 年齢

年齢を重ねるごとに腎機能，肝機能などが悪化し，合併症を有する頻度も高くなるため，多くの臨床試験では高齢者を非高齢者と分けて別に試験を行っている．肺がんでは，これまで75歳以上の患者が臨床試験から除外されてきたことが多く，75歳以上の高齢患者の試験結果データが少ない．したがって，肺がんの治療に際しては，75歳未満と75歳以上でレジメンの選択肢が異なる状況が生じた．また，75歳以上の場合，基本的に副作用が強く出る可能性があることと，そもそも予後を延長するためにあえて辛い治療を行うことに疑問を呈する患者・家族もいることから，単剤で治療するレジメンが選択されることも多い．

2. 推奨されるレジメンとガイドライン

化学療法で用いられるレジメンは，がん腫によってどのような抗がん剤を，どのくらい投与すれば一番効果があり，なおかつ毒性が低いのか，過去に行われた臨床試験をもとに評価が定まっ

表2 ガイドライン策定に関わる主な機関

ASCO（米国）	米国臨床癌学会（American Society of Clinical Oncology） 米国癌研究協会の少数の医師グループにより1964年設立された．その後，大きな発展を遂げ，年に一度の総会では，がんにかかわる世界中の医師が新たなエビデンスとなる研究発表を行い，それをもとに独自のがん治療ガイドラインを発信している
NCCN（米国）	米国総合癌センターネットワーク（National Comprehensive Cancer Network） 世界の21の主要がんセンターによるNPO同盟であり，ASCO総会や各種癌学会のシンポジウム，パネルミーティングの結果をもとにして，1年に数回の頻度で，さまざまながん腫のガイドラインを策定・交付している．ガイドラインの内容はスクリーニング，診断，手術，術後補助療法，経過観察，再発の治療，緩和ケアなど多岐に渡り，それぞれの推奨度は1, 2A, 2B, 3のコンセンサスレベルに分けられる．ガイドラインはフローチャート式で明快，患者向けのものも用意され，インターネットを介して誰でもアクセスできる
各がん腫の当該学会（日本）	日本においては各がん腫の当該学会（日本肺癌学会など）がわが国独自のガイドラインを発行している．日本の治療は日本の保険制度に基づくため，あるいは臨床試験の結果には人種差が認められることもあるため，海外のガイドラインをそのまま転用することができないという事情もある

文献4〜6を参考に作成

ている．また，がんによる耐性獲得や，副作用毒性による中断により別のレジメンに切り替えることはがんの化学療法においては一般的であり，その際，次にどのレジメンを選べばよいかについてもある程度の評価がなされている．

そこで登場するのがガイドラインである（表2）[4〜6]．ガイドラインは推奨される治療法を定め，広く公開したもので，例えば，臨床腫瘍学の分野で最も権威のある学会とされるASCO（American Society of Clinical Oncology：米国臨床腫瘍学会）は，独自にがん治療のガイドラインを発信している．また，米国のNCCN（National Comprehensive Cancer Network）は，ASCOなどで発表された臨床試験の結果をもとにエビデンスを協議し，ガイドラインを迅速かつ頻回に改訂・発表している．一方，日本においても日本肺癌学会などの各がん腫の当該学会が，日本独自のガイドラインを策定・交付している．これらのガイドラインの利点は，主に第Ⅲ相無作為化比較試験の結果を根拠にしているので治療上の妥当性がある程度担保されていることである．杓子定規にガイドラインに従うことだけが正しい治療ではないケースも実臨床ではみられるが，少なくとも見当外れの治療や，患者の生命をいたずらに危険にさらすような治療は行わないですむ．

3. レジメンをあらかじめコンピューター登録することの意義

2000年にわが国において，主治医が医学書を誤読したことで，本来週1回投与するはずの抗がん剤を1週間連日投与してしまった結果，当時16歳の患者が亡くなるという痛ましい医療事故があった．しかし，これは施設において，正しいレジメンをコンピューターに登録しておくことができたならば防ぐことができた事故である．

抗がん剤は強い副作用を伴うものであり，過剰投与により容易に致死的な副作用を引き起こしうる．過剰投与の原因としては，薬剤の1回投与量を間違えるほかに，この事件のように投与ス

ケジュールを間違えることもある．

　近年，抗がん剤投与に関連する事故を防ぎ，治療効果を最大限にするために，医師・看護師・薬剤師などが多職種間でもそれぞれ監査・確認・再確認を行い，レジメンを遵守してヒューマンエラーを減らすことが最重要視されるようになった．少なくとも抗がん剤の種類，患者の体表面積や腎機能により算出した投与量，投与の回数（コース数，コース内の何回目の投与であるか），投与速度，投与前の患者のラボデータや全身状態を確認しなければならない．

　現在診療記録の電子化が急速に進んでおり，レジメンも電子化することが主流となっている．レジメンを電子化することのメリットは，施設で承認されていないレジメンによる化学療法が行われないように事前に防ぎやすいこと，手書きに比べて単純な間違いを減らせること，多種多様ながんに対する膨大な数のレジメンをデータベースのように一括管理できること，電子カルテのシステムと連携することでスケジュールや投与量の管理を確実に行えることなどがある．院内の電子媒体であればどこからもアクセスできるという利便性も，多職種間でチェックをする際に役立ち，電子媒体へのレジメン登録はもはや必須となっている．

4. エビデンスに基づきながらも患者の身に沿った適切な抗がん剤レジメンを選択するには

　担当医は，当該患者のがん治療に関するエビデンスやガイドラインを熟知する必要があるが，それだけでは真に適切なレジメンは選択できない．患者が抗がん剤治療に際して何を一番気にして，何を一番希望しているのかについては，担当医が一番熟知しているはずである．したがって，担当医は受け持ち患者の一番の代弁者として，上司との意見交換時，診療科内のカンファレンス時，そして院内のキャンサーボード時に，患者の身に沿った適切な抗がん剤レジメンが決定されるように奮闘しなければならない．そのためには，レジメンごとに副作用の内容と発生頻度，同じくレジメンごとに患者の臓器機能からみた薬剤投与限界についての知識を整備しておくことが必須である．

　女性の患者であれば副作用による脱毛を気にして抗がん剤を受けたくないと訴えるかもしれない．その場合も，治療のキードラッグを含むが脱毛をきたさないようなレジメンを選択するなど，極力患者の希望を叶えるような努力をするべきである．また，指先を細かく使用する職業についている患者であれば，指先がしびれるような副作用を引き起こす薬剤を選択しなくとも効果が期待できるレジメンを担当医は選択し提示するべきである．

　一方，がん患者は転移や薬剤による腎障害，肝障害などをきたしやすいが，肝障害がある患者であっても，腎臓で代謝されるような薬剤であれば投与継続は可能であるし，それによって腫瘍のコントロールが得られ，良好な経過をとることができる場合もある．また，担当医が薬剤の副作用や投与限界を把握していないことで，本来ならば投与できるはずの抗がん剤を投与できないと安易に誤って判断してしまう事態となることも避けなければならない．さらに，副作用により患者のQOLが損なわれることを恐れるあまり，安易に抗がん剤治療を中止し，患者の適正な治療機会を奪うこともまた，正しい治療とは言えない．

　正しいレジメンとは，がん腫やガイドラインのみで決まる訳ではなく，EBM（evidence-based medicine）の3要素全てを尊重する姿勢のもと，真摯に患者と向き合うことで，自ずと選択され

表3 抗がん剤レジメンの決定過程で想定される上司のタイプ別分類

1. 何がなんでもエビデンス一辺倒型（無理矢理はめ込み型）
2. いつも同じエビデンス採用型（自ら思考しない型）
3. 理想的なエビデンス採用型
4. 都合のよいエビデンスのみ採用型（独自の理論重視型）
5. ちょっとやってみたい型（第Ⅱ相試験結果の過度期待型）

るべきものである（第3章-6の図1を参照）．

5. 抗がん剤レジメンの決定過程で想定される上司のタイプ別分類

　筆者らがこれまで出会ってきた上司による抗がん剤レジメン決定理由を今一度想起し，それらの上司がエビデンスをどのように解釈して使用していたかを便宜上5つのタイプに分類した（表3）．そのうえで，適切な抗がん剤レジメンを選択するために部下の立場から上司に進言できる内容について考察した．

■1 何がなんでもエビデンス一辺倒型（無理矢理はめ込み型）

　この種の上司は，患者の治療法を決定するときに，すべての患者にガイドラインに基づくエビデンスを無理矢理にでもはめ込み適用しようとする．例えば，わが国の高齢者肺がんのエビデンスに基づけば，ドセタキセル水和物（タキソテール®）は唯一，第Ⅲ相試験で有効性が証明された薬剤である．しかし，有害事象として発熱性好中球減少症の頻度が高いことが知られている．したがって，肺に気管支拡張症などがあり感染をくり返す既往のある患者の場合，柔軟な思考なしにタキソテール®をエビデンス一辺倒に無理矢理投与するのはかえってリスクが生じる可能性もある．

　この種の上司に対しては，「いかに優れたガイドラインでもすべての患者に適応できるわけではない．ガイドラインに示されたエビデンスは，特定の基準を満たした患者集団のみにおける臨床試験の結果である．日常臨床における肺癌診療ガイドラインの適用率は約60〜95％程度と心得なければならないし，実地医療の際に肺癌診療ガイドラインを金科玉条のごとく振りかざすのは厳に慎むべきである．あくまでも，日常臨床におけるガイドラインの適応は，治療方針の目安として活用することが望まれるのであって，強制力をもつものではないことを肝に銘じなければならない．個々の症例について，おのおののリスク因子などを考慮して実地医療にあたるものである[8]」ということを進言する必要があると思われる．

■2 いつも同じエビデンス採用型（自ら思考しない型）

　この種の上司は，患者の治療法を決定するときに，自分が研修医のときから先輩に言われて使用し続けた抗がん剤レジメンを漫然と今後も使用し続けようとする．例えば，非高齢者肺がんの

一次抗がん剤治療は，プラチナ併用二剤化学療法が基本である．しかし，実際の薬剤選択肢は広く，プラチナと併用する抗がん剤としては，パクリタキセル（タキソール®），タキソテール®，ゲムシタビン塩酸塩（ゲムシタビン），ペメトレキセドナトリウム水和物（アリムタ®），など多種類が存在する．そして，自分が研修医のときに先輩からカルボプラチン（パラプラチン®）＋タキソール®というレジメンを教わったとすると，ガイドラインから逸脱しない限り，すべての患者にこのレジメンを漫然と選択し続ける．しかし，実際の患者は，脱毛を嫌がったり，しびれを嫌がったりするものである．患者が気にする副作用などを考慮せず，自ら患者の身に沿った適切な抗がん剤レジメンを思考しない姿勢は厳に慎むべきである．

この種の上司に対しては，「担当医自身が，上司に直接患者の希望を代弁者として強く訴え説明する．もしも聞き入れてもらえなければ，診療科内のカンファレンス時，そして院内のキャンサーボード時に，患者の希望を広く訴えて周囲の賛同を得ることができるように奮闘する」という手段が有効であると思われる．

3 理想的なエビデンス採用型

患者とのコミュニケーションもよく，部下の進言もよく聞いてくれる．エビデンスに基づきながらも患者の身に沿った適切な抗がん剤レジメンを選択することができる．この種の上司に将来自分もなれるように頑張ろう．

4 都合のよいエビデンスのみ採用型（独自の理論重視型）

この種の上司は，患者の治療法を決定するときに，ある部分はガイドラインに基づくが，ほかのある部分はガイドラインを逸脱して自分の考えと理論を重視した独自の治療レジメンを採用しようとする．例えば，肺がんの二次抗がん剤治療は単剤レジメンが推奨されているが，架空の理論に基づき，ここでもプラチナ併用二剤化学療法を採用しようとする上司もいる．しかし，実際は，過去の臨床試験の結果を参照すると，肺がんの二次抗がん剤治療でプラチナ併用二剤化学療法を施行しても，単剤療法に比して，奏効率と無増悪生存期間は改善するが全生存期間は改善せず，むしろ副作用は強くなりQOLを低下させることが知られているので推奨されていないのである．

この種の上司に対しては，上司がガイドラインを逸脱して独自の理論を重視した治療レジメンを採用しようとするときに，担当医は「過去の臨床試験の結果に基づき，何故それがガイドラインで採用されなかった治療レジメンなのかをしっかりと説明できる」ように理論武装することが必要であろう．

5 ちょっとやってみたい型（第Ⅱ相試験結果の過度期待型）

この種の上司は，患者の治療法を決定するときに，第Ⅲ相試験に基づく現行のガイドラインに従って治療レジメンを決定するのではなく，最近の第Ⅱ相試験で示されたもっとよい成績の治療レジメンを突然採用したがることがある．例えば，肺がんで*EGFR*遺伝子変異陽性の患者の一次抗がん剤治療を行う場合，ゲフィチニブ（イレッサ®）またはエルロチニブ（タルセバ®）は第Ⅲ相試験の結果に基づき単剤投与が推奨されているが，近年は第Ⅱ相試験で細胞毒性抗がん剤との併用療法がより効果が高くなる可能性が示された．患者のために常に最高の治療を提供したいという想いは評価に値するが，比較試験に基づく真の効果や多数例での副作用の評価などが検証されていない治療法を現行の確立された治療法を飛び超えて適用するのは，倫理的にも難がある

点は否めない．過去の臨床試験の歴史を紐解くと，第Ⅱ相試験で非常に期待ができる結果が得られた場合でも，第Ⅲ相試験でその結果が再現され標準治療として確立されるに至る可能性は約25％であることが示されている[9]．

この種の上司に対しては，上司がガイドラインを逸脱して過度の期待から第Ⅱ相試験に基づく治療レジメンを採用しようとするときに，上記の理由から倫理的にも確率的にも現行の確立された治療法を超越することのリスクを強調する進言のしかたが効果的と思われる．一方，このような治療法は，院内のキャンサーボードやレジメン委員会がしっかりと機能しており，コンピューターによるレジメン登録が普及している施設では患者への投与は事実上困難であると考えうる．

おわりに

言うまでもないが，担当医は患者にとってかけがえのない代弁者である．本稿では，担当医が上司の言いなりではなく，エビデンスに基づきながらも患者の身に沿った適切な抗がん剤レジメンを選択できるようになれるための具体的な思考過程について力説した．本稿が現在の担当医にとって，今後の成長とともにエビデンスを理想的に採用でき，患者に最適な治療を提供できる上司になるための一助となれば幸いである．

文献・参考文献

1) 「肺癌診療マニュアル」（江口研二／編），中外医学社，2006
2) 「臨床・病理　肺癌取扱い規約　改訂5版」（日本肺癌学会／編）金原出版，p.143，1999
3) Ohe, Y., et al：Risk factors of treatment-related death in chemotherapy and thoracic radiotherapy for lung cancer. Eur J Cancer, 37：54-63, 2001
4) 「肺癌診療ガイドライン　2013年版」（日本肺癌学会／編），金原出版，2013：http://www.haigan.gr.jp/modules/guideline/index.php?page=article&storyid=53
5) ASCO（American Society of Clinical Oncology 米国臨床腫瘍学会）ガイドライン：http://www.asco.org/institute-quality/guidelines
6) NCCN（National Comprehensive Cancer Network 米国総合癌センターネットワーク）ガイドライン：http://www.nccn.org/professionals/physician_gls/f_guidelines.asp
7) Evidence-Based Medicine：How to Practice and Teach EBM, 2e（Sackett, D. L.,et al. eds.），2000
8) 「EBMの手法による肺癌診療ガイドライン　2005年版（第2版）」（日本肺癌学会／編），金原出版，2005
9) Zia, M. I.,et al.：Comparison of outcomes of phase Ⅱ studies and subsequent randomized control studies using identical chemotherapeutic regimens. J Clin Oncol, 23：6982-6991, 2005

プロフィール

森　竜久（Tatsuhisa Mori）
帝京大学医学部内科学講座腫瘍内科
腫瘍内科というものが，最近になってようやく周知されはじめていますが，未だに同業他科の先生には「普段どんなことしてるの？」なんて言われたりします．上司に習って『がんの総合内科医』と説明するようにしていますが，その域に達するのはまだまだ先のようです．

関　順彦（Nobuhiko Seki）
帝京大学医学部内科学講座腫瘍内科准教授

第2章 入院中のがん患者のマネージメント～化学療法と副作用対策～

2. そもそもがん治療のエビデンスって何？

新野祐樹，後藤 悌

● Point ●

- 医療における「エビデンス」とは，治療法を選択するための科学的根拠である
- 数多の情報を重みづけする方法として「エビデンスレベル」がある．上位にあるものほど，一般化しやすい（患者に適応できる可能性が高い）
- がん治療は侵襲が強く，複数の治療を矢継ぎ早に行うこともできない．エビデンスに基づいた治療の選択がより求められる領域である
- エビデンスに基づく医療を提供するにあたっては，その適応と限界についても配慮する必要がある

はじめに

「エビデンスに基づく医療（evidence-based medicine：EBM）」，「エビデンスがある」，「エビデンスが高い」．日常よく耳にする言葉であるが，その意味するところを説明できるであろうか？そもそも，どうしてEBMが大切なのであろうか？

がん治療ではとりわけエビデンスが重視される．ここでは，エビデンスの一般的な説明，利用方法の概要，その限界について述べる．

1. 医療における「エビデンス」とは

古代ギリシャのヒポクラテス以来の医学では，治療法の決定は医師の知識と経験に基づいてなされてきた．しかし，医学の進歩に伴って膨大な量の知識が蓄積され，もはや1人の医師がそのすべてを把握することは不可能である．

また，生物の最大の特徴はその多様性にあると言える．そのため，それぞれの個体によって治療に対する反応も異なり，ある患者に有効であった治療法が別の患者にも有効であるとは断言できない．このような状況で，最良の治療法を選択するための基準となるのが科学的根拠，つまり「エビデンス」である．

目の前の患者に最も有効な治療は，過去のすべての医学的知識を根拠として選択されなくてはならない．このような医療の姿勢は，カナダのマクマスター大学でDavid Sackettらにより提唱され，Gordon Guyattによって1990年よりEBMと名づけられた[1, 2]．

表1 エビデンスのレベル分類（質の高いもの順）

I	システマティック・レビュー／RCTのメタアナリシス
II	1つ以上のランダム化比較試験による
III	非ランダム化比較試験による
IVa	分析疫学的研究（コホート研究）
IVb	分析疫学的研究（症例対照研究，横断研究）
V	記述研究（症例報告やケース・シリーズ）
VI	患者データに基づかない，専門委員会や専門家個人の意見

RCT：randomized controlled trial（ランダム化比較試験）
文献3，p.15より引用

2. エビデンスに基づいた判断

　日々膨れ上がる医学的知識はどのようにして整理して使っていけばいいのであろうか．新たな知識，情報は主に原著論文としてMedlineやPubmedなどのデータベースに保存されている．これらは，専門家の意見，症例報告，疫学研究，前向き研究などあらゆる種類のものがある．これらの情報を，自らの治療にあたる患者にも適応できるかの判断が重要になる．出発点は，それぞれの情報の重みづけをなす作業である．

　エビデンスレベルとは，論文の科学的な確からしさの程度に基づいて，質を評価し階層化した指標である．エビデンスレベルはその妥当性，再現性を考慮して設定されている．その基準となるのが
① 実験研究の方が，観察研究より真実を反映する可能性が高い
② 実験研究のうち，ランダム化比較試験（randomized controlled trial：RCT）の方が，非ランダム化比較試験より真実を反映する可能性が高い
③ 観察研究のうち，分析疫学的研究の方が，記述研究より真実を反映する可能性が高い
④ 観察研究の結論の方が生物医学的原理に基づいた推測や専門家個人の意見，専門家委員会の報告より真実を反映する可能性が高い
という4つの基本的な考えである[3]．

　具体的なエビデンスレベルの一例としてMindsのエビデンスレベルを示す（表1）．エビデンスレベルが上位のものは，さまざまなバイアスを取り除き，対象の患者集団に多様性を内包しているため，別の新たな患者に対しても適応できる可能性が高い．

3. 診療ガイドラインの利用

　すべての治療において，医師がエビデンスを吟味したうえで，患者に適応するのが理想的である．しかし，代表的な疾患のおおまかな治療については，その「手引き」があれば効率が格段とあがる．現在，罹患率の高いさまざまな疾患（肺がんや肝がんなどの多くのがんや，心不全，喘息などのがん以外の疾患）について，推奨される診療過程が示された診療ガイドラインが利用可能である．

　1990年にアメリカの科学アカデミーに属するInstitute of Medicineが診療ガイドラインを「医療者と患者が特定の臨床場面で適切な決断を下せるよう支援する目的で，体系的な方法に則って

表2 Minds推奨グレード

推奨グレード	内容
A	強い科学的根拠があり，行うよう強く勧められる
B	科学的根拠があり，行うよう勧められる
C1	科学的根拠はないが，行うよう勧められる
C2	科学的根拠がなく，行わないよう勧められる
D	無効性あるいは害を示す科学的根拠があり，行わないよう勧められる

文献3，p.16より引用

作成された文書」と定義し，EBMの手順で作成することに最大の特徴があるとした[3,4]．日本においては，厚生労働省の検討会，研究班を通じて整備が進み，独自のガイドラインが作成され，作成の手順も公表されている[3]．

　ガイドラインにおいては，さまざまな介入方法について，クリニカルクエスチョンに答える形で推奨文が示され，それぞれに階層化された推奨度が記載されている．推奨度についてはそれぞれのガイドラインによって異なっている．一例として，Mindsの推奨グレードを表2に示す．

　推奨度は，①エビデンスのレベル，②エビデンスの数と結論のばらつき，③臨床的有効性の大きさ，④臨床上の適用性，⑤害やコストに関するエビデンス，といった要素を総合的に評価して決定される．

　また，ガイドラインは原則として3〜4年を目処に改訂されることが望ましいとされている[3]．

4. がん治療におけるエビデンス

　17世紀までの医学では体液説が基本哲学であり，それに基づいてさまざまな治療が考案されてきた．しかし，前提となる理論に誤りがあったため，ほとんどの治療が無効であり無意味に続けられていた．そして，その多くは人体にとって有害なものであった．

　治療法の妥当性について，はじめて適切な検討がなされたのは，1946〜1948年の結核に対するストレプトマイシンの効果についてのランダム化比較試験である．がんに対する比較試験では，1958年に米国で急性小児白血病に対する比較研究の結果が発表され，以後多くの臨床研究がなされてきた．

　がんの多くは予後不良であり，治療効果は生存期間と直結している．そのため，効果的な治療方法が求められている．がん治療においては，腫瘍細胞を直接採取することで腫瘍の生物学的特徴を研究することが可能であり，さまざまな新しい治療方法が考案されている．一方で，がん治療は手術，放射線，抗がん剤などいずれも侵襲が強く副作用を伴うものである．ほかの医療現場，例えば救急医療においては治療効果が不十分であった場合には，効果があると考えられる治療を同時に複数行うことも可能である．しかし，**がん治療においてはある治療法が無効であると判断した場合には治療法を変更する必要があり，その時点で病状は進行し，何らかの副作用を伴っていることが多い**．したがって，有効である可能性が最も高いと考えられるものを選択する必要があり，エビデンスがとりわけ重要視されているのである．

5. EBM, ガイドラインの限界

　EBMやガイドラインは，科学的根拠に基づいた医療を可能にする．一方で，ガイドラインに則った治療ができるのは全体の60〜95％との報告もある[5]．また，海外で行われたランダム化比較試験で有効であるとされたものも，日本においては効果が十分でない，あるいは有害事象が前面に出るというようなこともありえる．エビデンスに固執するあまり，目の前の患者の反応を見落とすという危険もある．

　がん治療においては，患者が高齢であったり，併存疾患のために副作用が前面に出てしまったり，あるいは高額な医療費が負担となったり，とさまざまな理由で治療法の変更を余儀なくされることがある．エビデンスだけを根拠にするのではなく，エビデンスを考慮しつつ，それぞれの患者の状況にあわせた治療法を選択していく必要がある．

　つまり，エビデンスの重みづけに基づいて臨床判断をすることと，意思決定者が，利益とリスク，デメリット，そして代わりの介入方法に関連するコストを比較することが重要である．患者の価値観に重きをおいて判断をしなければならない[6]．

Advanced Lecture

　エビデンスを患者に適応するときに遭遇する問題点とその解決方法の道筋を提示する．

1 決勝戦は行われない？

　日本肺癌学会が提唱するIV期非小細胞肺がんの一次治療（http://www.haigan.gr.jp/uploads/photos/533.pdf）には，患者を組織型，年齢などで層別化して，その治療法のアルゴリズムが提唱されている．例えば，非扁平上皮癌75歳未満では，"プラチナ製剤併用±ベバシズマブ（アバスチン®），プラチナ製剤併用±維持療法，非プラチナ製剤併用"と記載されている．しかし，実際にどの治療方法を選ぶかは，現場の判断に委ねられている．

　選択肢が多い原因として，いくつかの治療のなかで，「ベスト」を決める研究はあまり行われていないことがある．例えば進行期肺腺がんでは，"カルボプラチン（パラプラチン®）＋パクリタキセル（タキソール®）＋ベバシズマブ"と"シスプラチン（ランダ®，ブリプラチン®）＋ペメトレキセド水和物（アリムタ®）"はどちらも，最善の治療の1つとされている．両者を直接比較した決勝戦は行われておらず，そのような研究を地道に行っていくのが理想的である．ただ，研究中に有望な治療が登場したり，従来の治療法の優越を決める研究では実際の進歩が限定的であったりで，なかなか進まないのが現状である．治療を選ぶ際には，それぞれの研究の背景などについての知識がある程度は必要な理由の1つである．

2 患者の価値観と治療の効果は比べられるか？

　新たな治療方法の有害事象が少ないことが予想されたときには，「非劣性試験」が行われることが多い．これは，従来の治療と効果が「ほとんど同じ」であることを示す試験のようにみえるが，厳密には「劣らない」ことを示している試験である（詳細は文献7などにて学んでいただきたい）．有害事象だけでなく，従来の点滴薬を新たな内服薬と比較するときなども，内服薬にすることが患者にとって有益であることを前提に「非劣性試験」によって治療の効果が証明されることが多い．

表3　研究結果と治療法の解釈

研究結果（アルファベットは特定の抗がん剤を示すとする）
1.　A＋B≧A＋C
2.　A＋C≧D＋E
3.　D＋E＋F≧D＋E
4.　A＞D
下記の新たな治療法の解釈は正しいか？
a）A＋B＞ or ＝ or ＜D＋E＋F 　　1〜3からはどんな結論が出るのか？
b）A＋C＋F＞A＋C 　　3.から，Fを足すことはすべての治療法で正しい？
c）A＋G＞D＋G 　　4.は新薬Gと組み合わせたときも適応できる？

しかし，患者にとって有害事象が少ない，内服で治療できるといった利点と，「劣らない」ことしか証明されていない治療を選ぶことは本当に同等の価値があるのであろうか．「ほぼ同じ」とされている治療でも，実際には「15％以上は劣らない」ことしか証明されていないこともある．

3 三段論法は通用するのか？

例えば，表3にあるような，研究結果と治療法の解釈については，どうであろうか？　数学的には答えが出ないものもある．出たとしても，三段論法のように治療の組み合わせを使っていいのであろうか？そもそも，研究結果を効果だけの不等号で判断していいのかとの疑問もある．これらの疑問に対して，臨床研究によって答えを出そうとすることもあれば，直接的なエビデンスなしでも新たな治療法として受け入れることもある．

エビデンスが明確になかったとしても，患者に治療法を提案するときには，その治療法が，どのような試験で，どのような有効性が示されているのかを把握しておく必要がある．

おわりに

10年前と比べても，「エビデンス」という言葉をよく耳にするようになってきた．根拠をもって治療にあたる医療は，ますます発展していくであろう．しかし，エビデンスの重みづけを自分ですることができなければ，応用ができない．事と次第によっては，誰かの「経験」による治療に陥ってしまうかもしれない．まずは，ガイドラインと患者の価値観をどのようにすり合わせるかを学び，余裕ができたならば自分で知識の再整理ができるように学んでほしい．

文献・参考文献

1) Sackett, D. L., et al.：Evidence based medicine：what it is and what it isn't. BMJ, 312（7023）：71-72, 1996
2) Cook, D. J., et al.：Critical appraisal of therapeutic interventions in the intensive care unit：human monoclonal antibody treatment in sepsis. Journal Club of the Hamilton Regional Critical Care Group. J Intensive Care Med, 7（6）：275-282, 1992
3) 「Minds診療ガイドライン作成の手引き2007」（福井 次矢ほか／著），医学書院，2007
4) Guidelines for clinical practice.（Field, M. J. & Lohr, K. N.）National Academies Press, p. 426, 1992

5）Eddy, D. M.：Clinical decision making：from theory to practice. Designing a practice policy. Standards, guidelines, and options. JAMA, 263（22）：3077-3081-3084, 1990
6）Haynes, R. B., et al.：Transferring evidence from research into practice：1. The role of clinical care research evidence in clinical decisions. ACP J Club, 125（3）：A14-16, 1996
7）「誰も教えてくれなかった癌臨床試験の正しい解釈」（里見清一/著），中外医学社，2011

プロフィール

新野祐樹（Yuki Shinno）
東京大学医学部附属病院呼吸器内科
東京大学卒業後，東大病院で初期研修を行い呼吸器内科医となりました．がんばかりではなく，急性期から慢性期まで幅広い疾患の患者さんの診療に，日々奮闘しています．

後藤　悌（Yasushi Goto）
東京大学医学部附属病院呼吸器内科
2003年東京大学医学部卒業．都内で研修後，2006年から国立がんセンター（現 国立がん研究センター）中央病院内科に勤務し，2010年より現職（東京大学医学部呼吸器内科）．呼吸器，腫瘍内科医として診療にあたっている．分子生物学の進歩に伴い，肺がん治療は劇的に改善してきているが，進行期肺がんはまだ治すことはできない．さらなる発展のためには，がんが発生する原因だけでなく，がんの時間的変化や可塑性について注目すべきと考えて研究している．

第2章 入院中のがん患者のマネージメント〜化学療法と副作用対策〜

3. 抗がん剤治療は外来でやる？ 入院でやる？

原野謙一

●Point●

- ・外来化学療法ががん化学療法の主流である
- ・外来化学療法を行うために必要な設備，外来治療の適応を理解する
- ・外来化学療法を行うためには，チーム医療が必要である

はじめに

　がん外来化学療法は日本において急速に普及している[1,2]．以前は入院中心の化学療法が行われ長期間の入院生活を余儀なくされたために，患者の生活を一変させ，家族にも大きな負担となっていた．また，入院治療費増加や，ベッド数や専門医の不足により治療できる患者数に限界があることも問題となっていた．近年，がん化学療法や支持療法が進歩し，より安全に，副作用を軽減できる治療法が開発されたため，外来での化学療法が可能となってきた．本稿では，外来化学療法の利点，適応について概説する．また，外来化学療法を行ううえで重要なチーム医療についても概説する．

> **症例**
> 　特に既往歴のない48歳女性．右乳房に腫瘤を触知し当院乳腺外科受診．右乳房上外側に3 cm大の腫瘍を認め，また腋窩リンパ節転移を認めた．乳腺腫瘍生検を施行し浸潤性乳がんの診断であった．
> 　乳腺外科で乳房全摘出術，腋窩リンパ節郭清術が施行された．術後経過良好，術後補助化学療法目的に内科外来へ紹介となった．
> 　あなたは，乳がんに対する補助化学療法として，ドキソルビシン塩酸塩（アドリアシン®）＋シクロホスファミド水和物（エンドキサン®）併用化学療法（AC療法）を行うことを検討した．しかしながら，AC療法は悪心嘔吐の頻度が高く，また骨髄抑制の頻度も高いことがわかった．AC療法を外来で行ってよいのか？ それとも，副作用が強いから入院で行った方がよいのか？

1. がん外来化学療法の利点

これまで日本の多くの医療施設では，化学療法が入院で行われてきた．化学療法に伴う有害事象管理を安心して行うことができるとの考えに基づくが，その背景には，化学療法に伴う患者への外来サポート体制の不足，医療従事者のがん化学療法の知識，経験不足も影響していたものと思われる．

がん外来化学療法の利点は，がん患者の生活の質（QOL）を維持しながら治療を行える点である．仕事を続けながら，または家族とともに慣れ親しんだ自宅で過ごしながら治療を継続することができるため，患者がより快適に過ごすことができる．また，医療経済的にも，入院にかかる医療費を削減できるという利点がある．外来化学療法加算や包括医療制度の導入も，高額な抗がん剤を外来で行うことを後押しする．ある研究によると，442人のがん患者を対象として化学療法を外来で行う群と入院で行う群とに割り付け，化学療法に伴う医学的・精神社会的・経済的効果を検討したところ，両群で医学的・精神社会的な効果は変わらず，さらに入院治療に比べ外来治療により治療コストを1/3に削減できた[3]．このことからわかるように，外来化学療法は実際には入院治療と同様に安全に実施可能であり，かつ医療費削減という効果をも，もたらしてくれるのである．

2. 外来化学療法を行うための要件

外来で化学療法を行うためには，医療者，施設ともに専門的かつ総合的な能力が必要である．外来で施行するために本来の標準的治療から外れる治療を行う，本来入院で行うべき治療を無理に外来で行う，不十分な合併症・副作用マネージメントにより患者に不利益を与える，といった事象は厳に避けなければならない．

がん外来化学療法を適切に行うために重要と思われる事柄を以下に述べる．

1 外来化学療法実施に必要な設備

外来化学療法を行うには，診療体制が整備されていること，十分な機器および治療専用施設を有していること，が重要である．

各医療施設は，院内の化学療法施行件数や地域の状況を踏まえ，外来における化学療法数を試算し，そこから外来治療病床数を試算する必要がある．できるだけ大きなスペースを確保し，増床にも対応できることが望ましい．

さらに，患者がリラックスして治療を受けることができるよう，環境の整備が必要である．病床のスタイルにはベッドとリクライニングチェアがある．空間効率などの点からリクライニングチェアを採用する病院が増えている．一方，高齢者や長時間点滴の患者ではベッド希望の方が多い．よって，できるだけ両者を置くのが望ましい．病床間にカーテンや敷居を設置し，プライバシーを確保することも重要である．さらに，点滴中の快適性を増すために，テレビ，ビデオを設置することも有効である．重要なことは，点滴治療中に患者が快適に過ごせるよう，プライベートな空間をつくることである．

がんに関する知識を普及するため，また外来の待ち時間を有効に利用するために，外来化学療法室に疾患や副作用対策などのパンフレットを置くことも有効である．週刊誌や漫画といった一

般誌なども自由に閲覧できるようにする．

　薬剤調製室を整備することは，安全な抗がん剤調剤のために重要である．薬剤部のフロアに専用の抗がん剤調製室を置くセントラルファーマシーと，外来化学療法室の一角に専用区域を設置するサテライトファーマシーとがある．セントラルファーマシーの利点は，薬剤部を集中させることにより効率的に薬剤業務が行われる点である．サテライトファーマシーの利点は，医療スタッフ，患者情報，薬剤情報が1カ所に集中することにより情報共有が容易となる点である．各医療施設の環境に応じて整備する．また，調製室においては，抗がん剤調製者の安全性と薬剤の無菌性を確保するために，無菌室，安全キャビネットを使用することが望まれる．

2 外来化学療法の適応

　外来で患者を診察する際，その患者が外来化学療法に適するかを判断することは重要である．以下の場合では外来での化学療法を避けるべきである．

1）化学療法による制約がある
　下記は外来で行うべきではない．
・持続的な点滴や尿量測定などの細かな管理が必要な治療
・抗がん剤を連日投与する必要のある治療
・有害事象の種類，頻度，対応が明らかでない治験薬の第Ⅰ相試験
・重篤な有害事象の出現が予想されるもの
・治療により腫瘍崩壊症候群を起こす可能性があり投与後に腎機能，電解質など全身管理を要する治療
・重篤なアレルギー反応を起こす治療

2）患者の全身状態が悪い
　全身状態不良，多量の胸腹水，コントロール不良の糖尿病，感染症合併，心機能・呼吸機能低下，肝腎障害，骨髄浸潤による造血障害のある患者では，有害事象が重篤となる可能性があるので，外来で行うべきではない．

3）社会的状況
　外来化学療法においては，有害事象に対する対応を患者本人もしくは家族が主体的に取り組む必要がある．もし患者本人の理解力がない，もしくはサポートする家族がいない場合は，外来化学療法を行うのが困難となる．

　また，患者の自宅と通院する医療機関が地理的に離れ通院に時間がかかる場合，また，通院に加え重篤な有害事象発現時の医療機関による迅速な対応が困難な場合は，外来化学療法を行うことは難しい．抗がん剤投与のみを自院で行い，発熱などの有害事象発現時には患者の自宅近郊の医療機関を受診できる体制が整っていれば，外来化学療法を行うことができる．

3 チーム医療の実践

　外来化学療法に求められるものは，意義のある治療であること，効率的でありかつ安全なものであること，また患者のQOLの向上につながるものである．それを実現するためには，医師，看護師，薬剤師，医療ソーシャルワーカーなど多職種による連携，すなわちチーム医療が非常に重要である．まず各職種がプロフェッショナルとしての意識をもち，責任と誇りをもつこと，そして他職種の専門性を理解し，職種間で情報を共有し議論することによって，質の高い医療を提供できる．

1）医師の役割

医師は，チーム医療のコーディネーター，リーダーとしての役割を担う．チーム医療の分業を指示し，進捗を管理し，全体を統括する．

2）看護師の役割

看護師の役割は，がん化学療法が「確実に」「安全に」「安楽に」行われることを支えることである．具体的には，治療計画に基づき確実に投与を行うこと，またその際に適切な器材を選択すること（フィルターの必要性，輸液ポンプの適応など），血管外漏出の予防・早期発見，また，抗がん剤を取り扱う医療従事者の安全性にも考慮する．抗がん剤の曝露や感染を防ぐためにマスク，手袋の装着を行うなどの対処が必要である．また，安全な廃棄物の処理（投与後の器材，針）も重要である．さらに，患者が快適に外来化学療法を受けるための支援を行う．具体的には，治療を受ける患者の治療への不安や疑問を受け止め，治療意思決定の支援を行う，化学療法に伴う有害事象をアセスメントする，また，社会的な問題（経済的側面，生活環境，家族の問題など）を抱える患者の声に耳を傾け，しかるべき部署への橋渡しを行うことである．これらの取り組みは，患者やその家族の支援，地域医療施設との連携，緩和ケア導入など，外来化学療法を行う患者と家族の多くが抱える問題の解決に有効であると考えられる．

3）薬剤師の役割

外来化学療法に携わる薬剤師の役割は「安全，確実に調剤する」，「がん薬物療法に関する専門知識を医療従事者，患者へ適切に情報提供する」ことである．調剤に際して，抗がん剤調製者の安全と薬剤の無菌性を確保するため，安全キャビネットを使用し調剤する．また，がん薬物療法に関する専門知識を医療従事者，患者へ適切に情報提供することは，薬剤師に求められる大きな役割である．医療従事者に対しては，薬学知識に基づくレジメン管理，医薬品情報管理，外来での患者指導（化学療法の内容説明，有害事象とその対処法の説明），薬剤管理指導を行う．また，患者への服薬指導を行う．既往歴，アレルギー歴，合併症の有無，内服薬の有無といった患者情報収集を行い，治療内容の確認，抗がん剤の投与量確認，支持療法薬の処方があればその内容確認を行う．患者に説明する際，パンフレットを用いて指導することは有益である．パンフレットを用いると，患者が自宅に帰っても何度も読み返し確認でき，また家族にも治療内容や副作用に関する情報を共有してもらえるという効果が得られる．

4）医療ソーシャルワーカーの役割

がん患者は，がんによる身体的な問題だけではなく，心理社会的な問題も抱えていることが多く，全人的なケアが重要となる．特に心理社会的な問題に対応するのが医療ソーシャルワーカーである．医療ソーシャルワーカーの業務は，化学療法にまつわる心理的・社会的問題の解決調整援助，受診・受療援助，経済的問題の解決調整援助，社会資源の活用，開発である．特に外来化学療法においては，地域医療機関への依頼，介護保険，高額療養費制度などのサービスの紹介といった重要な業務を担うこととなる．

> ●専門医のクリニカルパール
>
> 現在，ほぼすべての固形がん，一部の血液がんでは外来治療が原則である．安全性が確立されているので，十分な設備を有していれば1コース目から外来治療を行うべきである．1コース目は「様子をみるために入院で」というのはナンセンスである．

おわりに

　今回の症例では，医師より，術後補助化学療法の意義，治療効果（再発抑制について），起こりうる有害事象について患者に説明した．特に治療初期の悪心嘔吐について，あらかじめ制吐薬を処方し，適宜症状に応じて内服するようにした．さらに，看護師より化学療法中の生活の注意点について説明し，精神的なフォローも行った．また，薬剤師より化学療法薬，制吐薬などの薬剤説明を行った．これらの多職種のサポートにより，患者は外来化学療法を受けることとなった．

　本稿では，外来化学療法を行うために必要な設備，各職種の役割，チーム医療の重要性について概説した．**外来化学療法のめざすものは，がん患者のQOLを維持しながら，安全，快適に治療生活を過ごしていただくことである．その実現のために，各職種が高い専門性をもち，かつ互いの業務を理解し協調することが重要**である．

文献・参考文献

1) 「がん外来化学療法マニュアル」（国立がんセンター中央病院通院治療センター/編），南江堂，2009
2) 「チームで進めるがん外来化学療法」（藤原康弘/監），日経メディカル開発，2009
3) Mor, V., et al.：Day hospital as an alternative to inpatient care for cancer patients：a random assignment trial. J Clin Epidemiol, 41：771-785, 1988

プロフィール

原野謙一（Kenichi Harano）
日本医科大学武蔵小杉病院腫瘍内科
専門：臨床腫瘍学，特に乳がん，婦人科がん，原発不明がん
興味ある事柄：日本におけるがん臨床試験の推進
今後の日本において，がん患者をトータルに診療することができ，また化学療法薬の深い知識を有する腫瘍内科医の需要が非常に高まってくるものと思います．ぜひ皆様とともに学び，がんを抱える患者により良い医療を提供できるよう，頑張っていきたいと思っています．

第2章 入院中のがん患者のマネージメント～化学療法と副作用対策～

4. シスプラチンは外来で投与できる？

堀之内秀仁

● Point ●

・シスプラチンは外来でも投与可能
・嘔気・嘔吐は適切な制吐薬予防投与で対処する
・腎機能障害は点滴当日の予防策が重要

はじめに

　米国臨床腫瘍学会は抗がん剤の副作用のなかでも重要な消化器毒性，特に嘔気・嘔吐についてガイドラインを作成している．そのなかでもシスプラチン（ランダ®，ブリプラチン®）は，最も嘔吐の発生頻度が高い（嘔気・嘔吐の割合が90％を超える）"high risk group"に分類されている[1]．にもかかわらず米国を中心とする海外では，この薬剤の外来点滴は一般的で，わが国とは大きく事情が異なっている．今回はシスプラチンの外来投与について解説したい．

1. シスプラチンは抗がん剤の代表

　シスプラチンは，正式名称をcis-diamminedichloroplatinum（Ⅱ）：CDDPといい，分子式は$Cl_2H_6N_2Pt$，分子量は300.05の化合物である．化合物としての歴史は古く，1845年にはすでに錯体の研究材料として合成されていた．1965年にRosenbergらがプラチナ電極の分解産物が大腸菌の増殖を抑制することを発見したことを機に，プラチナ化合物による生物細胞の増殖抑制，すなわち抗腫瘍効果が注目され始めた[2]．1969年にそのなかでもシスプラチンが最も高い抗腫瘍活性をもつことが明らかにされた．1972年には米国National Cancer Institute主導で臨床試験が開始され，有害事象（腎毒性）のためにいったん開発を中断しながらも，開発は継続された．現在幅広いがん種において治療のキードラッグとなっており，精巣腫瘍，卵巣がん，膀胱がん，頭頸部がん，食道がん，小細胞肺がん，非小細胞肺がん，非Hodgkinリンパ腫，絨毛がんなどが代表格である．1983年に日本でも承認され，上記の疾患に加え，前立腺がん，子宮頸がん，神経芽細胞腫，胃がん，骨肉腫，悪性骨腫瘍，子宮体がん，小児悪性固形腫瘍（横紋筋肉腫，神経芽腫，肝芽腫そのほか肝原発悪性腫瘍，髄芽腫など）に対して使用されている．まさに，がん医療においてなくてはならない抗がん剤の1つである．

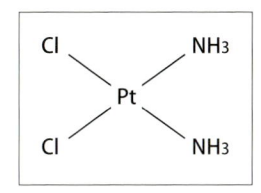

図1　シスプラチン

2. シスプラチンの有効性と副作用

　シスプラチンは，中心の白金に2つのアンモニアと塩素が結合した構造をもち，アンモニア分子が白金に対して同側に結合しているシス型の化合物である（図1）．塩素イオンと白金の結合は弱く，周囲の環境に依存して置換され，薬理活性と薬物動態に影響する．周囲の塩素イオン濃度の高い血漿中では安定であるが，塩素イオン濃度の低い細胞内に入ると塩素が離脱しDNAのグアニンおよびアデニンなどに共有結合する．これによりDNA架橋形成が生じ，DNA障害に基づくアポトーシスの誘導により殺細胞性の薬効を発揮する．この塩素イオン濃度が低い環境で活性化する特徴から，シスプラチンを5％ブドウ糖液などで希釈した場合，2時間以内に溶液内に相当の活性体が発生することが判明しており，投与時には生理食塩水を用いる必要がある．

　シスプラチンは投与後1時間以内に急速に血漿中から組織，主に腎臓と肝臓に移行し，1時間後に血漿中に残存するシスプラチンは10％未満といわれている．胆汁中への排泄や腸管からの分泌はほとんどなく，尿排泄型である．このため，シスプラチンでは，腎機能障害が，その開発や投与量を制限する有害事象となり，日本人においても一定の割合でその後の治療に影響するレベルの腎機能障害が出現することが報告されている．そのため，**シスプラチンの体内動態にあわせて，投与早期に腎血流量，ひいては尿量を増加させることで，腎臓内でのシスプラチン濃度を低下させ，腎機能障害を予防することの重要性**に注目が集まっている．

3. 日本のシスプラチン投与の現状

　腎機能障害は用量依存的に出現し，50 mg/m^2（体表面積）以上の単回投与において特に問題となり，体内薬物動態の制御が重要と考えられてきた．例えば，わが国の添付文書では「投与前1,000〜2,000 mLの適当な輸液を4時間以上かけて投与する．本剤投与時，投与量に応じて500〜1,000 mLの生理食塩液またはブドウ糖・生理食塩液に混和し2時間以上かけて点滴静注する．本剤投与終了後1,000〜2,000 mLの適当な輸液を4時間以上かけて投与する．本剤投与中は，尿量確保に注意し，必要に応じてマンニトールおよびフロセミドなどの利尿薬を投与すること」〔シスプラチン（ランダ®，ブリプラチン®）添付文書より抜粋〕と10時間以上かけた大量輸液が支持療法として記載されている．わが国ではこの添付文書の記載に従うかたちで治療が行われることが多いことが，国内施設でのシスプラチン投与の現状についてのいくつかの調査研究により明らかにされている．それらによれば，シスプラチン投与初日の輸液総量は4,000 mL程度，総投与時間は12時間程度で，2日目以降も1,000〜2,000 mLの輸液が行われることが一般的で，大多数の施設で入院治療が実施されているという結果であった[3, 4]（図2）．この投与方法に準ずる形で実施されたシスプラチンベースの化学療法による腎機能障害については，その後のがん化学

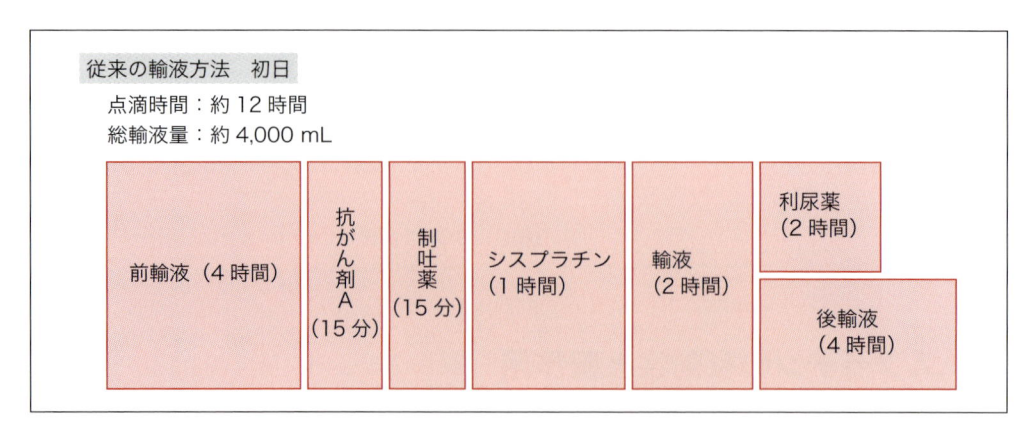

図2 従来のシスプラチン輸液療法

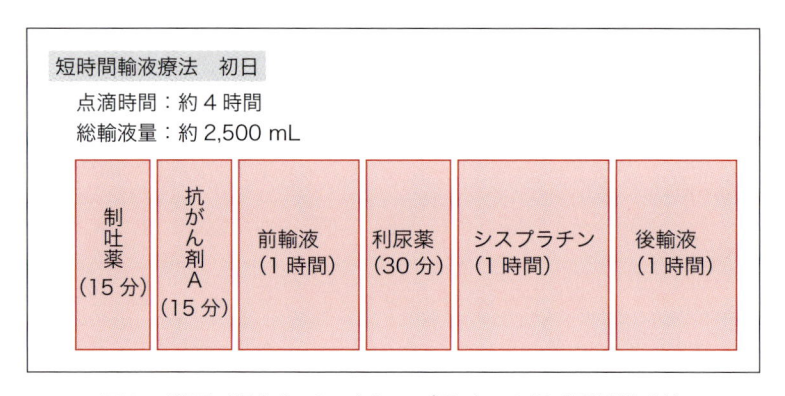

従来の輸液方法　初日
点滴時間：約12時間
総輸液量：約4,000 mL

前輸液（4時間）／抗がん剤A（15分）／制吐薬（15分）／シスプラチン（1時間）／輸液（2時間）／利尿薬（2時間）／後輸液（4時間）

図3 米国で行われているシスプラチンの短時間輸液療法

短時間輸液療法　初日
点滴時間：約4時間
総輸液量：約2,500 mL

制吐薬（15分）／抗がん剤A（15分）／前輸液（1時間）／利尿薬（30分）／シスプラチン（1時間）／後輸液（1時間）

療法に影響を及ぼす，または，中止せざるを得なくなるレベルの腎機能障害だけでも，20％程度の頻度で出現することが明らかになっている[5]．

4. 海外のシスプラチン投与の現状

米国において，がん治療に関連するガイドラインなどを作成，公開している National Comprehensive Cancer Network（NCCN）は，抗がん剤投与方法についても一定の推奨事項をまとめ，NCCN chemotherapy order Templates（NCCN Templates®）として有料公開している[6]．そのなかで，シスプラチンについては，電解質輸液による前輸液，後輸液，適切な量のD-マンニトール併用が推奨されている．輸液の一例として，20 mEq/Lの塩化カリウム，8 mEq/L（1 g）の硫酸マグネシウムを含有する生理食塩液を前輸液，後輸液合計で1,000～3,000 mL，250 mL/時から500 mL/時の速度で投与する方法が示されている．翌日以降の輸液についての記載はない．外来治療の普及した米国の腫瘍内科医の情報では，シスプラチン投与初日に2,500 mL程度の輸液を，総投与時間4時間程度で実施し，翌日以降の輸液は行わずに外来治療を行うことが一般的とのことであった（図3）．

5. シスプラチン投与方法と腎機能障害の関連

1 総輸液量は腎機能障害の出現を左右しない

シスプラチンの投与方法，関連する因子と，腎機能障害の関連について425人の患者で後方視的に検討した報告によれば，併用された輸液の量によって腎毒性の程度に違いはみられなかったとの指摘がされている[7]．また，外来投与で輸液量を減らす試みも行われており，2,000 mL以下の輸液と経口補液によって安全に外来投与可能であったという報告もある[8]．

2 マグネシウムは腎機能障害を抑制する可能性がある

シスプラチンを含む抗がん剤治療を受ける患者における低マグネシウム血症は，腎尿細管におけるシスプラチンの能動輸送を抑制し，腎臓内のシスプラチン濃度を上昇させ腎毒性につながることが示唆されている．この知見に基づき，硫酸マグネシウムの補充療法が，シスプラチンの腎毒性軽減に有効であることが示されてきた[9, 10]．

3 強制利尿により腎臓内濃度を低下させる

D-マンニトールやフロセミドにより強制利尿を実施し，シスプラチンの腎臓内濃度を低下させ，腎機能障害を予防する試みが広く行われている．ラットを用いた動物実験において，D-マンニトールとフロセミドのシスプラチンの腎機能障害抑制効果を比較した研究では，D-マンニトールが優れていることが示されている[11]．ただ，その後ヒトを対象に行われたいくつかのランダム化比較試験では，両者の効果は同等とする報告，フロセミドが優れているとする報告もあり，一定の見解は得られていない[12, 13]．さらに，両者の投与量についても試験によってさまざまである．先に紹介したNCCN Templates®においては，シスプラチン投与時の強制利尿に用いる薬剤として，各施設で一般に用いられる用量のD-マンニトールの使用を推奨している．

6. シスプラチン外来投与にむけての日本国内での取り組み

近年，抗がん剤による嘔気・嘔吐に対する予防的制吐薬投与についてのAmerican Society of Clinical Oncology（ASCO），NCCNによる推奨が普及し，また，その中心となるホスアプレピタントメグルミン（プロイメンド®），パロノセトロン塩酸塩（アロキシ®）などの製剤が承認されるにつれて，日本においても，海外なみの点滴時間，輸液量でシスプラチンを投与しようと試みられている（図4）．

肺がんにおいては，シスプラチン（60 mg/m²以上）を併用する化学療法の対象となった非小細胞肺がん患者40人で，short hydration法（初日に2,000 mLのみの輸液を行う方法）の忍容性を検討され，90％の患者が2コース目以降外来（2日目以降経口補液）へ移行可能であり，70％が4コース目まで外来で完遂可能であった．毒性についても，クレアチニン上昇でシスプラチンを中止したのは1例にとどまっている[14]．さらに，75 mg/m²以上の用量でのシスプラチンの投与を受ける44人の患者に限った短時間補液の臨床試験でも，その安全性と有効性が確認されている[15]．

さらに，経口摂取に影響が出現しやすい胃がんにおいても，初回化学療法もしくは術後補助化学療法として「シスプラチン（60 mg/m²）＋S-1療法」の対象患者36人で，シスプラチン投与

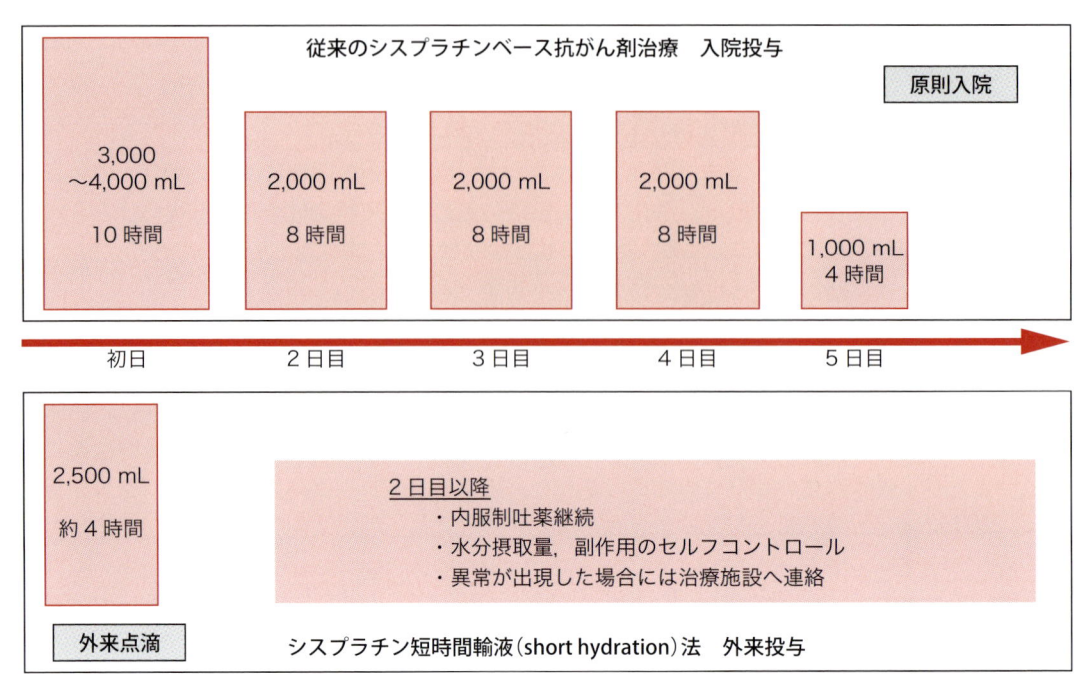

図4　日本で検討されているシスプラチン入院点滴と外来点滴の比較

前後の生理食塩水点滴の減量（2,000 mL）と翌日からの経口補液（1,500 mL）の安全性を評価した他施設共同試験が実施された．その結果，化学療法2サイクル完遂割合は81％であり，grade 3以上のクレアチニン上昇は出現せず，十分外来でも実施可能な成績であった[16]．

7. シスプラチン外来点滴時の注意点

　数ある抗がん剤のなかでも，最も嘔気・嘔吐の頻度が高く，腎機能障害を中心としたほかの臓器障害の危険性も有するシスプラチンの外来投与が可能となったのは，支持療法の進歩によるところが大きい．制吐薬の予防投与は必須であり，投与初日に5-HT$_3$受容体拮抗制吐薬〔グラニセトロン塩酸塩（グラニセトロン，カイトリル®），オンダンセトロン（ゾフラン®），パロノセトロン〕，アプレピタント125 mg，デキサメタゾン（デカドロン®）12 mgを投与し，2日目以降は3日目までアプレピタント80 mg，4日目までデキサメタゾン8 mgの投与が必須である．特に，外来治療においては2日目以降の制吐薬継続は患者に委ねられており，事前の十分な指導を要する．上述のように前輸液，後輸液，強制利尿は腎機能障害予防のために重要であり，500 mL/時などの急速輸液で尿量維持と輸液時間短縮の双方のメリットがある一方，もともと心機能が低下している患者や，高齢患者では過度な心負荷となってしまう可能性もあり，注意が必要である．

おわりに

　通院で抗がん剤治療を行う外来化学療法室の整備が進むにつれて，シスプラチンを外来投与することも一般化しつつある．今後さらなる普及をめざすためには，外来投与を可能にしている支持療法，特に予防的制吐薬，輸液療法などについての適切な実践と，患者の化学療法・支持療法に対する十分な理解と協力が必須である．

●専門医のクリニカルパール
①シスプラチンは外来でも投与可能
②嘔気・嘔吐は適切な制吐薬予防投与で対処する
③マグネシウムは腎機能障害を抑制する可能性がある
④腎機能障害は点滴当日の予防策が重要

文献・参考文献

1) Basch, E., et al.：Antiemetics：American Society of Clinical Oncology clinical practice guideline update. J Clin Oncol, 29（31）：4189-4198, 2011
2) Rosenberg, B., et al.：Inhibition of Cell Division in Escherichia Coli by Electrolysis Products from a Platinum Electrode. Nature, 205：698-699, 1965
3) 酒井　洋ほか：CDDP（80 mg/m^2）併用外来化学療法実施可能性の検討−国内外9施設の現状．第6回日本臨床腫瘍学会学術集会抄録集, p. 453, P2-163, 2008
4) Yamada, K., et al.：Clinical practice in management of hydration for lung cancer patients receiving cisplatin-based chemotherapy in Japan：a questionnaire survey. Jpn J Clin Oncol, 41（11）：1308-1311, 2011
5) Sekine, I., et al.：Cisplatin-induced renal toxicity：comparison between innovator and generic formulations. in The 8th Annual Meeting of JSMO, 2010
6) NCCN, Cisplatin. National Comprrehensive Cancer Network, Chemotherapy order templates（NCCN templates®）, 2012：http://www.nccn.org/ordertemplates/
7) Stewart, D. J., et al.：Association of cisplatin nephrotoxicity with patient characteristics and cisplatin administration methods. Cancer Chemother Pharmacol, 40（4）：293-308, 1997
8) Tiseo, M., et al.：Short hydration regimen and nephrotoxicity of intermediate to high-dose cisplatin-based chemotherapy for outpatient treatment in lung cancer and mesothelioma. Tumori, 93（2）：138-144, 2007
9) Bodnar, L., et al.：Renal protection with magnesium subcarbonate and magnesium sulphate in patients with epithelial ovarian cancer after cisplatin and paclitaxel chemotherapy：a randomised phase Ⅱ study. Eur J Cancer, 44（17）：2608-2614, 2008
10) Willox, J. C., et al.：Effects of magnesium supplementation in testicular cancer patients receiving cis-platin：a randomised trial. Br J Cancer, 54（1）：19-23, 1986
11) Pera, M. F., et al.：Effects of mannitol or furosemide diuresis on the nephrotoxicity and physiological disposition of cis-dichlorodiammineplatinum-（Ⅱ）in rats. Cancer Res, 39（4）：1269-1278, 1979
12) Ostrow, S., et al.：High-dose cisplatin therapy using mannitol versus furosemide diuresis：comparative pharmacokinetics and toxicity. Cancer Treat Rep, 65（1-2）：73-78, 1981
13) Santoso, J. T., et al.：Saline, mannitol, and furosemide hydration in acute cisplatin nephrotoxicity：a randomized trial. Cancer Chemother Pharmacol, 52（1）：13-18, 2003
14) 酒井　洋：Cisplatinの外来治療．腫瘍内科, 5（3）：347-352, 2010
15) 堀之内秀仁ほか：肺癌に対するシスプラチン併用化学療法における短時間輸液療法の安全性確認試験．第10回日本臨床腫瘍学会学術集会抄録集, p. 139, O1-030, 2012
16) Okazaki, S., et al.：A feasibility study of outpatient chemotherapy with S-1＋cisplatin in patients with advanced gastric cancer. Gastric Cancer, 16（1）：41-47, 2013

プロフィール

堀之内秀仁(Hidehito Horinouchi)
国立がん研究センター中央病院呼吸器内科
日本最高のがん医療教育施設で皆さんをお待ちしています．
国立がん研究センター教育・研修のページ　https://www.facebook.com/CancerEducation/

がん診療に役立つおすすめ書籍

消化器BOOK 06
うまく続ける消化管がん化学療法
いつ？どうやって？レジメンの実際と休薬・減量のコツ

企画／瀧内比呂也

経験とエビデンスに基づき，セカンドライン以降も詳しく解説！経験豊富なエキスパートが実際に行っているレジメンも紹介！用量調整・副作用対策など患者さんに合わせ、化学療法を継続していくためのコツがわかる！

- 定価（本体 4,600円＋税）
- B5判　194頁
- ISBN978-4-7581-1239-0

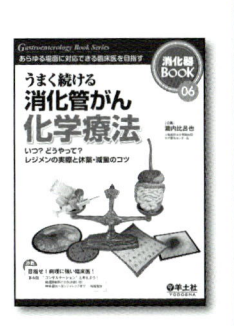

症例で身につける消化器内視鏡シリーズ
大腸腫瘍診断

編集／田中信治

大腸内視鏡の挿入から各種内視鏡による診断，ポリペクトミーなどの基本手技までを，主に後期研修医を対象にわかりやすく解説した入門書．実際の症例が問題形式で紹介され，診断学を実践的にマスターできる！

- 定価（本体7,000円＋税）
- B5判　238頁
- ISBN978-4-7581-1034-1

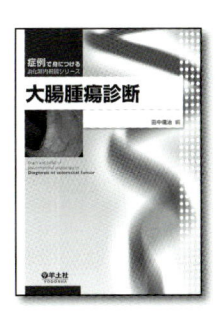

見逃し、誤りを防ぐ！
肝・胆・膵癌画像診断アトラス

編集／工藤正俊，山雄健次

超音波検査，CT，MRI，血管造影から病理所見まで，約470点の画像を掲載．画像ごとに「見逃しやすい／誤りやすいポイント」と「検査／読影のコツ」を示し，さらに検査の選び方や鑑別すべき疾患も解説します．

- 定価（本体8,500円＋税）
- B5判　287頁
- ISBN978-4-7581-1042-6

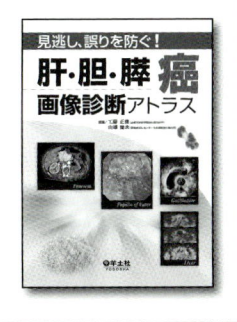

見逃し、誤りを防ぐ！
消化管癌画像診断アトラス

編集／武藤　学

消化管癌で見逃されやすい症例を取り上げ，鑑別点を解説した画像アトラス．「癌」の診断力・読影力が確実にupします．X線，内視鏡，CT，MRI，PETなどの検査法の使いわけのコツもわかります！

- 定価（本体7,800円＋税）
- B5判　295頁
- ISBN978-4-7581-1043-3

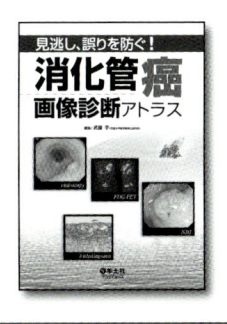

発行　羊土社 YODOSHA
〒101-0052　東京都千代田区神田小川町2-5-1　TEL 03(5282)1211　FAX 03(5282)1212
E-mail：eigyo@yodosha.co.jp
URL：http://www.yodosha.co.jp

ご注文は最寄りの書店、または小社営業部まで

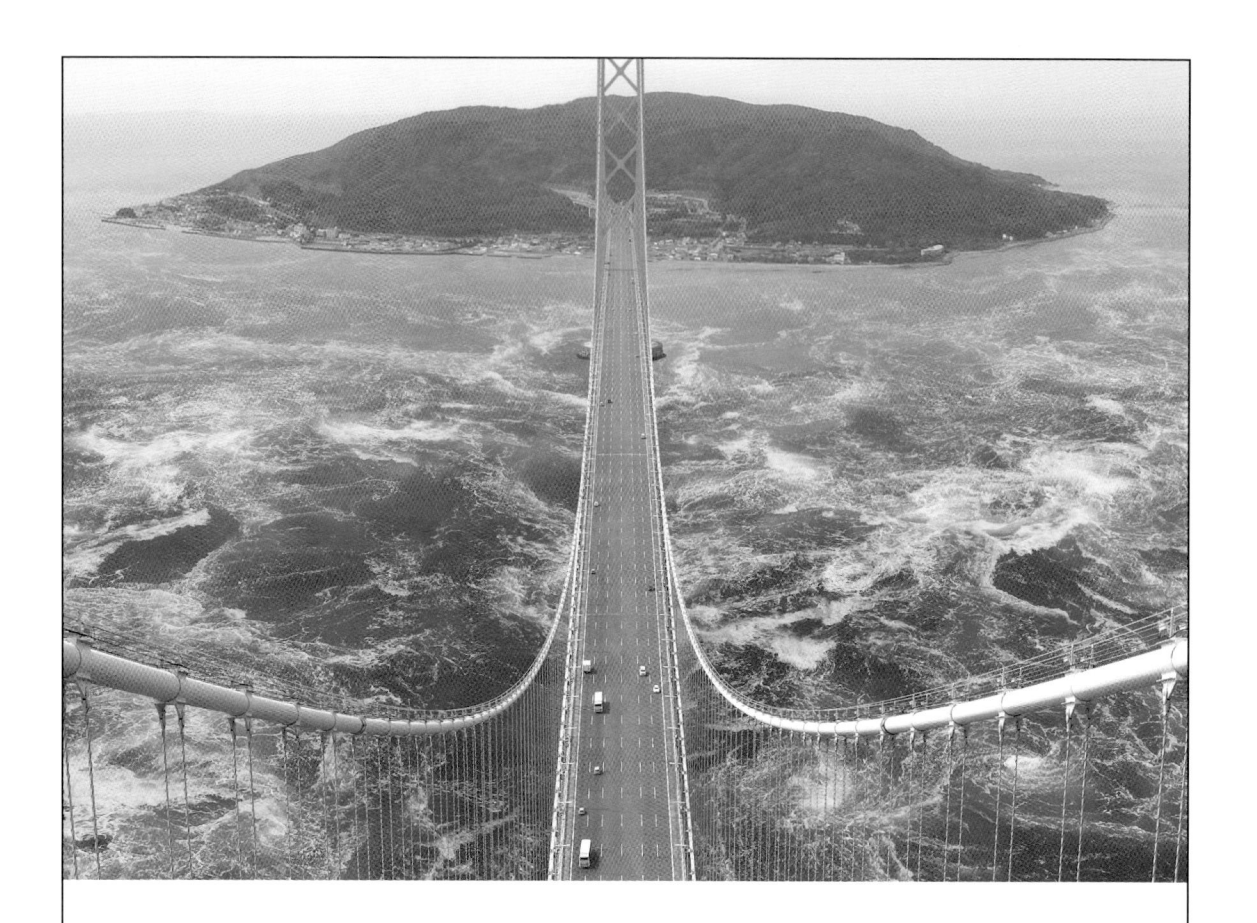

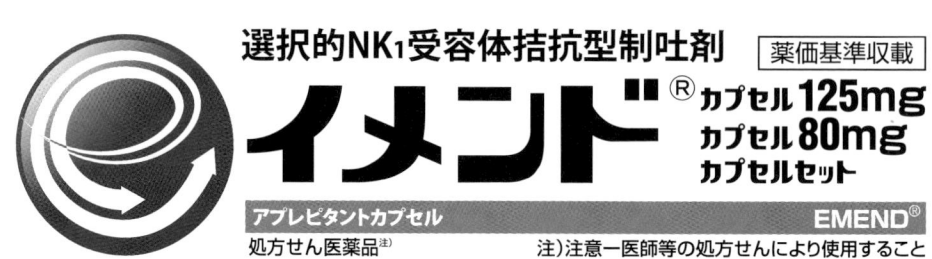

選択的NK₁受容体拮抗型制吐剤　薬価基準収載

イメンド®
カプセル 125mg
カプセル 80mg
カプセルセット

アプレピタントカプセル　　　　　　　　　　　EMEND®
処方せん医薬品（注）　注）注意―医師等の処方せんにより使用すること
® Registered Trademark of Merck Sharp & Dohme Corp.,
a subsidiary of Merck & Co., Inc., Whitehouse Station, N.J., U.S.A.

● 効能・効果、用法・用量、禁忌を含む使用上の注意等、
　詳細は製品添付文書をご参照ください。

資料請求先
小野薬品工業株式会社
〒541-8564　大阪市中央区久太郎町1丁目8番2号

120601

第2章 入院中のがん患者のマネージメント～化学療法と副作用対策～

5. 制吐薬の正しい使い方は？

峯岸裕司

Point

- 予防的治療が制吐療法成功のカギ
- ガイドラインに従い催吐性リスクに応じた過不足のない制吐療法を実施する
- 基本制吐薬は，デキサメタゾン，5-HT$_3$受容体拮抗薬，アプレピタントである
- 突出性悪心・嘔吐に対しては作用機序の異なる制吐薬を定時で使用する

はじめに

　抗がん剤による悪心・嘔吐（chemotherapy induced nausea and vomiting：CINV）は，頻度も高く，制吐療法が発展した今日においても患者にとって最も苦痛な有害事象であり[1]，患者のquality of life（QOL）を著しく低下させるだけでなく，抗がん剤の減量や中止を余儀なくされることもある．したがって，CINVを制御することは化学療法の継続と効果の最大化のために必要不可欠な技術である．

　欧米においては，すでにAmerican Society of Clinical Oncology（ASCO）[2]，National Comprehensive Cancer Network（NCCN）[3]，Multinational Association of Supportive Care in Cancer and European Society of Medical Oncology（MASCC/ESMO）[4]，からCINVに対する国際ガイドラインが提唱されており，わが国においても2010年に日本癌治療学会から「制吐薬適正使用ガイドライン」[5]が発刊された．本稿では，これらガイドラインを参考に抗がん剤に対する制吐療法の実際について概説する．

1. 発現時期によるCINVの分類

　悪心・嘔吐は延髄外側網様体背側の嘔吐中枢（vomiting center：VC）が刺激され起こるとされ，第四脳室周囲の最後野に存在する化学受容器引金帯（chemoreceptor trigger zone：CTZ）を介する経路と，消化管に分布する求心性迷走神経や内臓神経を介する経路が存在するとされる．VCには，セロトニン（5-HT$_{2,3}$）受容体，ニューロキニン（NK$_1$）受容体，ドパミン（D$_2$）受容体，ヒスタミン（H$_1$）受容体，ムスカリン（M$_1$）受容体が，CTZには，5-HT$_3$受容体，NK$_1$受容体，D$_2$受容体が，そして，消化管などに分布する迷走神経や内臓神経には5-HT$_3$受容体，NK$_1$受容体が存在し，嘔吐刺激に関与している（図）．制吐療法は，これら悪心・嘔吐にかかわる受容

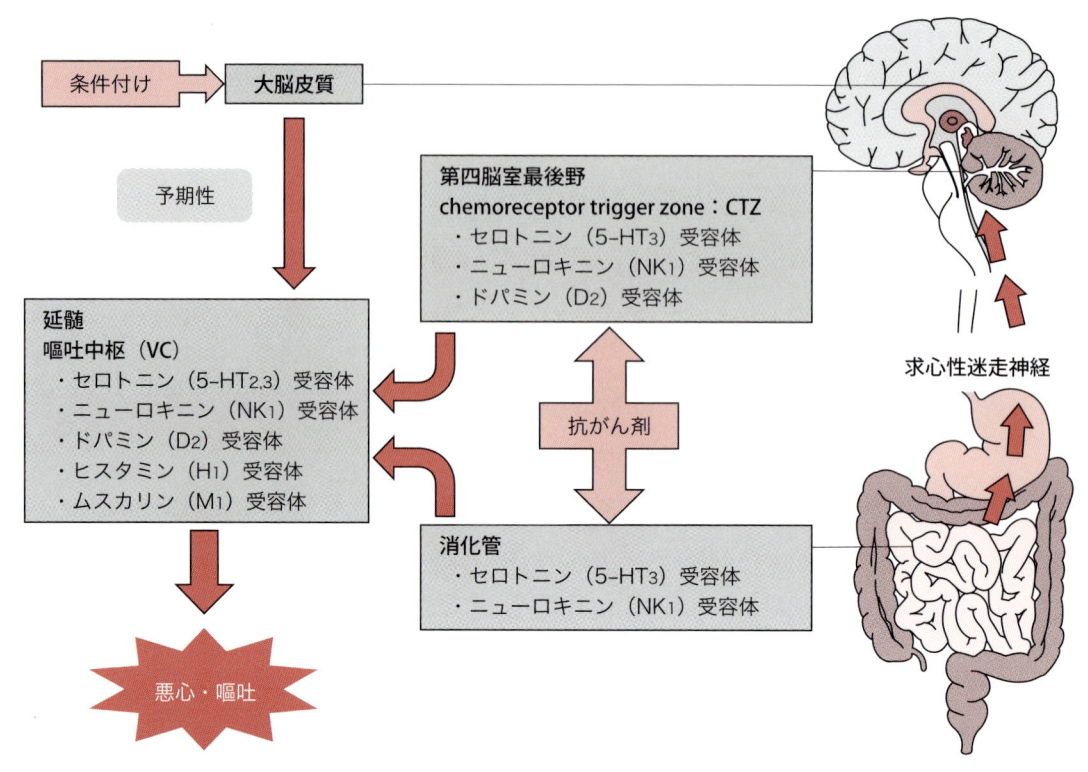

図　抗がん剤による悪心・嘔吐のメカニズムと関連受容体の局在
VC：vomiting center
CTZ：chemoreceptor trigger zone
文献5を参考に作成

体に作用する薬剤を適切に使用することが成功のカギとなる．

　急性CINVは，抗がん剤投与後，24時間以内に発症し，セロトニンの関与が大きいとされている．急性CINVの制御の成否は遅発性CINVの治療効果に影響を及ぼすことが知られ，特に催吐性リスクが高度および中等度の抗がん剤投与に際しては，急性CINVを未然に防ぐため，積極的な予防的制吐療法が重要となる．遅発性CINVは，抗がん剤投与後24時間以降に発症するものと定義され，消化管運動障害やサブスタンスPなどの複数の因子が関与しており，予防的制吐療法がルーチンに実施されている実臨床では急性CINV以上に頻度が高く，制御が困難なことも少なくない．遅発性CINVに有用性が示されている薬剤としては，コルチコステロイドであるデキサメタゾン：DEX（デカドロン®）やメチルプレドニゾロン（メドロール®），セロトニンの5-HT$_3$受容体の結合を阻害する5-HT$_3$受容体拮抗薬（receptor antagonist：RA），サブスタンスPのNK$_1$受容体への結合を阻害するNK$_1$RAであるアプレピタント：APR（イメンド®）がある．特に第一世代5-HT$_3$RAであるグラニセトロン（カイトリル®）やオンダンセトロン塩酸塩水和物（ゾフラン®）などの登場は，急性CINVの制御を飛躍的に向上させ，外来化学療法の普及を可能とした．さらに第二世代5-HT$_3$RAパロノセトロン塩酸塩：PALO（アロキシ®）やAPRの登場でこれまで外来化学療法が困難とされたシスプラチン（ランダ®，ブリプラチン®）など高度催吐性薬剤による治療も可能となった．

　抗がん剤投与で悪心・嘔吐を経験した患者では，次の抗がん剤が投与される前から悪心・嘔吐

を生じることがあり，これを予期性悪心・嘔吐と呼ぶ．したがって，**予期性悪心・嘔吐の最善の対策は初回治療から十分な制吐療法が行われ，最初から悪心・嘔吐を経験させないことである**．

2. 抗がん剤の催吐性リスク分類

催吐性リスクは悪心嘔吐発現頻度別に以下の4つのカテゴリーに分類される．

a) 高度催吐性薬剤（high emetogenic chemotherapy：HEC）：急性・遅発性の両者とも90％以上
b) 中等度催吐性薬剤（moderate emetogenic chemotherapy：MEC）：急性が30～90％で遅発性も問題となりうる
c) 軽度催吐性薬剤（low emetogenic chemotherapy：LEC）急性が10～30％で遅発性は問題とならない
d) 最小度催吐性薬剤（minimal emetogenic chemotherapy）：急性が10％未満で遅発性は問題とならない

多剤併用レジメンではレジメンに含まれる最もリスクが高い薬剤と同じリスクとされる．この分類は各ガイドラインでの一致率は高いが，MASCC/ESMOガイドラインではドキソルビシン塩酸塩（アドリアシン®，ドキシル®）とシクロホスファミド水和物（エンドキサシン®）併用療法（AC療法）を独立した催吐性リスクとしている．各催吐性リスクに対応する薬剤については，日本癌治療学会の「制吐薬適正使用ガイドライン［第1版］または「がん診療ガイドライン」（http://www.jsco-cpg/guideline/29.html#cg02）を参照していただきたい．

3. 催吐性リスク別の制吐療法レジメン（表）

1 高度催吐性薬剤：HEC

HECに対する予防的制吐療法は，5-HT₃RAとAPRおよびDEXの3剤併用療法が基本であり，各ガイドラインでほぼ一致している．「NCCNガイドライン2012年版ver.1」でのみ，5-HT₃RAとして第二世代のPALOが推奨されている[3]．PALOは日本で実施された比較試験において第一世代であるグラニセトロン（GRA）群に対して遅発性CINVを約12％減少させた（PROTECT試験[6]）．また，ほかの第一世代5-HT₃RAに対する優越性も多く報告され，メタアナリシスにおいても優位性が証明されている．しかしながら，NK₁RAと併用した際の有用性は検証されておらず，NCCNを除くガイドラインでは明示されていない．現在，わが国においてHECに対するAPR併用下でPALOとGRAを比較する第Ⅲ相試験（TRIPLE試験）が進行中である．NCCNと日本癌治療学会のガイドラインでは適宜，ロラゼパム（ワイパックス®），H₂受容体拮抗薬またはプロトンポンプ阻害薬（PPI）を追加使用してもよいとされる[3, 5]．第2病日からの遅発性CINVに対しては，DEXとAPR（内服）の併用が基本であり，わが国においては，初日にDEX 9.9 mg点滴静注，第2病日以降は8 mg/日内服，APRは初日125 mg，第2～3病日80 mg内服（ホスアプレピタントメグルミンの場合は，初日に150 mg点滴静注のみ）が推奨されている．

表　各ガイドラインにおける高度および中等度催吐性リスクでの推奨制吐療法

ガイドライン	催吐性リスク	day 1	day 2, 3
ASCO 2011年[2]	HEC	5-HT₃拮抗薬 DEX 12 mg 点滴静注 or 経口 APR 125 mg 経口	DEX 8 mg 経口 ARP 80 mg 経口
	MEC	PALO 0.5 mg 経口：0.25 mg 点滴静注 DEX 8 mg 経口 or 点滴静注	DEX 8 mg 経口
NCCN 2012年 ver.1[3]	HEC *	PALO* 0.25 mg 点滴静注 DEX 12 mg 点滴静注 or 経口 APR 125 mg 経口	DEX 8 mg 経口 4日目まで ARP 80 mg 経口
	MEC（CBDCA, CPA, DXR）*	PALO* 0.25 mg 点滴静注 DEX 12 mg 点滴静注 or 経口 APR 125 mg 経口	DEX 8 mg 経口 ARP 80 mg 経口
	MEC（そのほか）	PALO 0.25 mg 点滴静注 DEX 12 mg 点滴静注 or 経口	DEX 8 mg 経口
	±ロザゼパム±H₂受容体拮抗薬 or PPI		
ESMO/MASCC 2013年[4]	HEC	5-HT₃拮抗薬 DEX 12 mg 点滴静注 or 経口 APR 125 mg 経口	DEX 8 mg 経口 4日目まで ARP 80 mg 経口
	AC（アントラサイクリン：Anthracycline + CPA）	5-HT₃拮抗薬 DEX 8 mg 点滴静注 or 経口 APR 125 mg 経口 APR使用不可なら，PALO + DEX	ARP 80 mg 経口
	MEC（non-AC）	PALO 0.5 mg 経口：0.25 mg 点滴静注 DEX 8 mg 経口 or 点滴静注	DEX 8 mg 経口
日本癌治療学会 2010年[5]	HEC	5-HT₃拮抗薬 DEX 9.9 mg 点滴静注 APR 125 mg 経口	DEX 8 mg 経口 4日目まで ARP 80 mg 経口
	MEC（CBDCA, IFM, CPT-11, MTX など）	5-HT₃拮抗薬 DEX 4.95 mg 点滴静注 APR 125 mg 経口	（DEX 4 mg 経口 4日目まで） ARP 80 mg 経口
	MEC（そのほか）	5-HT₃拮抗薬 DEX 9.9 mg 点滴静注	DEX 8 mg 経口
	±ロザゼパム±H₂受容体拮抗薬 or PPI		

APRは，ホスアプレピタントメグルミン150 mg 点滴静注，1日目のみに変更が可能．
CBDCA：カルボプラチン，CPA：シクロフォスファミド，DXR：ドキソルビシン，IFM：イフォスファミド，CPT-11：イリノテカン，MTX：メソトレキセート，DEX：デキサメサゾン，APR：アプレピタント，PALO：パロノセトロン，PPI：プロトンポンプ阻害薬
＊：推奨
文献2〜5を参考に作成

2 中等度催吐性薬剤：MEC

　MECにおいても遅発性CINVは50％に出現するため，この対策は重要であり，5-HT₃RAとDEXを基本とし，カルボプラチン（パラプラチン®），シクロホスファミド，イホスファミド（イホマイド®），ドキソルビシン，イリノテカン塩酸塩水和物（トポテシン®，カンプト®），メトトレキサート（メソトレキセート®）など特定の薬剤が使用される場合にはAPRの併用が推奨されている．各ガイドラインでPALOとAPRの推奨に差がある理由として，①MECに含まれる薬剤の催吐性リスクには大きな幅があること，②PALO，APRともに遅発性CINVの完全抑制率を上昇させる傾向があるものの，強固なエビデンスが存在しないことがあげられる．DEXは，初日

9.9 mg 点滴静注，第2病日以降は8 mg/日内服であるが，APR 併用時は，DEX の血中濃度が上昇するため，半量に減量しなければならない．ただし，コルチコステロイドが抗がん剤として使用される，およびパクリタキセル（タキソール®）の過敏反応予防のため使用される場合は，減量は行わない．最近，わが国において HEC および MEC を対象として GRA 3 mg（通常用法）と 1 mg を比較する二重盲検比較第Ⅲ相試験の結果が報告され，主要評価項目である急性期悪心嘔吐の非劣性が示された[7]．HEC についてはすでに PALO の優越性が確認されているが MEC における 5-HT$_3$RA は GRA 1 mg で十分な可能性もある．

3 軽度催吐性薬剤：LEC

LEC では，急性 CINV 予防に DEX（8～12 mg/日内服もしくは6.6～9.9 mg 静注）単独使用を基本に状況に応じて，5-HT$_3$RA やドパミン D$_2$ 受容体拮抗薬（D$_2$RA）であるメトクロプラミド（プリンペラン®，テルペラン®）もしくはプロクロルペラジン（ノバミン®）が併用もしくは DEX に代わって単独で使用される．最小度催吐性薬剤においては，基本的に制吐薬の予防的投与は行われない．一般臨床では，LEC である第Ⅲ世代抗がん剤単剤治療でも 5-HT$_3$RA が組み入れられていることも多く見受けられるが，ほとんどは DEX のみでコントロール可能であることを留意したい．

4. 予期性の CINV に対する対応

予期性悪心・嘔吐（anticipatory nausea and vomiting）は，治療により悪心・嘔吐を経験した患者において，「条件づけ」の機序が作用して生じる（p.76 図参照）．予防には，ベンゾジアゼピン系のロラゼパムもしくはアルプラゾラム（コンスタン®，ソラナックス®）が有効であり，前日夜からの投与が推奨されている．心理的要因が強いため，リラックスして治療が行えるよう家族や看護師の介入により，安心して治療が行える環境づくりが必要である．

5. 突出性の CINV に対する対応

推奨された予防治療を行っても生じる突出性悪心・嘔吐の治療は困難な場合が多い．抗がん剤以外の原因による悪心・嘔吐をまず除外するのが基本である．一般原則は，作用機序の異なる制吐薬を追加投与することであり，必要時投与ではなく，定時投与で上乗せする，さらに 5-HT$_3$RA の変更も推奨されている．実臨床では D$_2$RA であるメトクロプラミド（点滴/内服）が最も使用される頻度が高い．突出性 CINV の systematic review によると，メトクロプラミドの効果はプラセボよりも優れ，5-HT$_3$RA のオンダンセトロンと同等とされるが，効果は十分といえず，ほかの制吐薬もエビデンスが乏しい．そのほか，突出性悪心・嘔吐に使用される薬剤として，コルチコステロイド追加投与や D$_2$RA としてプロクロルペラジンやハロペリドール（セレネース®），ベンゾジアゼピン系のロラゼパムなどが使用される．体動時に出現する悪心に対しては，ジフェンヒドラミン（レスタミンコーワ）やヒドロキシジン（アタラックス®，アタラックス®-P），レボメプロマジン（ヒルナミン®，レボトミン®）など抗ヒスタミン作用を有する薬剤が効果的であることもある．統合失調症の治療薬であるオランザピンは，セロトニン（5-HT$_2$）やドパミン（D$_{1～4}$），

アドレナリン，ヒスタミン，ムスカリンなど複数の受容体に作用する（multiacting receptor targeted antipsychotics：MARTA）であり，予防的にDEX＋PALO＋ホスアプレピタントメグルミンが投与さたHEC治療中に生じた突出性CINVに対して，メトクロプラミドと比較して有意に悪心・嘔吐を抑制した（抑制率70％ vs 31％）ことが報告[8]され，今後，突出性だけでなく，難治性遅発性CINVの治療にも有望視されている．

おわりに

近年，化学療法の主たる実施場所は，入院から外来へ大きくシフトしており，症状出現時の対応について看護師や薬剤師の介入による患者教育も重要となる．適切な制吐療法は，外来化学療法のコンプライアンスの向上や予定外受診回数を減少させ，治療効果向上やQOLの維持のみならず，人的・経済的負担を減らすことも期待される．

安全に有効な化学療法を実践するうえで，悪心・嘔吐対策はきわめて重要な支持療法であり，必要不可欠な知識である．

文献・参考文献

1) Aapro, M. S.：Palonosetron as an anti-emetic and anti-nausea agent in Oncology. Ther Clin Risk Manag, 3：1009-1020, 2007
2) Basch, E., et al.：Antiemetics：American Society of Clinical Oncology Clinical Practice Guideline update. J Clin Oncol, 29：4189-4198, 2011
3) NCCN Clinical Practice Guidelines in Oncology：Antiemesis, version 1. National Comprehensive Cancer Network, 2012
4) MASCC/ESMO Antiemetic Guidline. Multinational Association of Supportive Care in Cancer and European Society of Medical Oncology, 2013
5) 「制吐薬適正使用ガイドライン［第1版］」（日本癌治療学会/編），金原出版，2010
6) Saito, M., et al.：Palonosetron plus dexamethasone versus granisetron plus dexamethasone for prevention of nausea and vomiting during chemotherapy：a double-blind, double-dummy, randomised, comparative phase Ⅲ trial. Lancet Oncol, 10：115-124, 2009
7) Tsuji, d., et al.：Comparative trial of two intravenous doses of granisetron（1 versus 3 mg）in the prevention of chemotherapy-induced acute emesis：a double-blind, randomized, non-inferiority trial. Support Care Cancer, 20：1057-1064, 2012
8) Navari, R. M., et al.：The use of olanzapine versus metoclopramide for the treatment of breakthrough chemotherapy-induced nausea and vomiting in patients receiving highly emetogenic chemotherapy. Support Care Cancer, 2013 Jan 12.［Epub ahead of print］

プロフィール

峯岸裕司（Yuji Minegishi）
日本医科大学付属病院呼吸器内科・化学療法科
専門は，肺がんを中心に呼吸器疾患，緩和治療
特に合併症を有する肺がん患者の治療およびマネージメントに注力
自称bed-side oncologist

第2章 入院中のがん患者のマネージメント〜化学療法と副作用対策〜

6. 好中球が減ったらすぐにG-CSFは使っていいの？

酒井　瞳

●Point●

- G-CSFの一次予防投与は，発熱性好中球減少症が20％以上の確率で予想される場合，もしくは20％未満であっても好中球減少による合併症のハイリスク例に限られる
- 無熱の好中球減少症に対するルーチンのG-CSF投与は推奨されない

はじめに

　第1章-1では発熱性好中球減少症（febrile neutropenia：FN）が緊急事態であることを説明した．高度な骨髄抑制を認めると，FNを避けるために抗がん剤を減量したくなるかもしれないが，本当に減量が必要か踏みとどまって考えるべきである．化学療法は，①治癒をめざす化学療法（例：乳がんの補助療法，びまん性大細胞型リンパ腫の初回化学療法）と②症状緩和やQOLの維持をめざす緩和的な化学療法（例：転移性乳がんの化学療法，再発卵巣がんの化学療法）に大別される．治癒をめざす化学療法では，減量を避けて投与量を維持した方が治療効果が高いことが示されている[1]．顆粒球コロニー刺激因子（glanulocyte colony-stimulating factor：G-CSF）の併用や抗菌薬の予防投与により不適切な減量を避けるのが，担当医の腕のみせ所である．
　がん化学療法の有害事象の程度は，有害事象共通用語規準CTCAE（Common Terminology Criteria for Adverse Events）に従い，grade 1〜grade 5で記載する．暗記は必要ないが，世界中のがん診療に携わる医師の共通言語であり，がんに関する論文を読む際にも必要である（表1）．

1. 好中球減少と感染リスク

　好中球減少の程度が強く，持続期間が長いと重症感染症を合併しやすい．一般に，好中球数500/μL以下で易感染性となり，好中球数100/μL以下になると，菌血症などの重症感染症が起こりやすくなる[3]．ただし，大半の固形がんの化学療法では，好中球減少期が7日以上遷延することはなく，血液悪性腫瘍の化学療法と比べると，深在性真菌感染症やウイルス感染の合併は多くない．表2に，好中球減少に伴い発熱，感染を合併する代表的なリスク因子を示す．

表1　有害事象共通用語規準CTCAE（Common Terminology Criteria for Adverse Events v4.0）

	grade 1	grade 2	grade 3	grade 4	grade 5
白血球減少	＜LLN～3,000/mm³	＜3,000～2,000/mm³	＜2,000～1,000/mm³	＜1,000/mm³	−
好中球数減少	＜LLN～1,500/mm³	＜1,500～1,000/mm³	＜1,000～500/mm³	＜500/mm³	−
発熱性好中球減少症	−	−	ANC＜1,000/mm³で，かつ，1回でも38.3℃を超える，または1時間を超えて持続する38℃以上の発熱	生命を脅かす：緊急処置を要する	死亡

LLN：（施設）基準値下限
ANC：absolute neutrophi count
文献2より改変して転載

表2　好中球減少に伴う合併症のリスク因子

・年齢65歳以上
・performance status不良
　（横になっている時間が長い，寝たきり）
・過去の発熱性好中球減少症のエピソード
・栄養不良
・開放創や活動性のある感染の合併
・高度進行がん
・過去の広範囲の放射線照射歴
・化学放射線療法
・骨髄がん腫症（がんが骨髄浸潤した状態）
・重篤な併存疾患の合併

→G-CSFの予防投与が考慮される
文献4を参考に作成

2. G-CSFの出番は限られている

　G-CSFは，骨髄中で好中球前駆細胞の増殖を促進し，好中球の働きを強める作用をもつ．簡単にいえば，好中球を増やす薬剤である．G-CSFの投与法には，好中球が減る前から投与する「**予防投与**」と好中球が減ってから投与する「**治療的投与**」がある（**図1**）．さらに，予防投与は，FN発症前から行う「**一次予防投与**」と一度FNを発症した人に行う「**二次予防投与**」に分けられる．詳細は後述するが，固形がんの化学療法ではG-CSFの本当の出番は限られている．

■ G-CSFの一次予防投与

　G-CSFの一次予防投与は，FNが20％以上の確率で予想される場合，もしくは20％未満であっても，好中球減少による合併症のハイリスク例に限られる（**表2**）．American Society of Clinical Oncology（ASCO）[4]，European Organisation for Research and Treatment of Cancer（EORTC）[5]，National Comprehensive Cancer Network（NCCN）[6]など複数の組織から

予防的投与（好中球が減る前から投与）

化学療法 → G-CSF 24～72時間後 　　好中球数

治療的投与（好中球が減ってから投与）

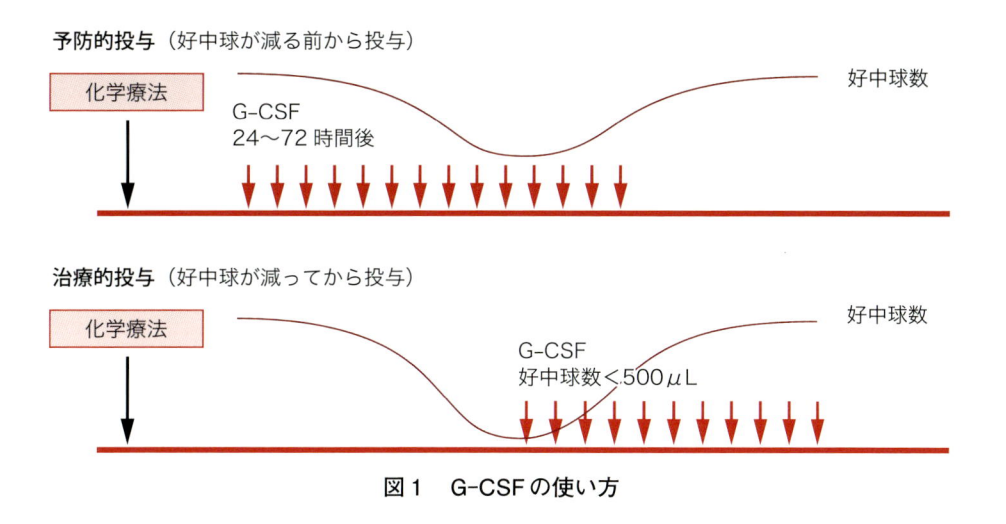

化学療法 → G-CSF 好中球数＜500μL 　　好中球数

図1　G-CSFの使い方

G-CSFの使用法についてのガイドラインが刊行されているが，いずれも同様の推奨がされている．

代表的な化学療法レジメンのFNの頻度を示す（**表3**）．これを見ると，特に固形がんのレジメンでは，grade 4の好中球減少症の頻度が高くても，必ずしもFNの頻度が高くはないことがわかる．このようなG-CSFの一次予防投与は，骨髄抑制のより弱い化学療法では有用性は証明されておらず，ルーチンの使用は認められない．

2 G-CSFの二次予防投与

G-CSFの二次予防投与は，前コースの化学療法で一次予防投与を受けておらず，発熱性好中球減少症が起こった際，抗がん剤の減量や投与間隔の延期が不適切であると判断される場合に施行される．治癒をめざす化学療法では，G-CSFの二次的予防投与が考慮されるが，症状緩和やQOLの維持をめざす緩和的な化学療法では，抗がん剤の用量の維持の有効性は示されておらず，減量や投与期間の延長の方が適切である．

3 抗菌薬の予防投与

発熱性好中球減少症の予防方法として，G-CSFの予防投与以外にも，抗菌薬の予防内服がある．固形がんまたは悪性リンパ腫の化学療法を行い好中球数500/μL未満になることが予想される患者に，レボフロキサシン500 mg/日またはプラセボを投与するランダム化比較試験が行われ，予防内服により，発熱・入院のエピソード減少が示された[23]．そのほか複数の比較試験で，抗菌薬予防内服の有効性が検証され，好中球減少症が遷延するハイリスク患者では効果が高いことがわかってきた．ASCOのガイドラインでも，好中球数100/μL未満が7日間を超えて持続すると予想されるハイリスク例では，経口ニューキノロン系薬の予防内服が推奨されている〔例：レボフロキサシン（クラビット®）1回500 mg 1日1回を好中球減少期（nadir）に合わせて7日間内服〕[24]．G-CSFの予防投与を行わなくても，抗菌薬の予防内服が有効な症例があるということである．日本では長時間作用型のG-CSFが承認されておらず，G-CSFの予防投与を行う際，頻回の通院が必要になるが，ニューキノロンの予防内服であればその煩雑さも解消される．

表3　代表的な化学療法レジメンのFNリスク

がん種	レジメン	好中球減少（%）	FN（%）	その他（%）	参考文献
急性白血病	DNR/Ara-C	記載なし	77.4	敗血症　4.9	文献7
悪性リンパ腫	R-CHOP-21	記載なし	19		文献8 文献9
胚細胞腫瘍	BEP	34（grade 4）	記載なし	感染による死亡　2	文献10
膀胱がん	M-VAC	65.2（grade 4）	14		文献11
膀胱がん	GC	30（grade 4）	2		文献11
肉腫	AI	32（grade 4）	記載なし		文献12
乳がん	FEC100	57（grade 4）	grade 4の感染またはFN　8		文献13
乳がん	AC	1（grade 4）	記載なし	grade 4の感染　1, 敗血症　5	文献14
乳がん	wPTX	2（grade 4）	1		文献15
乳がん	DTX	93.4（grade 3/4）	14.1		文献16
胃がん	CDDP/S-1	40（grade 3/4）	3		文献17
大腸がん	mFOLFOX6	53（grade 3/4）	4		文献18
大腸がん	FOLFIRI	19（grade 3/4）	記載なし	FNによる死亡　1	文献19
頭頸部がん	TPF	76.9（grade 3/4）	5.2		文献20
肺がん	CDDP/GEM	26.7（grade 3/4）	3.7		文献21
肺がん	CDDP/Pemetrexed	15.1（grade 3/4）	1.3		文献21
卵巣がん	CBDCA/PTX	5（grade 4）	1.7		文献22

FN：febrile neutropenia（発熱性好中球減少症）

4　治療的投与

　表題の「好中球が減ったらすぐにG-CSFは使っていいの？」は，G-CSFの治療的投与の是非を問うている．G-CSFの治療的投与は，発熱の有無により分けて考える．

　好中球減少があっても無熱のときにはG-CSFをルーチンで使うべきではない．悪性リンパ腫，固形がんの患者を対象とした，無熱の好中球減少時のG-CSF投与に関するランダム化比較試験では，G-CSFを投与すると好中球減少の期間を短縮できたものの，入院率，入院期間，抗菌薬の投与期間，血液培養陽性率は改善しなかった（図2）[25]．

　また，FNの患者に対しても，抗菌薬とG-CSFのルーチンの併用は勧められない．スペインの多施設共同試験ではハイリスクの固形がん，悪性リンパ腫の患者に対して，FN時に，G-CSF投与群と非投与群を比較した．投与群ではgrade 4の好中球減少期間，抗菌薬投与期間，入院期間の短縮を認めたが，生存期間については差を認めなかった[26]．BerghmansらのメタアナリシスによるとG-CSF投与により死亡に対するメリットは認めなかった[27]．ClarkらのメタアナリシスではG-CSFの使用により好中球減少期間，入院期間の有意な低下と感染による死亡率の低下を認めたが，全死亡率の有意な低下はなかった[28]．これらの結果を受けて，ASCOのガイドラインでは，高リスクのFNではG-CSFを併用すべきであると推奨しているが，それ以外の場合にはG-CSFの投与を差し控えるべきであるとしている．G-CSFの治療的投与を考慮するFN重症化のリスク因子を示す（表4）．

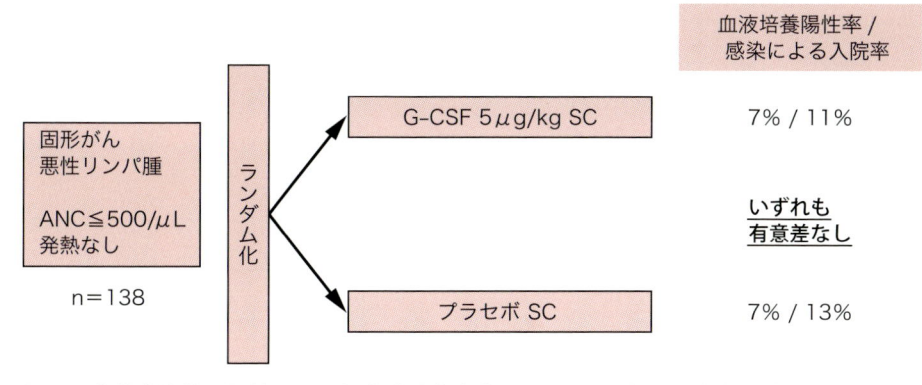

図2 化学療法後の発熱のない好中球減少患者へのG-CSF投与の臨床試験

```
固形がん
悪性リンパ腫                    G-CSF 5μg/kg SC      血液培養陽性率/
ANC≦500/μL    →ランダム化→                          感染による入院率
発熱なし                                             7% / 11%
n=138                           プラセボ SC
                                                     いずれも有意差なし
                                                     7% / 13%
```

SC：subcutaneously（皮下注射）
文献25を参考に作成

表4 FN重症化のリスク因子

・好中球減少が10日以上遷延し，100/μL未満の高度になることが予測される場合
・65歳以上の高齢者
・原疾患のコントロールが不良な場合
・肺炎
・ショックや多臓器不全の合併
・侵襲性真菌感染症
・発熱時に入院している場合

→G-CSFの治療的投与が考慮される
文献4を参考に作成

　まとめると，入院を要するようなFNは静注抗菌薬＋G-CSFを併用し，外来治療が可能なFNは内服抗菌薬で治療し，G-CSFは不要であると覚えておけばよい．

3. 放射線または化学放射線

　化学放射線療法中のG-CSF投与に伴う血小板減少の報告があり，化学放射線療法中（特に縦隔への照射中）はG-CSFの使用は避けるべきであるとされているが，肺，縦隔照射以外では毒性は証明されていない[29, 30]．固形がんへの放射線単独治療中に，好中球減少が遷延する場合はあまり多くはないが，G-CSFの併用が検討される．

4. G-CSF投与の実際

　日本で保険適用になっているG-CSFは，フィルグラスチム（グラン®），ナルトグラスチム（ノイアップ®），レノグラスチム（ノイトロジン®）がある．各種ガイドラインでは，投与量は成人

では5μg/kg/日皮下注が推奨されている（注）．化学療法当日は投与せず24〜72時間以降に投与を開始し，ANC 2,000〜3,000/μLまで毎日続ける．化学療法日の投与は，G-CSFで刺激を受けて分裂している骨髄細胞が抗がん剤の障害を受け，かえって重篤な好中球減少症を引き起こしたり，遷延すると言われている．血中半減期がフィルグラスチムの10〜20倍あり，作用持続時間が長いPEG化G-CSF製剤は，日本では未認可である．

G-CSF投与により，10〜30％で骨痛，腰痛を認める．ほかに間質性肺炎，肝障害，ショック，脾破裂などの報告がある[31, 32]．また，二次性の白血病や骨髄異形成症候群のリスク上昇の可能性が指摘されている[33]．

●投与例

フィルグラスチム（グラン®注射液M300）300μg　皮下注
レノグラスチム（ノイトロジン®注250μg）250μg　皮下注
好中球数2,000〜3,000/μLまで投与を続ける

注：日本のG-CSF製剤の保険適用は，用法用量ともに国際標準と異なっているため，注意が必要である．

おわりに

乳がん，大腸がん，非小細胞がん患者を対象とした米国の後ろ向きコホート試験では，FN合併の高リスク（20％以上）のレジメンの54％，中リスク（10％以上20％未満）のレジメンの25％，低リスク（10％未満）のレジメンの15％でG-CSFの一次予防投与を行っていた[34]．また，ASCOから，コストがかかり，臨床的有用性が確認できていないにもかかわらず頻用されている5つのプラクティスが発表された[35]．このなかには「発熱性好中球減少症の発生リスクが20％未満の症例に対してG-CSFの予防的投与を行うべきではない（65歳以上の高齢であることやPSが低下している症例，合併症，病気の状態などで発熱性好中球減少症のハイリスク症例は例外である）」という項目が含まれている．

G-CSFの不適切な使用は世界的な問題であり，われわれも注意したい．

文献・参考文献

1) Bonadonna, G., et al.：Adjuvant cyclophosphamide, methotrexate, and fluorouracil in node-positive breast cancer：the results of 20 years of follow-up. N Engl J Med, 332（14）：901-906, 1995
2) JCOG（Japan Clinical Oncology Group）：有害事象共通用語規準 v4.0日本語訳JCOG版：http://www.jcog.jp
3) Bodey, G. P., et al.：Quantitative relationships between circulating leukocytes and infection in patients with acute leukemia. Ann InternMed, 64：328-340, 1966
4) Smith, T. J., et al.：2006 update of recommendations for the use of white blood cell growth factors：an evidence-based clinical practice guideline. J Clin Oncol, 24：3187-3205, 2006
5) Aapro, M. S., et al.：2010 update of EORTC guidelines for the use of granulocyte-colony stimulating factor to reduce the incidence of chemotherapy-induced febrile neutropenia in adult patients with lymphoproliferative disorders and solid tumours. Eur J Cancer, 47（1）：8-32, 2011
6) National Comprehensive Cancer Network（NCCN）guidelines.：http://www.nccn.org/index.asp
7) Ohtake, S., et al.：Randomized study of induction therapy comparing standard-dose idarubicin with high-

dose daunorubicin in adult patients with previously untreated acute myeloid leukemia：the JALSG AML201 Study.Blood, 117（8）：2358-2365, 2011

8）Pettengell R., et al.：Impact of febrile neutropenia on R-CHOP chemotherapy delivery and hospitalizations among patients with diffuse large B-cell lymphoma. Support Care Cancer, 20（3）：647-652, 2012

9）Feugier, P., et al.：Long-term results of the R-CHOP study in the treatment of elderly patients with diffuse large B-cell lymphoma：a study by the Groupe d'Etude des Lymphomes de l'Adulte.J Clin Oncol, 23（18）：4117-4126, 2005

10）Nichols, C.R., et al.：Randomized comparison of cisplatin and etoposide and either bleomycin or ifosfamide in treatment of advanced disseminated germ cell tumors：an Eastern Cooperative Oncology Group, Southwest Oncology Group, and Cancer and Leukemia Group B Study.J Clin Oncol, 16（4）：1287-1293, 1998

11）von, der Maase.H., et al.：Gemcitabine and cisplatin versus methotrexate, vinblastine, doxorubicin, and cisplatin in advanced or metastatic bladder cancer：results of a large, randomized, multinational, multicenter, phase III study.J Clin Oncol, 18（17）：3068-3077, 2000

12）Santoro, A., et al.：Doxorubicin versus CYVADIC versus doxorubicin plus ifosfamide in first-line treatment of advanced soft tissue sarcomas：a randomized study of the European Organization for Research and Treatment of Cancer Soft Tissue and Bone Sarcoma Group.J Clin Oncol, 13（7）：1537-1545, 1995

13）Brufman, G., etal：Doubling epirubicin dose intensity (100 mg/m2 versus 50 mg/m2) in the FEC regimen significantly increases response rates. An international randomised phase III study in metastatic breast cancer. The Epirubicin High Dose (HEPI 010) Study Group.Ann Oncol, 8（2）：155-162, 1997

14）Fisher, B., et al.：Tamoxifen and chemotherapy for axillary node-negative, estrogen receptor-negative breast cancer：findings from National Surgical Adjuvant Breast and Bowel Project B-23, J Clin Oncol, 19（4）：931-942, 2001

15）Sparano, J.A., et al.：Weekly paclitaxel in the adjuvant treatment of breast cancer.N Engl J Med, 358（16）：1663-1671, 2008

16）Harvey, V., et al.：Phase III trial comparing three doses of docetaxel for second-line treatment of advanced breast cancer.J Clin Oncol, 24（31）：4963-4970, 2006

17）Koizumi, W., et al：S-1 plus cisplatin versus S-1 alone for first-line treatment of advanced gastric cancer (SPIRITS trial)：a phase III trial.Lancet Oncol, 9（3）：215-221, 2008

18）Hochster, H.S., et al.：Safety and efficacy of oxaliplatin and fluoropyrimidine regimens with or without bevacizumab as first-line treatment of metastatic colorectal cancer：results of the TREE Study.J Clin Oncol, 26（21）：3523-3529, 2008

19）Colucci, G., et al.：Phase III randomized trial of FOLFIRI versus FOLFOX4 in the treatment of advanced colorectal cancer：a multicenter study of the Gruppo Oncologico Dell'Italia Meridionale.J Clin Oncol, 23（22）：4866-4875, 2005

20）Vermorken, J.B., et al.：Cisplatin, fluorouracil, and docetaxel in unresectable head and neck cancer. N Engl J Med, 357（17）：1695-1704, 2007

21）Scagliotti, G.V., et al.：Phase III study comparing cisplatin plus gemcitabine with cisplatin plus pemetrexed in chemotherapy-naive patients with advanced-stage non-small-cell lung cancer. J Clin Oncol, 26（21）：3543-3551, 2008

22）du Bois, A., et al.：A randomized clinical trial of cisplatin/paclitaxel versus carboplatin/paclitaxel as first-line treatment of ovarian cancer.J Natl Cancer Inst, 95：1320-1329, 2003

23）Cullen, M., et al.：Simple Investigation in Neutropenic Individuals of the Frequency of Infection after Chemotherapy＋/－Antibiotic in a Number of Tumours（SIGNIFICANT）Trial Group. Antibacterial prophylaxis after chemotherapy for solid tumors and lymphomas. N Engl J Med, 353（10）：988-998, 2005

24）Flowers, C. R., et al.：Antimicrobial prophylaxis and outpatient management of Fever and neutropenia in adults treated for malignancy：american society of clinical oncology clinical practice guideline. J Clin Oncol, 31（6）：794-810, 2013

25）Hartmann, L. C., et al.：Granulocyte colony-stimulating factor in severe chemotherapy-induced afebrile neutropenia. N Engl J Med, 336（25）：1776-1780, 1997

26）García-Carbonero, R., et al.：Granulocyte colony-stimulating factor in the treatment of high-risk febrile neutropenia：a multicenter randomized trial. J Natl Cancer Inst, 93（1）：31-38, 2001

27）Berghmans, T., et al.：Therapeutic use of granulocyte and granulocyte-macrophage colony-stimulating factors in febrile neutropenic cancer patients. A systematic review of the literature with meta-analysis. Support Care Cancer, 10（3）：181-188, 2002

28）Clark, O. A., et al.：Colony-stimulating factors for chemotherapy-induced febrile neutropenia：a meta-analysis of randomized controlled trials. J Clin Oncol, 23：4198-4214, 2005

29）Bunn, P. A. Jr., et al.：Chemoradiotherapy with or without granulocyte-macrophage colony-stimulating factor in the treatment of limited-stage small-cell lung cancer：a prospective phase III randomized study of the Southwest Oncology Group. J Clin Oncol, 13：1632-1641, 1995

30）Momin, F., et al.：Thrombocytopenia in patients receiving chemoradiotherapy and G-CSF for locally

advanced non-small cell lung cancer. Proc Annu Meet Am Soc Clin Oncol, 11：A983, 1992
31) Neupogen（filgrastim）. Thousand Oaks, CA：Amgen,（package insert）, 2012
32) Neulasta（pegfilgrastim）. Thousand Oaks, CA：Amgen,（package insert）, 2011
33) Relling, M. V., et al.：Granulocyte colony-stimulating factor and the risk of secondary myeloid malignancy after etoposide treatment. Blood, 101（10）：3862-3867, 2003
34) Ramsey, S. D., et al.：Colony-stimulating factor prescribing patterns in patients receiving chemotherapy for cancer. Am J Manag Care, 16（9）：678-686, 2010
35) Schnipper, L. E., et al.：American society of clinical oncology identifies five key opportunities to improve care and reduce costs：the top five list for oncology. J Clin Oncol, 30（14）：1715-1724, 2012

プロフィール

酒井　瞳（Hitomi Sakai）
日本医科大学武蔵小杉病院腫瘍内科
プロフィールは第1章-1参照

7. 好中球減少時に生ものを禁止にすべき？外出を避けるべき？

土井美帆子

> ● Point ●
> ・好中球減少時の低菌食の有用性は，科学的に十分な証明がされていない
> ・ほとんどの固形がん患者には，化学療法中の外出制限は必要ない
> ・好中球減少時の食事制限や外出制限は，QOLの低下につながる可能性がある

はじめに

　化学療法による好中球減少は，感染の主なリスクファクターであり生命を脅かす可能性のある重大な副作用である．好中球数の減少の程度が強く，また減少期間が長いほど感染症を起こすリスクが高い．特に不応性悪性血液疾患においては，疾患そのものおよび複数サイクルの化学療法から骨髄不全が伴いうる．同時に，このような患者は化学療法のために，口腔や消化管粘膜の障害をきたしやすく，粘膜バリアの破綻した部位から微生物が容易に侵入し，結果的に感染が起こりやすくなる．

　米国では，1997年に米国感染症学会（Infectious Disease Society of America：IDSA）が「好中球減少を呈する症例に対する抗菌薬の使用に関する実践的臨床ガイドライン」[1]を公表し，2002年，2010年に改訂を行っている．このガイドラインは12項目の質問に対する52の推奨事項から成り，好中球減少症患者における食事や環境予防策についても言及している．好中球減少症に伴う感染性合併症のリスクを適切に評価し，個々の患者に合った生活指導を行う必要がある．

1. 化学療法中の食事制限

　好中球減少時の感染の約80％は，皮膚や呼吸器，尿生殖器，腸管にコロニー形成した内在性の細菌叢が原因となる．血中から分離される原因菌は，コアグラーゼ陰性のブドウ球菌が最も多く，腸内細菌（腸球菌，大腸菌，クレブシエラ属など）や非発酵グラム陰性桿菌（緑膿菌やステノトロホモナス属など）などもみられる．緑膿菌や大腸菌，クレブシエラ属，プロテウスなどのグラム陰性菌は，さまざまな食物，特にサラダ，生野菜や冷肉から，また，好中球減少が遷延する患者に対し致死的となりうるアスペルギルス属も食物や水，氷から分離されることが報告されている．これらの消化管由来の病原菌の異常繁殖や，免疫抑制，化学療法や放射線治療による腸粘膜の障害，麻薬や止痢薬による腸蠕動の低下，外傷やエンドトキシンによって，いわゆる細菌移行

(bacterial translocation）が生じ，好中球減少患者に感染を引き起こすとされている．理論的には，食物からの病原菌を減らし，経口の非吸収性抗生物質により腸内細菌を減少させることは，細菌移行を低下させ好中球減少時の感染を減少させると考えられている．しかし，好中球減少時の加熱食など，制限食の有用性を示すエビデンスはなく，IDSA[1]や米国臨床腫瘍学会（American Society of Clinical Oncology：ASCO）のガイドライン[2]では推奨されていない．

1 好中球減少患者に対する食事制限の現状

1）わが国における現状

化学療法による好中球減少患者に対し食事制限を行っている医療施設は比較的多いと推測されるが，その実態は不明である．2008年に報告された質問紙調査[3]では，全国骨髄移植施設として登録されている126施設のうち61施設から回答が得られた．食事制限の基準としては，白血球数1,000/μL以下が最も多く（57.4％），食事制限の程度は，「加熱食のみ可」（54.7％）が最も多く，次に「加熱食に加えてレトルト食品，発酵食品（チーズ，ヨーグルト，納豆，漬物），厚く皮をむいて食べる果物・野菜を可」（27.6％）とする施設が多くみられた．持ち込み食は，ほとんど（91.8％）の施設で認められており，加熱調理後2時間以内のもの，プレーンヨーグルト，プロセスチーズ，リンゴ，ミカンなど皮をむいて食べる果物で新鮮なもの，缶詰，カップ麺，無菌充填・加熱殺菌の表示のある個別包装されたゼリー，プリン，アイスクリーム，チョコレート，個別包装されたふりかけ，のり，漬物などがみられた．過去3カ月間の細菌性腸炎は8.2％の施設で認めていたが，いずれも加熱食を使用しており食事以外の影響が考えられた．

2）海外における現状

海外では1960年代に，好中球減少時には細菌の媒介となりうる食品を排除し腸管内の病原菌を減少させるべきだとの仮説に基づき，"無菌食"が開発された．しかし，患者に不評であり，米国国立衛生研究所（National Institutes of Health：NIH）食品環境衛生部門は細菌を多く含む食品を除いた"調理食"を提案した．"調理食"は"無菌食"よりも，患者の受け入れは良好であったが，4〜6週以上続くと飽きることが多く，1980年代ごろより，1gあたり菌が500個未満の"低菌食"が提供されるようになった．"低菌食"は，細菌や真菌の混入物の摂取を減少させるために，生のフルーツや野菜，冷肉，生焼きの卵や肉，非滅菌の水，低温殺菌されていない乳製品やソフトチーズを除いた食事であるが，その内容は病院によって違いがみられる．米国食品医薬品局（Food and Drug Administration：FDA）は，好中球減少時には，加熱されていない生の果物や野菜は，十分に洗浄されていれば許容され，自宅や料理店から運ばれた加熱された食品も，材料の鮮度および調理方法が確認できれば可としている．

このように，**海外でも好中球減少時の食事として統一されたものはない**．

2 食事制限と感染発生率[4]

制限食と非制限食の好中球減少時の感染率を比較したランダム化比較試験は，これまでに3つ報告されている[5〜7]（表1，2）．これらの試験では，化学療法の詳細，感染関連死亡，中心静脈カテーテルのケアや口腔ケアについて記載がなく，試験ごとに制限食の種類，介入（防護設備，抗菌薬予防投与，G-CSF，中心静脈カテーテルのケア，口腔ケア，衛生習慣），アウトカムの定義が異なっている．しかし，いずれの試験においても，好中球減少時の制限食は感染を防ぐというエビデンスは得られていない．また，①サンプルサイズが小さい（3つの試験を合わせて192例），②試験ごとにアウトカムの定義が異なる，③そのほかの介入（予防的抗菌薬やG-CSFの使

表1　食事制限に関するランダム化比較試験の背景

報告者	症例数	介入群 / コントロール群	対象	疾患	HEPAフィルター	予防的抗菌薬	G-CSF	CVC / CVCケア	口腔ケア	衛生習慣
Gardner[5]	153	調理食 / 生の果物・野菜可	成人	AML MDS	○	○	一部使用	○ / –	–	–
Moody[6]	19	FDA承認かつ好中球減少時食 / FDA承認食	小児	小児がん	–	–	一部使用	○ / –	–	○
van Tiel[7]	20	低菌食 / 通常の病院食	成人	ALL AML	–	○	–	– / –	–	–

FDA：Food and Drug Administration（米国食品医薬品局）
AML：acute myeloid leukemia（急性骨髄性白血病）
MDS：myelodysplastic syndrome（骨髄異形成症候群）
ALL：acute lymphoid leukemia（急性リンパ性白血病）
CVC：central venous catheter（中心静脈カテーテル）
HEPAフィルター：high efficiency particulate air filter
文献5〜7を参考に作成

表2　ランダム化比較試験の結果一覧

報告者	感染率	感染関連死	好中球減少から発熱までの期間	予防的抗菌薬の投与期間	制限食の認容性	QOL
Gardner[5]	n.s.	n.s. (OS)	–	–	–	–
Moody[6]	n.s.	–	n.s.	–	n.s.	n.s.
van Tiel[7]	n.s.*	–	–	n.s.	–	–

n.s.：not significant（有意差なし）
OS：overall survival（全生存期間）
＊感染を伴った治療サイクル数
文献5〜7を参考に作成

用，衛生環境など）の情報が不足，④施行した化学療法の情報（好中球減少の程度や期間，血液腫瘍か固形腫瘍か，粘膜炎の程度など）が不足しているなど，試験デザインの問題がみられる．

●専門医のクリニカルパール

好中球の減少期間が持続する場合，特に10日間以上続く場合は遷延性好中球減少症として注意が必要である．固形がん患者の大部分では好中球減少の持続が7日未満であり，食事制限は必要ない．好中球減少症の絶対数，減少速度，減少期間を予測し対応する必要がある．

2. 化学療法中の外出制限

IDSA[1]やASCO[2]などのガイドラインでは，好中球減少患者に対する環境予防策についての

表3 推奨の強さおよびエビデンスレベル

カテゴリー/グレード		定義
推奨の強さ	A	使用すべきまたはすべきでないという推奨事項を裏づけるエビデンスが十分にある
	B	使用すべきまたはすべきでないという推奨事項を裏づけるエビデンスがある程度ある
	C	推奨事項を裏付けるエビデンスが不十分である
エビデンスレベル	I	1件以上の適切なランダム化比較試験に基づくエビデンス
	II	1件以上の適切にデザインされた非ランダム化臨床試験，コホートまたは症例対照研究（多施設での検討が望ましい），複数の時系列研究，または劇的な結果を示した非対照試験に基づくエビデンス
	III	臨床経験，記述的研究，または専門家委員会の報告に基づく権威ある専門家の意見によるエビデンス

文献1より引用

項目があげられている．IDSAのガイドライン[1]では，エビデンスレベルおよび推奨度を表3に示す定義に基づき示している．日本ではよく推奨されている好中球減少患者の外出時のマスク着用は，ASCOガイドライン[2]では勧められていない．

1 手指衛生（A-II）

病院内では，患者から医療従事者へ，医療従事者から患者へ，患者から患者への病原体の伝播を防ぐため，標準感染予防策（スタンダードプリコーション）を行う必要がある．標準感染予防策として，適切な手洗いと防護具の使用が推奨される．好中球減少患者の日常的なケアにおいて，特別な防護具（ガウン，手袋，ゴーグル，マスクなど）は必要ないが，ほかの入院患者の場合と同様に，体液との接触が予想される場合は，標準感染予防策を実践するべきである．手洗いは，感染症の伝播を予防するうえで最も有効な手段であり，好中球減少患者のケアの直前直後や，同じ患者に対しても処置ごとに，手袋着用の有無にかかわらず手指衛生を行う必要がある．

2 室内換気および隔離・感染予防策（A-III）

同種造血幹細胞移植（hematopoietic stem cell transplantation：HSCT）患者を除き，好中球減少患者を個室に収容する必要はなく，特別な室内換気は必要ない．HSCT患者はすべて，換気回数12回/時間を超えるHEPAフィルター（high efficiency particulate air filter）を備えた病室での管理が必要である．患者の病室の気圧は，廊下，トイレ，準備室などの隣接区域に対して陽圧になるよう維持する．一方，特定の徴候，症状がみられる患者は，感染症別隔離を行うべきである．

3 患者の皮膚・口腔ケア

皮膚の機能を最適に維持するために，患者は毎日シャワーを浴びるか入浴するべきである．**好中球減少期には，直腸温計，浣腸，坐剤および直腸検査は禁忌**であり，十分な口腔・歯科衛生を維持する方法を指導する必要がある．

4 植物および動物との接触

1）植物

鉢植えの観賞用植物の土，ドライフラワーの表面および生花から，アスペルギルス属およびフ

サリウム属を含む糸状菌が分離される．花瓶の水の主な病原体はグラム陰性菌であり，緑膿菌が最も頻回に分離され，キクの花や鉢植え植物からも直接分離される．また，切り花の花瓶の水が稀にしか交換されていないと細菌数は増加する．

- ・免疫不全がなければ花瓶の水や鉢植え植物は感染源とはならない
- ・免疫不全患者では，植物はアスペルギルス属の感染源となりうる

環境にアスペルギルス属が留まっていることは，好中球が著しく減少している患者にとって重大な問題になることが，侵襲性アスペルギルス症の集団感染によって示された．それゆえ，免疫不全患者がいる区域（造血幹細胞移植病棟）では花や植物は避けるべきである．

2）動物

家で飼われているペットが，ペット療法のために病院に持ち込まれるかもしれないが，好中球減少患者が入院している病棟への持ち込みは許可するべきでない．

5 医療従事者および面会者

面会者は，空気，飛沫および直接接触により伝播しうる感染症（水痘・帯状ヘルペスウイルス感染症，感染性胃腸炎，単純ヘルペスウイルスの口唇病変または指病変，上気道感染症など）の症状を呈する場合，適切な防護策（マスク，手袋など）を講じない限り，患者のケアに携わることや患者に面会することを避けるべきである．

●専門医のクリニカルパール

上記に示したように，発熱性好中球減少症の低リスク患者にとって，病院は必ずしも安全な場所であるとは言えない．個別の患者の感染関連合併症の発症リスクを正確に評価し，十分な追跡ケア（電話，救急施設へのアクセス，適切かつ支持的な家庭環境，医療施設までの行程が1時間以内）が可能な場合は，外来化学療法を行う．外来化学療法中の患者には，前述の手洗いや入浴，口腔衛生の励行のほかに，人ごみや風邪をひいている人との接触を避けること，ペットの排泄物の処理やガーデニングをする場合は手袋を着用し手洗いをすること，家庭環境を清潔に保つこと，インフルエンザの予防接種を受けることなどの指導を行う．

Advanced Lecture

食事制限の有用性について検証するランダム化比較試験が，現在2つ進行中である[4]．これまでの試験と比べより多くの患者を対象としており，1つは，ALL, AML, 肉腫，神経芽細胞腫の化学療法を受ける小児がん患者（Moody K., et al.），もう1つはAML, ALL, MDSの成人患者（Gardner A., et al.）を対象としている（Available at http://ClinicalTrials.gov.）．

また，米国疾病予防管理センター（Centers for Disease Control and Prevention：CDC）のホームページでは，"血管内カテーテル由来感染予防"，"医療現場における手指衛生"，"医療施設における環境感染制御"，"サーベイランス"など多くの感染予防ガイドラインや，医療者向け，化学療法中の患者・介護者向けそれぞれに，好中球減少時の対応について情報提供されている．

おわりに

　化学療法を受けている患者は，ボディーイメージの変化や将来への不安など多くのストレスを受けており，QOLの維持を鑑みた日常生活指導が重要である．

　好中球減少時の食事制限は，現時点では有用性が証明されておらず推奨されないが，有用でないとのエビデンスもない．しかし，**化学療法は消化器症状や味覚の変化，食欲不振をもたらすため，食事のバリエーションが制限されることは，患者にとって切実な問題であり，食事制限をむやみに行うことは避けるべき**である．今後，好中球減少時の食品や調理方法の標準化，制限食が最も有効な対象患者，制限食の開始時期（化学療法開始時や好中球減少時など）などを検討する必要がある．

文献・参考文献

1) Freifeld, A. G., et al.: Clinical Practice Guideline for the Use of Antimicrobial Agents in Neutropenic Patients with Cancer: 2010 Update by the Infectious Diseases Society of America. Clin Infect Dis, 52: e56-e93, 2011
2) Flowers, C. R., et al.: Antimicrobial prophylaxis and outpatient management of fever and neutropenia in adults treated for malignancy: American Society of Clinical Oncology clinical practice guideline. J Clin Oncol, 31: 794-810, 2013
3) 高橋正子ほか：化学療法を受けている造血器腫瘍患者の食事制限に関する調査．東邦大学医学部看護学科紀要，22: 10-16, 2008
4) van Dalen, E. C., et al.: Low bacterial diet versus control diet to prevent infection in cancer patients treated with chemotherapy causing episodes of neutropenia (Review). Cochrane Database Syst Rev, 9: 1-33, 2012
  ↑化学療法による好中球減少患者における低菌食の有用性を検討した報告についてまとめた最新のレビューです．
5) Gardner, A., et al.: Randomized comparison of cooked and noncooked dies in patients undergoing remission induction therapy for acute myeloid leukemia. J Clin Oncol, 26: 5684-5688, 2008
6) Moody, K., et al.: Feasibility and safety of a pilot randomized trial of infection rate: neutropenic diet versus standard food safety guidelines. J Pediatr Hematol Oncol, 28: 126-133, 2006
7) van Tiel, F., et al.: Normal hospital and low-bacterial diet in patients with chemotherapy after intensive chemotherapy for hematological malignancy: a study of safety. Ann Oncol, 18: 1080-1084, 2007

プロフィール

土井美帆子（Mihoko Doi）
県立広島病院臨床腫瘍科
固形腫瘍の化学療法を専門としています．外科や内科，放射線科，病理など他領域の専門医やがん医療を専門とする薬剤師，看護師とコラボレーションして，患者さんにとってより有効で満足度の高い医療をめざしています．今後は，この輪が在宅医療の充実に向けて広がることが目標です．

第2章 入院中のがん患者のマネージメント～化学療法と副作用対策～

8. 高度な好中球減少があったら，次のコースは減量してよいか？

山中康弘

Point

- 好中球減少はがん薬物療法の副作用のうち，特に殺細胞性抗悪性腫瘍薬を用いた化学療法では，よくみられる副作用の1つである
- 多くの固形がんに対する化学療法では，高度な好中球減少があっても，全身状態が安定しており，感染徴候がなければ経過観察のみでよく，抗悪性腫瘍薬の減量は不要である
- ただし，減量を行うかどうかの判断は，高度な好中球減少という要素以外に，治療の目的や病状，全身状態，生活環境など，さまざまな要素を考慮する必要がある

はじめに

がん薬物療法の副作用は多岐にわたるが，頻度の高いものとして骨髄抑制がある．骨髄抑制のうち，特に殺細胞性抗悪性腫瘍薬で最も多く認められる副作用が好中球減少である．がん薬物療法を実施するうえでは，あらゆる副作用に対して，その対応に習熟している必要があるが，骨髄抑制のうち最も多く遭遇すると思われる好中球減少に対する対応を適切に行うことは非常に重要である．

症例

49歳，女性．右乳がん，T2N1M0，ⅡB期，右乳房切除＋右腋窩リンパ節郭清．術後化学療法として，CAF療法〔シクロホスファミド（CPM）＋ドキソルビシン（DXR）＋フルオロウラシル（5-FU）〕を実施していた．糖尿病と高血圧があり，フォローアップされていたが，内分泌内科受診時（CAF療法2コース目，day 10）の採血検査で，好中球数200/μLと低値で，内分泌内科医から報告があった．本人は元気で，自覚症状はなく，発熱も認めなかった．CAF療法2コース目，day 22，CAF療法3コース目実施予定日に外来受診された．受診日まで発熱などは認めず，受診当日の好中球数は2,100/μLと回復しており，ほかの採血検査結果や自覚的副作用も特記する問題は認めなかった．

1. 好中球減少は何が問題なのか

好中球は，生体内に侵入した細菌や真菌に対して，貪食殺菌することにより，感染を防御する

役割を担っている白血球に分類される一成分である．それゆえに，好中球減少が生じている期間は，好中球減少がない期間と比較して，相対的に感染に対する生体の防御機構が弱くなることを意味する．ただし，よく考えればわかるが，実地診療上で問題となるのは，好中球減少そのものではなく，好中球減少によって引き起こされる感染が問題なのであり，「好中球減少」イコール「致死的な副作用」ではない．

　すなわち，好中球減少があっても，感染などの生命に危険が及ぶような状態とならなければ全く問題はないと考えることができる．したがって，**好中球減少があっても，それだけでは抗悪性腫瘍薬の減量は不要**である．実際に，治療の有効性および安全性を確認するための臨床試験においては，安全に治療を実施するために治療薬の減量規準や治療コースの延期規準が設定されて実施されているが，通常は治療コース途中で高度な好中球減少が観察されても，発熱などの問題がなければ減量するような設定では行われていない．先に述べたように好中球減少が問題なのではなく，好中球減少に伴って生じる感染が問題となるのであり，症例のように，治療コースの途中で高度な好中球減少が観察されても，次コースの抗悪性腫瘍薬の減量は不要である．

2. 抗悪性腫瘍薬治療の目的は何か

　それでは治療コースの途中で高度な好中球減少が観察された場合，抗悪性腫瘍薬を減量してはいけないのであろうか．答えは「原則，減量してはいけない」．必ずしもすべてのがん腫で検討されているわけではないが，投与量の違いによる有効性および安全性について検討した臨床試験が実施されている．例えば，乳がんの再発予防目的に実施されるCAF療法については，投与量を変更した3群比較の臨床試験が実施されている[1]．この臨床試験では，投与量は，低用量，中用量，高用量が設定され，おのおのの投与量は（CPM/DXR/5-FU，単位はmg/m^2），低用量（300/30/300），中用量（400/40/400），高用量（600/60/600）と設定され，乳がん術後の患者1,550人を対象として実施された．その結果，低用量群と比較して，中用量群，高用量群が無病生存期間，全生存期間ともに優れるという結果が得られている（**図**）．

　現在実施されるCAF療法（FAC療法とも呼ばれる）は，ほかの臨床試験結果なども考慮され，CPM/DXR/5-FU：500/50/500，3週間ごととなっているが，上記の臨床試験結果を考慮すると，**必要のない減量は効果を落とす（有効性を低下させる）可能性があるため，原則減量してはいけない**，という結論となる．これは特に治癒を目的とした治療の場合，遵守すべき事項である．一般的に再発した悪性腫瘍の治療は困難であり，いずれ悪性腫瘍によって死亡に至ってしまうため，治癒が得られる可能性を低くするような変更は安易にしてはならないのである．なお，現在実施されている臨床試験はこのことを踏まえ，高度な好中球減少（grade 4の好中球減少）が生じてもそれだけでは減量しない設定となっており，一般臨床でも減量しないのが常識となっている．

　それに対して，再発・転移のある悪性腫瘍に対する延命や症状緩和を目的とした治療の場合は，少し判断が異なる場合がある．一般的に臨床試験に参加する被験者は，全身状態の良い患者が多い．治癒が困難な患者を対象とした臨床試験においては，術前・術後の再発予防目的で実施される治療の臨床試験よりも，実地臨床で診療する患者と背景が乖離している場合が多いからである．臨床試験結果を目の前の患者にあてはめることができるか，臨床試験結果について，外的妥当性がどの程度あるのか，別な言い方をすると，普遍性があるのか，ということについて検討する必要がある．

A) 全生存期間

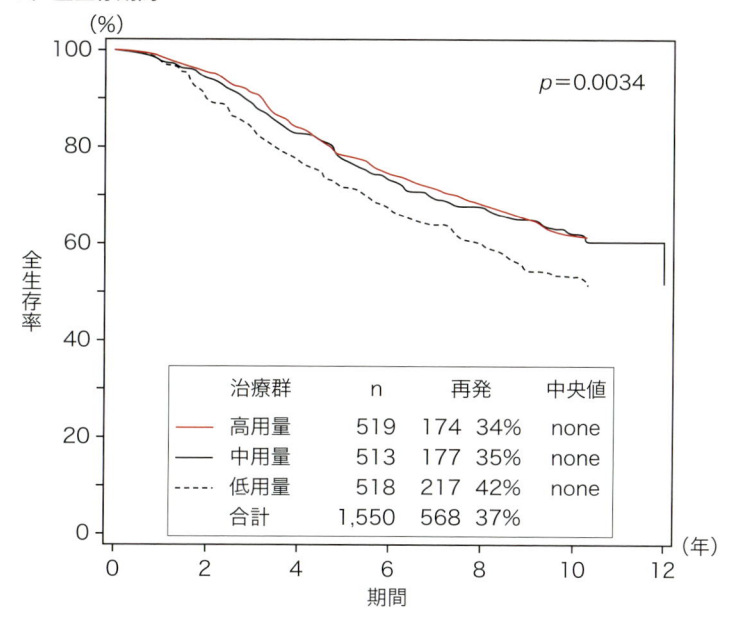

治療群	n	再発	中央値
高用量	519	174 34%	none
中用量	513	177 35%	none
低用量	518	217 42%	none
合計	1,550	568 37%	

$p=0.0034$

B) 無病生存期間

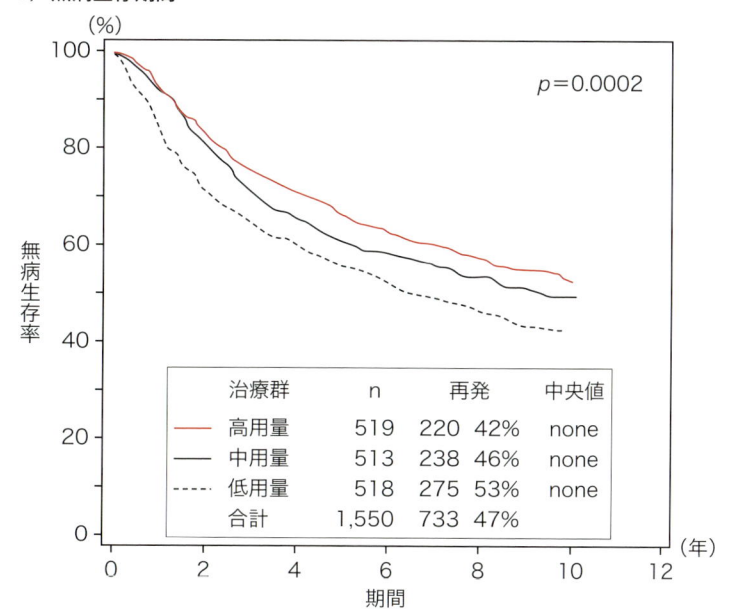

治療群	n	再発	中央値
高用量	519	220 42%	none
中用量	513	238 46%	none
低用量	518	275 53%	none
合計	1,550	733 47%	

$p=0.0002$

図 乳がんに対する投与量を変更したCAF療法の臨床第Ⅲ相試験における，全生存期間と無病生存期間
文献1より引用

　再発予防目的の術前・術後化学療法の場合は，比較的その治療の有効性が検証された条件に合致する場合が多い．なぜなら，問題なく手術を行えるような患者，手術が行えた患者が対象であるので，無理に手術が行われたりしない限り，比較的条件はよい．がんは手術で切除され，がんによる症状がない状態での治療となるからである．それに対して，再発・転移のある患者を対象

とした，延命・症状の緩和を目的とした化学療法の場合は，がんによる症状があったりして，術後の患者と比較して条件が悪いことが多い．

治癒が困難な場合は，QOLや治療の継続性を重視して，減量する判断の閾値はやや緩くなることは，一般臨床上で許容される判断である．もちろん，治癒が困難な患者を対象とした臨床試験でも，投与量を変更した比較試験は行われており，減量することで有効性が低下する可能性があることは確認されており，必要のない減量はしないのが原則である．

●専門医のクリニカルパール
- 薬物療法を実施する場合，その根拠となっている臨床試験の原著論文を確認することが望ましい．原著論文のなかの，patient and method の項のなかに治療内容や減量規準や治療中止規準などが記載されているので，確認することが望ましい．
- 臨床第Ⅲ相試験の原著論文中には，治療内容が詳しく書かれていないものもある．その場合は，試験治療の根拠となっている臨床第Ⅱ相試験の原著論文を確認することが望ましい．
- 同じ薬剤による治療でも，がん腫によって異なるレジメンは珍しくないので，それぞれ確認しておくことが望ましい．
- grade 4 の好中球減少があっただけでは，むやみに抗悪性腫瘍薬を減量してはいけない．

おわりに

好中球減少は，悪性腫瘍に対する薬物療法を実施するうえで，かなりの頻度で遭遇する副作用であり，診療を行うにあたり，その対応に習熟する必要がある．がん薬物療法には致死的な副作用も珍しくないが，必要以上に恐れることは，患者の不利益に繋がる可能性がある．くり返しになるが，「高度な好中球減少が観察されても，ほかの問題がなければ，次コースの減量は不要である」（特に治癒を目的とした治療の場合は，治療中に高度な好中球減少が観察されただけでは減量してはいけない）ことを知っておきたい．

そのほか，本書の別稿に記載されている発熱性好中球減少への対応，G-CSF使用に関する規準（ガイドライン），輸血の適応などについて学び，適切な対応が行えるように心がけてほしい（第1章-1，2，第2章-6～7参照）．

文献・参考文献

1) Budman, D. R., et al.：Dose and dose intensity as determinants of outcome in the adjuvant treatment of breast cancer. The Cancer and Leukemia Group B. J Natl Cancer Inst, 90（16）：1205-1211, 1998

もっと学びたい人のために（おすすめの書籍）

1. 「新臨床腫瘍学－がん薬物療法専門医のために　改訂第3版」（日本臨床腫瘍学会/編），南江堂，2012
   ↑日本臨床腫瘍学会によるがん薬物療法専門医のための教科書．アップデートが重ねられ，新しい内容が適宜刷新されており，悪性腫瘍に関して勉強する日本語で書かれたおすすめの書．
2. Devita, Hellman, and Rosenberg's Cancer：Principles and Practice of Oncology 9th Edition（Vincent, T. Devita. Jr., et al., eds.），Lippincott Williams & Wilkins, 2011
   ↑世界の腫瘍内科医の教科書の1つ．腫瘍内科医をめざす場合は必読の書．（分量が多いので通読は難しい？）

3．Holland-Frei Cancer Medicine, 8th Edition（Waun, Ki. Hong., et al. eds.），PMPH USA, 2009
　↑世界の腫瘍内科医の教科書の1つ．上記よりもアップデートの頻度がやや少なめ．腫瘍内科医をめざす場合は必読の書．（分量が多いので通読は難しい？）

プロフィール

山中康弘（Yasuhiro Yamanaka）
栃木県立がんセンター腫瘍内科 化学療法部副部長
専門：腫瘍内科（悪性腫瘍の薬物療法：肺がん以外の固形腫瘍全般）
私は医師という職業は，「知らないことが罪になる仕事」と考えています．この「罪」というのは自分が知らないことで患者が不利益を被る可能性があり，患者に対して罪深いことにつながる可能性がある，という意味です．患者の診療にあたっては，知らないことを少しでも減らすために，常に情報収集を行う習慣をつけてください（これは自分に対する戒めでもあります）．

第3章 一般外来でがん患者を診る

1. CA19-9高値，あなたならどうする？

高瀬直人，谷岡真樹

Point

・検診の役割と腫瘍マーカー全体およびCA19-9についてのエビデンスを知る
・むやみに腫瘍マーカーを測らないように患者さんに説明する
・もしも腫瘍マーカー高値で患者さんが紹介されていたときの対策を検討する

はじめに

　腫瘍マーカーは，CA19-9やCEAをはじめ，CA15-3，CA125，AFP，Pro-GRP，sIL-2レセプター，hCG，など多くのものが知られている．しかし，多くは腫瘍マーカーという名前だけが1人歩きしており，その意義についてはあまり理解されずに臨床で用いられていることがしばしばみられる．その典型が腫瘍マーカー検診である．本稿では腫瘍マーカーのエビデンスを学ぶことを念頭に，それでも腫瘍マーカー高値の患者さんに遭遇した際に，いかに対応していくかを学んでもらいたい．

1. 腫瘍マーカーを測る意義〜検診の意義と腫瘍マーカーのエビデンス〜

　冒頭でも述べたが，検査を行うには必ずその意義を考えて行う必要がある．採血もX線も必ず合併症があり，また保険制度を用いた意義の乏しい検査は国の医療費に負担をかける．

1 腫瘍マーカーを測る意義

　腫瘍マーカーを測る意義としては「治療効果予測因子」と「予後予測因子」があげられる．その一例として乳がんにおけるhuman epidermal growth factor receptor 2（HER2）があげられる．乳がんにおけるHER2をコードする*HER2/neu*遺伝子はもともと予後予測因子であり，*HER2/neu*遺伝子の増幅の乳がん患者はほかの乳がん患者に比べて生存期間中央値が短かった[1,2]．後にHER2を分子標的とするトラスツズマブ（ハーセプチン®）の登場で，HER2は治療効果予測因子となった．*HER2/neu*遺伝子の増幅がある乳がん患者では，増幅のない患者に比べてトラスツズマブの効果が期待できる[3,4]．同様に肺がんにおけるEGFR[5,6]やALK[7]，大腸がんのKRAS[8]なども治療効果を予測するという意味で重要な腫瘍マーカーである．しかし，これらはいずれもがんの診断がついた患者において，その組織検査で行う検査であり，早期発見を目的と

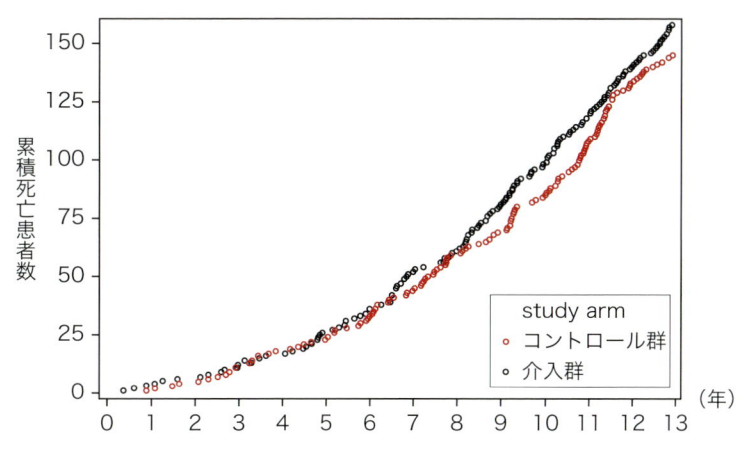

図　前立腺がん患者における死亡患者数の推移
文献15より引用

する検診においては有用なものではない．

2 検診の意義

　検診は「がんを早期に発見する」ために行う検査であるが，その背景には「早期発見することで適切な治療介入を行えば，予後の延長効果が期待できること」が前提でなくてはならない．早期発見できたとしても遅く見つかった人と比べて予後に差がなければ，それは検診としての意義をなさない．しかし，検診を行っている医療機関のホームページやパンフレットなどを見ると，近年さまざまな検診があげられており，そのなかには検診としての費用対効果や予後改善効果が曖昧なものが含まれているケースも散見される．

1) 子宮頸がん検診の費用対効果は良い

　子宮頸がん検診は費用対効果に優れた検診であるといえる[9〜11]．年に1回細胞診の検査を受けるという比較的安価でかつ簡便な検査において子宮頸がんを早期に発見し，かつ適切な治療を行うことで大幅な予後延長効果が証明されている．ほかにも，大規模に行われている検診として乳がんのマンモグラフィーやエコー，大腸がんの便潜血や内視鏡検査，前立腺がんのprostate-specific antigen（PSA）や直腸指触診などがある．しかし，近年，検診に関するいくつかの報告があげられており，次項で述べる．

2) 早期発見≠予後延長

　乳がんや大腸がん，前立腺がんにおいて，早期発見につながるものの，同時に過剰診療の可能性が示唆される報告が散見される．例えばPSAである．PSA高値で診断された前立腺がん患者において，治療することで前立腺がん関連死は減少するが，予後の延長効果はごくわずかであった[12〜14]（図）．つまり，前立腺がんを早期発見することが害ではなく利益をもたらすという確固としたデータはないのである．しかし，アンケートではあるものの，日本ではいまだにPSAは測ってもよいと考える臨床医の割合が多いが，米国予防医学作業部会（US Preventive Services Task Force：USPSTF）ではすでに「全年齢でPSA測定は推奨しない」という勧告を行っている[16]．National Comprehensive Cancer Network（NCCN）のガイドラインでも「前立腺がんと診断されたすべての男性が治療を受けるべきとは考えておらず，そのような提案もしていない」

としている[17].日本のがん検診ガイドラインでも前立腺がんに対するPSAおよび直腸指触診[18]は対策型検診ではなく任意型検診とされており,推奨グレードもⅠ（死亡率減少効果の有無を判断する証拠が不十分であるため,対策型検診として実施することは勧められない.任意型検診として実施する場合には,効果が不明であることと不利益について十分説明する必要がある.その説明に基づく,個人の判断による受診は妨げない）とされている.乳がんのマンモグラフィー[19,20],大腸がんの内視鏡検査[21]においても,同様の問題があり,検診の在り方について議論されている.

3）検診で腫瘍マーカーを測る意義は乏しい

近年,PET-CT検診や腫瘍マーカー検診などが見受けられるようになった.確かに再発の判定,治療効果の判定においては有用性が認められる腫瘍マーカーも存在する.しかし,検診としてのエビデンスは確立しているとはいえず,PET-CT検診についても日本核医学会のFDG-PET検診ガイドライン2007で「早期発見におけるエビデンスは不十分である」としている[22].

消化器がんに関する2006年のASCOのガイドラインでは,大腸がんにおいては術前および術後3年は3カ月ごとのCEAの測定が推奨されており,また転移性腫瘍に対する化学療法の効果の指標として用いることを推奨している.また膵がんにおいても治療中の患者さんにおいてはCA19-9が効果判定の1つの指標になるとされており,測定に関しては許容されているものの,ほかのスタディにおける再確認が必要とされている[23].しかし,これらはいずれもがんの早期発見を目的にしておらず,また検診としてのエビデンスはない.

一方,乳がんに関する2007年のASCOのガイドラインでは,CA15-3やCA27.29,CEAやER,PgR,HER2などによる術後フォローアップについて検討されているが,そのいずれも有用であるというデータはなく,実臨床に用いるには時期尚早であると結論づけている[24].卵巣がんにおけるCA125も検診としてだけでなく[25],術後のフォローアップとしても予後改善効果は認められなかった[26].ほかにも胚細胞腫瘍[27]や肝細胞がんにおけるAFP[28,29]などさまざまな腫瘍マーカーについて検討されているが,早期発見・予後改善において確立している腫瘍マーカーはない[30].

もう1つの問題としてフィードバックの問題がある.検診で腫瘍マーカーの上昇を認めた際に,実際精査でがんがどれくらい見つかったというまとまった報告が現在のところはない.当院でも腫瘍マーカーの上昇で精査希望をする患者さんがしばしば紹介されてくるが,検診施設と精査を行う施設が違う,ということが影響しているように思われる.

4）CA19-9の測定意義

今回のテーマであるCA19-9測定の意義について検討する.CA19-9は膵がん[31]や胆道がんなどの消化器腫瘍[23]をはじめ,卵巣がんや肺がんなどの多くの腫瘍で上昇を認めるが,同時に膵炎や膵嚢胞,胆石や胆嚢炎,肝硬変,子宮内膜症,気管支拡張症などの多くの良性疾患でも上昇することがある.

膵がんにおいては感度80.3％,特異度80.2％というメタアナライシスの結果がでているが,偽陽性,偽陰性がともに約20％があり,また予後改善効果が示されていない[32].他がん種についても報告が認められないが,いずれにしてもCA19-9測定によるがんの早期発見,予後延長を示す報告はなく,がん種も特定できない.ただCA19-9高値というだけではその後につながる検査がない.

5）検診の先には治療がある

以前筆者が経験したことだが,CA19-9高値で寝たきり,認知症の高齢女性を紹介いただいたことがある.がんの診断がない状態で腫瘍マーカーを測ること自体推奨されないが,それ以上に

検診の先には治療がある．化学療法にしても手術にしても放射線治療にしても副作用のリスクを伴うため，患者さん本人が治療の必要性や合併症などを理解し，同意することが必要不可欠である．よって仮にがんが発見されたとしても積極的に治療することが困難であることが予想される場合には，いくら簡便であるとはいえ，採血で腫瘍マーカーを測ることは控えるべきである．

2. 腫瘍内科医としての患者教育～むやみに腫瘍マーカーを測らない～

インターネットなどを調べていると，検診として腫瘍マーカーの測定を行っている施設は散見されるため，今後もCA19-9に限らず，腫瘍マーカー高値で紹介されてくる患者さんを経験する機会は増えるのでないかと思われる．しかし本稿「1．腫瘍マーカーを測る意義」のように，American Society of Clinical Oncology（ASCO）のガイドライン[23〜25]でも検診としての腫瘍マーカー測定は推奨しておらず，測定によって早期発見につながるというエビデンスもない．

1 患者さんへの説明の重要性

腫瘍マーカーのなかには治療効果の指標など，継続的な測定が一定の意義を認められているものもある．しかし，いまだに腫瘍マーカーについては曖昧なところが多く，高値が何を意味するのか確立していない部分も多い．

「腫瘍マーカー高値は必ずしもがんが存在していることを示すものではない」ということを説明することは非常に重要である．そもそも検査の正常値は健常者の約95％〔2×標準偏差（±2SD）〕以内がおさまる範囲を定めており，健常者でも異常高値を示したり，腫瘍マーカー自体ががん以外のさまざまな要因（ほかの良性疾患）で上昇する．患者さんは「がんの疑いがあるので検査をした方がよい」と勧められて病院を受診するケースが多く，「腫瘍マーカーが上昇していても必ずしもがんがあるわけではないこと」をあまり理解していないことが多いと思われる．完全にがんを否定することは難しいが，上記のような腫瘍マーカーについてわかっていることをきちんと説明することで，患者さんに納得していただけることも多く，それが安堵につながることもある．そのうえで，今後検診で腫瘍マーカーを測ることはお勧めできないことをきちんと理由も含めて説明することが臨床医として望ましい姿である．

2 検診としての腫瘍マーカーの在り方について

腫瘍マーカーについてはたくさんの研究が行われており，今後検診の意義を満たす腫瘍マーカーが出てくる可能性はあるだろう．そのため腫瘍マーカーを検診に使うことは現状では推奨できないが，将来的にはこの結論は変わる可能性はありうる．ただ，それにはおそらく腫瘍マーカー自体ががんの存在に対して感度もしくは特異度がもっと高いものでないと現実的には難しいと考える[26]．検診という意味では感度が高い検査が望ましいと考えるが，残念ながら今の医療技術においてはがんの存在を否定する難しさがあり，検診で疑われた結果を完全に否定できないことが問題である．採血で簡単だからといって測定してしまうと患者さんの不安をあおるものとなってしまう．

表　原発不明がんにおいて推奨される検査

頭頸部	ファイバーを用いた診察
呼吸器	CT（可能であればHRCT）
消化器	GIF，CF，造影CT，HBV/HCVなど
泌尿器	前立腺生検，尿細胞診など
乳腺	（特に女性）MMG，US，触診
婦人科	（女性）婦人科診察，US

GIF：上部消化器内視鏡検査
CF：大腸内視鏡検査
HBV：B型肝炎
HCV：C型肝炎
MMG：mammography（マンモグラフィー）
US：ultrasonography（エコー）

3. 腫瘍マーカー高値で紹介されてきたら…？　〜現実的な対策〜

　医療技術の進歩のおかげで画像診断や病理診断などのがんを診断する能力は向上した．しかし，いまだに「がんではない」ことを診断することは非常に難しい．検診で要精査を勧められたため，当院のようながんセンターに紹介されてくる患者さんも多いが，精査の結果で何も見つからなかったときに，その後のフォローをどうするかということに関して，多くの臨床医が苦労している．本当にがんではないのか，それともがん細胞はすでに体内にいるが，現在の医療技術で検出しうる検出感度以下なのか，それを白黒はっきりさせる検査は現段階では確立していない．

1 CA19-9高値で紹介されてきたら

　本稿「2．腫瘍内科医としての患者教育」のようにCA19-9の上昇は特定のがん種を示唆するものではない．がんの存在を否定することはきわめて困難であり，まずCA19-9高値の意義を説明し，患者さんに納得してもらい，理解を得ることが大事である．腫瘍マーカー自体のエビデンスが確立していないため，判断が非常に難しいが，かなりの異常高値や急激な上昇がある場合，付随する何らかの症状やほかの検査異常を認める場合，もしくは患者さん自身の不安が強い場合や検査の希望が非常に強い場合には，検査では完全にがんを否定することは難しいことを十分説明したうえで，いくつかの検査を考慮したり，腫瘍マーカーのフォローを検討してもよいと考える．NCCNの原発不明がんガイドラインにおいて，原発巣検索に推奨されている検査を**表**に列記した（表内のすべてを行う必要はない）．スクリーニング検査を行ったうえで，がんを疑う部分があれば生検を行うが，明らかな異常を認めなかった場合については本稿「**2** がんが見つからなかった場合」で述べる．

2 がんが見つからなかった場合

　CA19-9高値ということで精査した場合に，おそらく全身検索を行ってもがんが見つかるケースより見つからないケースの方が多いと思われる．
　マンモグラフィーや子宮頸がん検診など早期発見のエビデンスが確立している検査においては，精査の結果異常が見つからなければ，それ以降は定期的な通院は不要であり，今まで通り一般的な定期検診を希望によって受けることが推奨される．卵巣がん[31]や乳がん[32]の再発では過剰な検査・フォローアップが必ずしも予後の改善につながるわけではない，ということが報告されて

おり，ましてや検診異常についても一度検診で異常を認めたからといってその後頻回なフォローアップをすることが早期発見と予後を改善するということを示すエビデンスはない．

しかしCA19-9のような腫瘍マーカーの難しいところは早期発見のエビデンスも確立していないことである．本稿「1．腫瘍マーカーを測る意義」でも述べたように感度，特異度ともに約8割であることから，約2割は偽陽性である結果となる．そのことを考えると，CTなどのほかの検査にて十分精査したうえで，それでもやはりがんの所見が認められない場合には，経過観察が望まれる．現在のエビデンスでは定期的な腫瘍マーカーのフォローアップは積極的には推奨されないし，基本的にはほかの定期検診を受けて異常が指摘される，もしくは何らかの自覚症状が出現したときに再度受診を勧めるのが検査の費用効果や患者負担などを考えたときに妥当ではないかと思われる．

おわりに

今日でも患者さんにとってがんと告知されることは重みのあることであり，「疑いがある」，というだけでも多大な不安を与える場合もある．検査は目的をもって行ってこそ，そのメリットがあり，適応などを誤れば不安や侵襲といったデメリットを患者さんに与えてしまいかねない．がん診療に限らず現在行われている検査の意義や有用性を検討することは，知識の向上や治療レベルの向上，ひいては患者さんにより良い医療を提供することにつながる第一歩である．

文献・参考文献

1) Slamon, D. J., et al.：Human breast cancer：correlation of relapse and survival with amplification of the HER-2/neu oncogene. Science, 235 (4785)：177-182, 1987
2) Gusterson, B. A., et al.：Prognostic importance of c-erbB-2 expression in breast cancer. International (Ludwig) Breast Cancer Study Group. J Clin Oncol, 10 (7)：1049-1056, 1992
3) Slamon, D. J., et al.：Use of chemotherapy plus a monoclonal antibody against HER2 for metastatic breast cancer that overexpresses HER2. N Engl J Med, 344 (11)：783-792, 2001
4) Romond, E. H., et al.：Trastuzumab plus adjuvant chemotherapy for operable HER2-positive breast cancer. N Engl J Med, 353 (16)：1673-1684, 2005
5) Fukuoka, M., et al.：Biomarker analyses and final overall survival results from a phase III, randomized, open-label, first-line study of gefitinib versus carboplatin/paclitaxel in clinically selected patients with advanced non-small-cell lung cancer in Asia (IPASS). J Clin Oncol, 29 (21)：2866-2874, 2011
6) Kim, E. S., et al.：Gefitinib versus docetaxel in previously treated non-small-cell lung cancer (INTEREST)：a randomised phase III trial. Lancet, 372 (9652)：1809-1818, 2008
7) Camidge, D. R., et al.：Activity and safety of crizotinib in patients with ALK-positive non-small-cell lung cancer：updated results from a phase 1 study. Lancet Oncol, 13 (10)：1011-1019, 2012
8) Lievre, A., et al.：KRAS mutation status is predictive of response to cetuximab therapy in colorectal cancer. Cancer Res, 66 (8)：3992-3995, 2006
9) Berget, A.：Influence of population screening on morbidity and mortality of cancer of the uterine cervix in Maribo Amt. Dan Med Bull, 26 (2)：91-100, 1979
10) Aklimunnessa, K., et al.：Effectiveness of cervical cancer screening over cervical cancer mortality among Japanese women. Jpn J Clin Oncol, 36 (8)：511-518, 2006
11) Ronco, G., et al.：Impact of the introduction of organised screening for cervical cancer in Turin, Italy：cancer incidence by screening history 1992-1998. Br J Cancer, 93 (3)：376-378, 2005
12) Schroder, F. H., et al.：Prostate-cancer mortality at 11 years of follow-up. N Engl J Med, 366 (11)：981-990, 2012
13) Andriole, G. L., et al.：Mortality results from a randomized prostate-cancer screening trial. N Engl J Med, 360 (13)：1310-1319, 2009

14) Screening for prostate cancer : recommendation and rationale. Ann Intern Med, 137 (11) : 915-916, 2002
15) Andriole, G. L., et al. : Prostate cancer screening in the randomized Prostate, Lung, Colorectal, and Ovarian Cancer Screening Trial : mortality results after 13 years of follow-up. J Natl Cancer Inst, 104 (2) : 125-132, 2012
16) Moyer, V. A. : Screening for prostate cancer : U. S. Preventive Services Task Force recommendation statement. Ann Intern Med, 157 (2) : 120-134, 2012
17) 「NCCNガイドライン」National Comprehensive Cancer Network : http://www.nccn.org/professionals/physician_gls/pdf/occult.pdf
18) Hamashima, C., et al. : The Japanese guideline for prostate cancer screening. Jpn J Clin Oncol, 39 (6) : 339-351, 2009
19) Bleyer, A. and H. G. Welch. : Effect of three decades of screening mammography on breast-cancer incidence. N Engl J Med, 367 (21) : 1998-2005, 2012
20) Hersch, J., et al. : Women's views on overdiagnosis in breast cancer screening : a qualitative study. BMJ, 346 : f158, 2013
21) Hoff, G., et al. : Risk of colorectal cancer seven years after flexible sigmoidoscopy screening : randomised controlled trial. BMJ, 338 : b1846, 2009
22) 「FDG-PETがん検診ガイドライン」（日本核医学会　PET核医学分科会/編），2007
23) Locker, G. Y., et al. : ASCO 2006 Update of Recommendations for the Use of Tumor Markers in Gastrointestinal Cancer. Journal of Clinical Oncology, 24 (33) : 5313-5327, 2006
24) Harris, L., et al. : American Society of Clinical Oncology 2007 Update of Recommendations for the Use of Tumor Markers in Breast Cancer. Journal of Clinical Oncology, 25 (33) : 5287-5312, 2007
25) Gilligan, T. D., et al. : American Society of Clinical Oncology Clinical Practice Guideline on Uses of Serum Tumor Markers in Adult Males With Germ Cell Tumors. Journal of Clinical Oncology, 28 (20) : 3388-3404, 2010
26) Duffy, M. J. : Role of tumor markers in patients with solid cancers : A critical review. European Journal of Internal Medicine, 18 (3) : 175-184, 2007
27) Regan, L. S. : Screening for hepatocellular carcinoma in high-risk individuals. A clinical review. Arch Intern Med, 149 (8) : 1741-1744, 1989
28) Daniele, B., et al. : Alpha-fetoprotein and ultrasonography screening for hepatocellular carcinoma. Gastroenterology, 127 (5 Suppl 1) : S108-112, 2004
29) Jacobs, I. J., et al. : Screening for ovarian cancer : a pilot randomised controlled trial. Lancet, 353 (9160) : 1207-1210, 1999
30) Lee, K. J., et al. : Serum CA 19-19 and CEA Levels as a Prognostic Factor in Pancreatic Adenocarcinoma. Yonsei Med J, 54 (3) : 643-649, 2013
31) Rustin, G. J., et al. : Early versus delayed treatment of relapsed ovarian cancer (MRC OV05/EORTC 55955) : a randomised trial. Lancet, 376 (9747) : 1155-1163, 2010
32) Recommended breast cancer surveillance guidelines. American Society of Clinical Oncology. J Clin Oncol, 15 (5) : 2149-2156, 1997

プロフィール

高瀬直人（Naoto Takase）
兵庫県立がんセンター腫瘍内科
第1章-4参照．

谷岡真樹（Maki Tanioka）
兵庫県立がんセンター腫瘍内科医長
2003年広島大学医学部卒業，国立がんセンター中央病院内科レジデントを経て，2009年より現職
臨床試験およびトランスレーショナル研究に積極的に取り組んでいます．

第3章　一般外来でがん患者を診る

2. 腹部リンパ節腫大あり，全身検索しても原発巣はない，どうすればよい？
～予後不良な群を中心に～

篠崎勝則

Point

・原発不明で，悪性腫瘍が疑われる患者では，組織学的診断がきわめて重要である

・限局性のリンパ節腫大で，切除可能な場合は外科的切除も検討する

・原発不明がんにおいては，特定の治療法を有して治癒可能な群や予後良好な群を抽出する

・原発不明がんの大部分を占める予後不良群では，がんに伴う症状のコントロールを行いながら，全身状態が薬物療法に耐えられると判断される場合に治療を実施する

・予後不良な因子としては，①PS≧2，②肝転移，③LDH上昇などがあげられる

はじめに

　原発不明がん（cancer of unknown primary site：CUP，またはuncertain primary cancer：UPC）は組織学的に悪性腫瘍が確認されているが，臨床的に十分な全身検索を行っても原発巣が特定できないがんと定義され，成人固形腫瘍の3～5％を占める[1]．実際には，病変の部位や腫瘍組織型が異なるさまざまな腫瘍が混在した不均一な疾患概念である．組織型には，腺癌（低分化～高分化），扁平上皮癌，未分化癌，神経内分泌癌などさまざまな種類があるが，腺癌が最も多いとされる．これらのなかには，特定の治療法を有し予後良好な群（favorable subset）と，特定の治療法はないが予後良好な臨床像（予後良好因子）を呈する群，経験的な全身化学療法（empiric chemotherapy）が実施され生存期間中央値（median survival time：MST）が約4～12カ月程度と予後不良な群（unfavorable subset）に分類できる．本稿では，予後不良な群（unfavorable subset）を中心にその診断のプロセスと治療について解説する．

症例

　84歳，女性．上腹部痛を主訴に近医受診．上腹部から臍部にかけて腹壁より下腿腫瘤を触知．CT検査にて腹壁から傍大動脈周囲に多発性の腫瘤を認め，一部集簇あり．腫瘤に巻き込まれているため膵頭部の同定は困難であった．ただし膵体尾部に膵管の拡張は認めない．担当医からは積極的な化学療法は実施せずに，best supportive careを提案された．積極的な治療を希望され，セカンドオピニオンとして当科受診された．
【併存疾患】両変形膝関節症，左人工膝関節再置換術後，左大腿骨人工骨頭置換術後，第1,

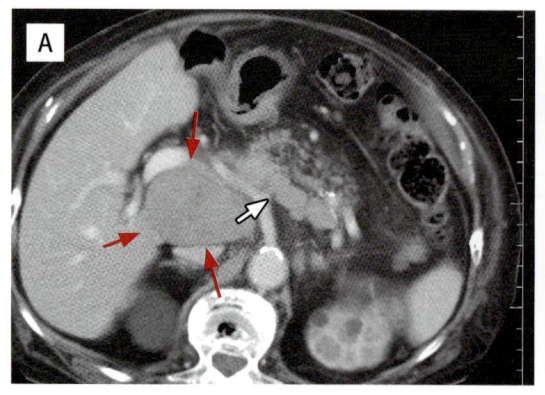

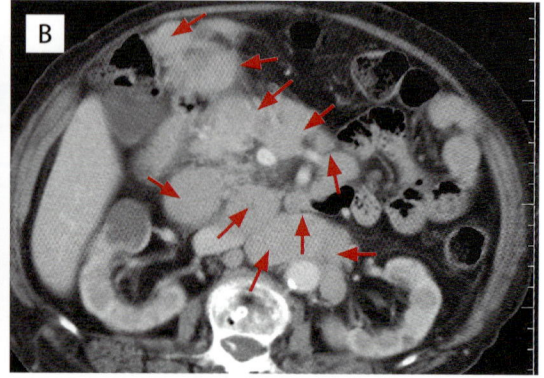

図1 CT検査所見
腹腔から傍大動脈に多発性の腫瘤ならびにその集簇を認める（➡）．膵臓原発としては，膵頭部が腫瘤に巻き込まれて同定できないが，膵管の拡張はなく，膵頭部原発とは考えにくい（⇨）．肝転移や肺転移は認めない．子宮・付属器に明らかな異常は認めず

2 腰椎圧迫骨折，連合弁膜症
【初診時現症】意識レベル清明．認知症なし．PS（performance status）＝2（変形性股と膝関節症のため疼痛や可動域制限とともに筋力低下も認め，ADL（activities of daily living）障害があり，PS＝2と判断した．この点を加味しないとPS＝1と考えられる）．身長144 cm，来院時体重62.4 kg．心窩部鈍痛NRS 4．
【検査データ】WBC 4,200 / μL, HgB 7.3 g/dL, Hct 24.4 %, MCV 24.4 fL, MCH 81.3 pg, MCHC 29.9 %, Plt 19.6万 / μL, TP 8.5 g/dL, ALB 3.1 g/dL, AST 36 U/L, ALT 6 U/L, T-Bil 0.3 mg/dL, ALP 169 U/L, LDH 291 U/L, BUN 20.5 mg/dL, Cr 0.89 mg/dL, CRP 0.8 mg/dL, CEA 1.0 ng/mL, CA19-9 219 U/mL, 可溶性IL-2レセプター 2,350 U/mL, CA125 20 U/mL
　HCV-Ab 陰性，HBs-Ag 陰性
【CT】図1に診断時のCTを示す．

1. 診断

　悪性腫瘍が疑われる患者では，病理組織学的診断が重要であることは言うまでもない．症状・診察・全身CTなど初期評価で原発巣が不明である可能性が高い場合は，原発巣精査と併行し病理組織学的検査を実施することで，最終診断までの時間の短縮が期待できる．

1 スクリーニング検査

　原発巣の精査では，①病歴聴取，②身体所見（頭頸部領域，男性は泌尿器科領域，女性は乳房および婦人科領域），③末梢血球数（血液像），血液生化学検査，一般検尿，便潜血，腫瘍マーカー，④全身CTなどを実施する．血液検査では，胚細胞腫瘍のAFPやβ-HCG，前立腺がんのPSAなどを測定することが原発巣の推定に役立つことがある．
　さらに，転移病巣の部位や病理組織型から疑われる原発巣に関連する部位を中心にスクリーニ

表1 診断に有用な免疫組織化学検査

腫瘍の種類	免疫組織化学検査
上皮系腫瘍	CK, EMA
肺がん	EMA, TTF-1, CK, napsin-A
乳がん	EMA, ER, PgR, HER2, CK, mammaglobin, GCDFP-15
卵巣がん	CA125, WT-1
大腸がん	CEA, CDX-2
前立腺がん	PSA, PAP, EMA, CK
悪性リンパ腫	LCA, CD45, そのほかの細胞表面マーカー（T細胞，B細胞系）
肉腫	vimentin, desmin, factor Ⅷ
悪性黒色腫	S-100, HMB-45, vimentin, NSE, melanA
神経内分泌腫瘍	chromoglanin, synaptophysin, NSE, EMA, CK
胚細胞腫瘍	EMA, CK, AFP, HCG, D2-40, PLAP, Oct-4
甲状腺がん	EMA, CK, thyroglobulin, calcitonin, TTF-1
悪性中皮腫	D2-40, calretinine, methothelin

文献3，p.660より引用

ングを進める．FDG-PET，頭頸部領域として鼻腔，咽頭・喉頭内視鏡，呼吸器領域として気管支鏡，消化管領域として上下消化管内視鏡，女性では膣拡大鏡（コルポスコピー）や乳房エコー，男性では泌尿器科領域として尿細胞診，膀胱鏡などを行う．

2 生検

生検は，手技的にアプローチがしやすく，安全でかつ十分な組織検体が採取できる部位を選択して，適切な手技を用いる．肝転移に対するエコーガイド下針生検，EUS-FNA（エコー内視鏡下穿刺生検法），骨転移・肺転移に対するCTガイド下針生検などが日常診療として実施されている病院もある．

3 病理組織学的検査

原発不明がんの原発巣の同定には，生検材料の病理学的評価がきわめて重要である[2]．腺癌は発生臓器により特徴的な細胞像，組織像があるために，転移巣から原発巣を推定できることもある．さらに免疫組織化学検査を追加して原発巣を推定していく（表1）．すべての免疫染色を実施することは現実的ではなく，組織型やCK（サイトケラチン）プロファイル（CD7とCD20），臨床情報を参考にして，疑われる腫瘍に対する免疫組織化学検査を追加して診断することになる[4]．そのため，**病理医に患者背景や転移病巣の広がり，考えられる原発臓器について情報を提供し，ある程度原発巣の候補を絞って依頼することが重要**である．臨床医と病理医の双方向の対話が必要不可欠である．

表2　favorable subset と治療法

特定の治療を有するサブグループ	治療方法
腺癌，女性，腋窩リンパ節転移のみ	腋窩リンパ節転移陽性の乳がんに対する治療
漿液線癌，女性，CA125上昇，がん性腹膜炎のみ	臨床病期Ⅲ期の卵巣がんに準じた治療
腺癌，男性，多発性の造骨性骨転移，血清PSA高値	転移性前立腺がんに対する治療
低・未分化癌，50歳以下の男性，縦隔・後腹膜リンパ節転移など体の正中線上に病変が分布	性腺外原発の胚細胞腫瘍に対する治療
扁平上皮癌，上，中頸部リンパ節転移のみ	頭頸部がんに対する治療
低悪性度の神経内分泌腫瘍，骨や肝転移	carcinoid や islet cell tumor に対する治療
限局するリンパ節転移のみ	局所療法（外科切除，放射線治療）を検討

carcinoid：カルチノイド，islet cell tumor：膵島細胞腫瘍
文献3，p.663より引用

表3　予後不良因子

分類	因子
組織学的因子	腺癌（adenocarcinoma）
宿主因子	性別（男性），PS不良（PS≧2），体重減少，合併症，転移巣の数（複数），転移病変（肝，骨）
血液学的および血清因子	リンパ球減少，低アルブミン値，LDH高値，ALP高値，腫瘍マーカー高値（CEA）

PS：performance status
文献6，予後因子 p.191より引用

●専門医のクリニカルパール

未分化癌の組織で腹腔内のみに病変がある場合は，消化器の低分化腺癌をまず考え，CEA，CA19-9，CDX-2染色などをする．またCKプロファイル[5]としてはCK7とCK20の免疫染色を行い，例えばCK7（－）/CK20（＋）では大腸がんの可能性が高い．

2. 治療法の選択・予後

　原発不明がんは，多種多様ながん種を含んでおり，特定の治療法を有し予後良好な群と，特定の治療法はないが予後良好な臨床像（予後良好因子）を呈する群，それ以外の予後不良群に分類できる．予後良好群は全体の約20％程度であり，そのほかの大部分は予後不良群である[1]．

1 治療法の選択

　特定の疾患の治療により，一定の良好な予後が期待できる群とその治療法を表2に示す．大部分を占める予後不良といわれる原発不明がんでは，こうした予後良好群ではないことを鑑別し，さらに全身状態が薬物療法に耐えられると判断される場合にのみ治療を実施することになる．患者の全身状態（PS）や病態を勘案して治療適応の有無について十分に検討することが求められる．病態からみた予後因子としては，①組織学的診断，②宿主側因子としての患者背景，③血液学的および血清因子の3つがあげられる．予後不良な因子を表3に示す．

2 予後不良群の治療

　予後不良群の治療の目的は，症状緩和と生存期間の延長である．予後不良群のなかで，前述したような予後不良な因子を有する症例では，有害事象に対する予備能力が少ないだけでなく，薬物療法で得られる利益が少ない可能性もあるため，がんに伴う症状をコントロールすることを念頭におく．現在まで薬物療法とプラセボを比較した第Ⅲ相試験は実施されておらず，薬物療法による生存期間の延長は示されていない．しかし，一部のケースコントロールスタディーにて治療において生存期間の長い傾向が示されており，薬物療法により生存期間の延長が期待できる可能性はある．favorable subsetを除く原発不明がんにおいて，化学療法レジメンを比較した10試験のメタ解析では，プラチナ製剤またはタキサン，または両者の併用により若干の生存期間の延長が有意ではないものの認められている[7]．日常臨床では，他がん腫における使用経験の多いプラチナ製剤を含む2剤併用療法が行われることが多く，そのなかでも外来治療での簡便さなどからカルボプラチン（CBDCA）＋パクリタキセル（PTX）療法が選択されることが多い．プラチナ製剤としては，大部分がシスプラチン（CDDP）あるいはCBDCAである．これまで施行された臨床試験では4〜8コースの化学療法が行われてきたが，至適コース数は不明である．そのため，2〜3コースごとに治療効果を判定し，化学療法の有害事象や患者の状態を総合的に判断しながら，その継続を検討することが必要になる．

　初回治療に抵抗性となった場合や，治療後に増悪した場合は，best supportive careへの移行を検討する．二次治療を対象とした臨床試験においては，ゲムシタビン単独[8]やゲムシタビン＋イリノテカン併用療法[9]などが報告されているが，奏効率は8〜10％であり，MSTは3〜4.5カ月であった．現時点では二次治療の有効性は明らかではない．さらに初診時よりPSが増悪している場合が多く，積極的に全面的な緩和ケアを考慮すべきである．

● 専門医のクリニカルパール

原発不明がんにおいて日常臨床で用いられるレジメン

1) カルボプラチン（パラプラチン®）＋パクリタキセル（アブラキサン®）
   カルボプラチン：AUC＝5〜6，day 1，パクリタキセル：175 mg/m^2，day 1/3週ごと
2) weeklyカルボプラチン（パラプラチン®）＋パクリタキセル（アブラキサン®）
   カルボプラチン：AUC＝2，day 1，day 8，day 15，パクリタキセル：80 mg/m^2，day 1，day 8，day 15/3週ごと
3) カルボプラチン（パラプラチン®）＋ドセタキセル水和物（タキソテール®）
   カルボプラチン：AUC＝5，day 1，ドセタキセル水和物：75 mg/m^2，day 1/3〜4週ごと
4) カルボプラチン（パラプラチン®）＋イリノテカン（トポテシン®，カンプト®）
   カルボプラチン：AUC＝5，day 1，イリノテカン：60 mg/m^2 day 1，day 8，day 15/4週ごと
   AUC：area under the blood concentration time curve（血中濃度曲線下面積）

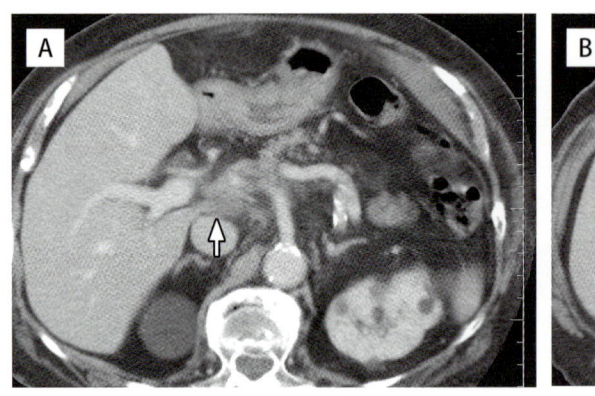

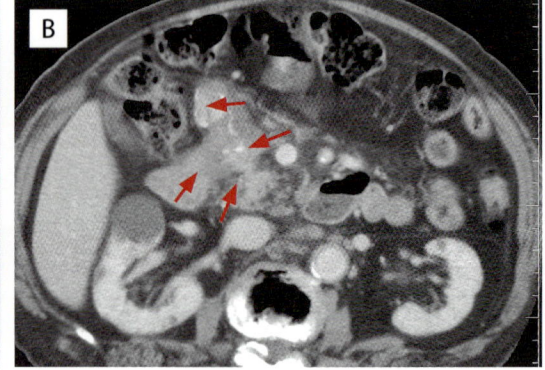

図2　CT検査所見（化学療法開始1年後）
膵頭部（⇨）や傍大動脈周囲の腫瘤（→）は顕著に縮小している．肝や肺に転移性病変は指摘できない．胸水や腹水も認めない．

Advanced Lecture

■ 冒頭症例の治療と予後

　本症例では，CT検査にて消化管間質腫瘍（gastrointestinal stromal tumor：GIST），悪性リンパ腫，転移性腫瘍などが考えられた．組織診断が確定してはじめてその治療法，奏効率や延命といった治療効果，有害事象が説明できること，そして患者さんにそうした治療を実施可能であるか判断できる可能性があることを説明した．患者さんご本人やご家族が積極的な治療を希望されていることから，組織診断のための検査を希望され，EUS-FNAにより胃壁経由で生検した．組織診断は，核異型が高度で，一部は腺腔配列を有する悪性腫瘍で，carcinomaの可能性が高い．免疫組織学的検査にて，CK（AE1AE3），CA19-9，MUC1がそれぞれ陽性，CK7，CK20，CEA，MUC2，MUC5AC，calretinin，TTF-1，vimentin，S100，desminはすべて陰性．以上から，原発巣の同定はできなかったが，HE染色での一部腺腔配列を有するcarcinomaの可能性が高いことから，膵胆道系の腺癌の腹腔内播種あるいは腹膜原発のがんの可能性があると診断された．しかしCA125は低値であり，腹膜がんは否定的と考えられた．

　治療に関しては，best supportive careを提案したが，現在がんに伴う症状は皆無であり，積極的な化学療法を強く希望された．84歳と高齢であることからプラチナ製剤を含む2剤併用療法の認容性に懸念があり，ゲムシタビン単剤（1,000 mg/m^2，day 1，day 8，day 15/ 4週ごと）を選択した．CA19-9は治療前に219 U/mLと高値であったが，1コース後は124 U/mLと減少した．

　1年経過した時点での**CT所見を図2**に示す．膵頭部や傍大動脈周囲の腫瘤は顕著に縮小したままで，新規病変の出現もなく，部分奏効（partial response：PR）を維持している．

おわりに

　原発不明がんのなかで，予後不良な群（unfavorable subset）の症例を提示し，一般的な診断のプロセスとその治療について解説した．本稿ではエビデンスに基づいてガイドラインなど[2, 3, 6]を引用して解説した．予後不良群のなかでも，前述したような予後不良な因子を有する症例では，有害事象に対する予備能力が少ないだけでなく，薬物療法で得られる利益が少ない可能性もあるため，がんに伴う症状をコントロールすることを念頭におくことが大切である．化学療法の実施に際しては，その有害事象や患者の状態を総合的に判断しながら検討していく必要がある．

文献・参考文献

1) Pavlidis, N., et al.：Diagnostic and therapeutic management of cancer of an unknown primary. Eur J Cancer, 39：1990-2005, 2003
2) 「原発不明がん診療ガイドライン 2010年版」（日本臨床腫瘍学会/編），メディカルレビュー社，2010
3) 「What's New in Oncology 2nd Edition（がんエッセンシャルガイド改定2版）」（佐藤隆美ほか/編），南山堂，2012
4) Jayne, L., et al.：Markers of Adenocarcinoma Characteristic of the Site of Origin：Development of a Diagnostic Algorithm. Clin Cancer Res, 11：3766-3772, 2005
5) NCCN Clinical Practice Guidelines in Oncology. Occult Primary（Cancer of Unknown Primary [CUP]），Version 1, 2013：http://www.nccn.org/professionals/physician_gls/pdf/occult.pdf
6) 「原発不明がん　適切な診断・治療のポイント」（向井博文/編），メジカルビュー社，2012
7) Golfinopoulos, V., et al.：Comparative survival with diverse chemotherapy regimens for cancer of unknown primary site：multiple-treatments meta-analysis. Cancer Treat Rev, 35：570-573, 2009
8) Hainsworth, J. D., et al.：Gemcitabine in the second-line therapy of patients with carcinoma of unknown primary site：a phase II trial of the Minnie Pearl Cancer Research Network. Cancer Invest, 19：335-339, 2001
9) Hainsworth, J. D., et al.：Combination chemotherapy with gemcitabine and irinotecan in patients with previously treated carcinoma of an unknown primary site：a Minnie Pearl Cancer Research Network Phase II trial. Cancer, 104：1992-1997, 2005

プロフィール

篠崎勝則（Katsunori Shinozaki）
県立広島病院臨床腫瘍科主任部長，県立広島病院後期臨床研修プログラムがん診療コース責任者，日本臨床腫瘍学会がん薬物療法専門医，評議員
がん治療の3本柱は手術，化学療法，放射線療法です．さらにがん治療初期からの緩和ケアも求められています．当院では研修環境としてがん診療コース（後期臨床研修プログラム・複数科ローテートコース）を設け，現在募集中です．がん治療初期からの緩和ケアや疼痛緩和を研修し，がん治療の専門資格取得をめざして一緒に働きましょう．
詳細は，http://www.hph.pref.hiroshima.jp/boshu_kouki/f_program_02.htm をご覧ください．

第3章　一般外来でがん患者を診る

3. がん性腹水，CA125高値で発見．全身検索しても原発巣はない．どうすればよい？

原野謙一

Point

- 原発不明がん診断には，「がんであることの診断」「原発巣検索」「がんの病理診断」の3ステップがある
- 原発巣診断のための免疫組織化学染色の使い分けが重要
- favorable subsetであるかどうかの診断が重要

はじめに

　原発不明がんは，「臨床的に十分な全身検索や経過観察を行っても原発巣が同定できない転移性の腫瘍」と定義される[1]．原発巣が肉眼視不能な微小病変のまま，転移巣が肉眼視可能なサイズに増大した状態と考えられている．全悪性固形腫瘍の3〜5％を占める．原発巣が同定されないため，全身検索や治療方針に関して，患者，家族に不安を与えやすい．そのため，十分な知識をもってして患者，家族に対応する必要がある．また，原発不明がんはさまざまな腫瘍が混在した不均一な疾患グループであるが，そのうち特定の治療に反応し，長期生存が認められるサブグループが存在する．そのようなグループをfavorable subsetという．

　いかに原発巣特定のための病理学的診断ができるか，原発巣検索のための適切な全身検索ができるか，さらに，favorable subsetの同定，治療方針決定をいかに迅速かつ正確に行えるかが重要である．本稿では，これらについて概説する．

症例

　これまで特に既往歴のない70歳女性．数カ月前より徐々に増悪する腹部膨満を主訴に当院を受診した．身体所見で著明な腹部膨隆を認め，腹部エコーで大量腹水が指摘された．腹水細胞診を施行したところ腺癌が検出された．血液検査の腫瘍マーカーでCA125値1,060 U/mLと異常高値．ほかの腫瘍マーカーは異常値なし．全身CTを施行したところ，腹水貯留を認めるも明らかな腹部腫瘤を認めず（図1）．また，他臓器にも原発巣を示唆する腫瘍性病変を認めず．上下部消化管内視鏡を行ったが病変を認めず．

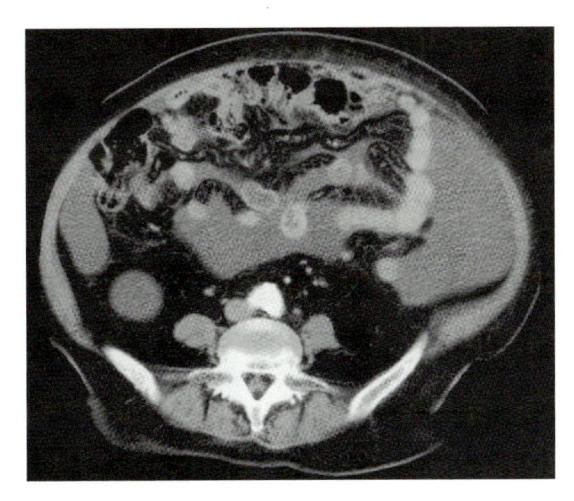

図1　腹部CT
70歳女性．腹水貯留を認めるも，明らかな腹部腫瘤は認めない

1. 原発不明がんの診断

原発不明がんの診断は，以下の3ステップで行われる．
① がんであることの診断
② 原発巣検索
③ がんの病理診断

1 がんであることの診断

　原発不明がんの患者を診療する際に最も重要なのは，すみやかに生検を行うことである．がんの診断をつけるのみならず，病理組織の免疫組織化学染色検査により原発巣を同定することが試みられるためである．さらに，できる限り早期に治療開始するためにも，迅速な生検が重要である．細胞診では組織型同定や免疫組織化学染色検査を行うことが困難なため，細胞診ではなく，組織診が望ましい．"細胞診でXXがん"の前情報は鵜呑みにしない．生検にあたっては，臨床像や目的を事前に十分に病理医，生検医に伝える．さらに，リンパ腫や肉腫などの診断には凍結標本の保存が必要な場合があり，また遺伝子検査や免疫染色の結果が揃うのには時間がかかるため，それを見越して生検を早く依頼する（理想は初診日に依頼）．生検を施行するうえで，病理医とのコミュニケーションは非常に重要である．ある研究で，病理診断前に臨床情報なく鏡検した場合の正診率は26％であったが，臨床情報があると正診率52％，鑑別診断にあがったものを含めると70％に正診率が上昇したという結果であった[2]．

2 原発巣検索

　原発巣の検索には，以下の項目が行われる．
・（未実施なら最優先で）病理診断（組織診）
・詳細な病歴聴取，全身の身体所見，血算，生化学，尿検・尿細胞診，腫瘍マーカー
・頸胸部CT，腹部CT，骨盤CT（MRI）
・上部内視鏡，下部内視鏡（症状があれば）
・婦人科診察（女性であれば），泌尿器科診察

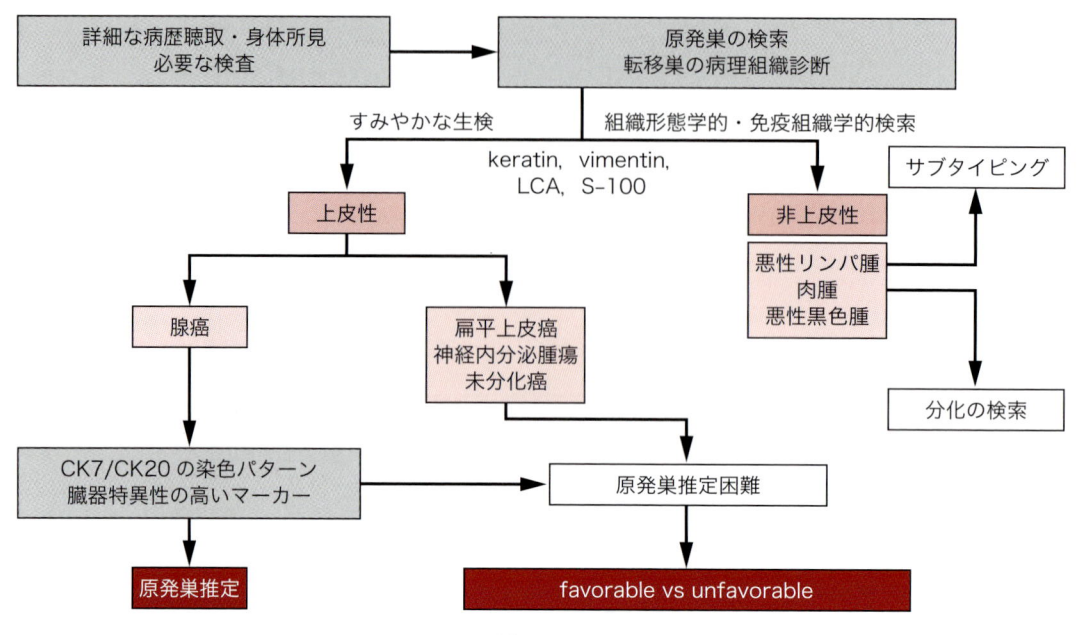

図2　診断フローチャート

・腋窩より上部の転移病変があれば，頭頸部外科診察
・PET-CT

3 がんの病理診断

生検検体が悪性と診断された場合，以下の病理診断のステップを理解する．

①上皮性かどうか
②上皮性の場合，腺癌かどうか
③腺癌の場合，特定の臓器を推定できるか

診断フローチャートを図2に示す．

1）上皮性かどうか？

まず，悪性腫瘍の大まかなタイプを把握することが必要である．鑑別すべき診断は

がん腫（carcinoma），肉腫（sarcoma），悪性リンパ腫（lymphoma），悪性黒色腫（melanoma）である．この4つを鑑別するために，まずヘマトキシリン・エオジン染色で上皮性か否かを診断し，さらに，上記のタイプを鑑別するための基本的な免疫染色を行う．この際用いられる免疫染色はLCA，S-100，keratin（AE1/3），vimentinである（図3）．この免疫染色により，上記4つのいずれであるかを鑑別する．この基本診断にて，悪性リンパ腫と診断されればサブタイプの同定を，肉腫と診断されれば分化の検索を行う．

2）上皮性癌の鑑別，腺癌かどうか？

上皮性癌の場合，以下が鑑別診断となる．

・胚細胞腫瘍
・扁平上皮癌

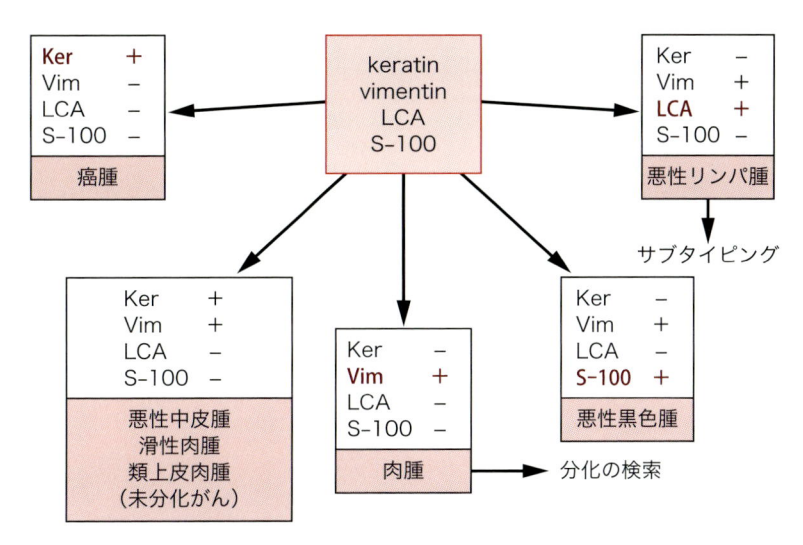

図3 基本の免疫染色による分類
文献3より引用

- 神経内分泌腫瘍
- 固形臓器腫瘍（肝細胞がん，腎細胞がん，甲状腺がん，副腎皮質がん）
- 腺癌

　これらを鑑別するための病理組織構築の特徴，免疫染色の特徴を**表1**に示す．

3）腺癌原発巣同定

　腺癌の診断がなされた際，原発巣を検索するために，免疫組織化学染色においてサイトケラチン（CK）7，20の発現パターンと，臓器特異性の高いマーカーの発現の有無により原発巣を推定することができる．サイトケラチン7，20による原発巣推定の組合わせを**表2**に示す．
　このうち，CK7−/20＋であれば大腸がんの可能性が高い．

　臓器特異性マーカーとしては，以下のものが有用である．

① 前立腺がん

　PSA（prostate specific antigen：前立腺特異抗原）が有用．感度95〜100％，特異度99％である．
　一部の未分化ながんでは，前立腺酸性ホスファターゼ（prostatic acid phosphatase：PAP），NKX3.1も有用といわれる．

② 肺がん

　肺腺癌に対しては，TTF-1が有用で，感度70〜90％，特異度98％である．そのほか，napsin Aもあげられ，より感度が高いといわれる．

③ 大腸がん

　CDX-2が有用である．感度83〜90％，特異度98％とされる．
　CK7−/20＋でCDX-2陽性なら大腸がん，CK7＋/20＋でCDX-2陽性なら胆膵がんと推定される．

表1　上皮性癌の鑑別

鑑別診断	組織構築の特徴	免疫染色
胚細胞腫瘍		PLAP (placental-like alkaline phosphatase), OCT4 (octamer-binding transcription factor), AFP, HCG ＊PLAPは一部の卵黄嚢腫瘍以外ほぼすべての胚細胞腫瘍で陽性．OCT4も高い感度（胎児がんの80〜100％, セミノーマの100％）と高い特異度だが, 卵黄嚢腫瘍と絨毛がんでは陰性．
扁平上皮癌	層状分化	CK5/6, p63, p40 ＊移行上皮癌との鑑別が必要．両方とも陽性なら扁平上皮癌の診断感度77％, 特異度96％
神経内分泌腫瘍	ロゼット配列	chromogranin A, synaptophysin, CD56
固形臓器腫瘍		肝細胞がんではHeppar 1 腎細胞がんではRCC, CD10 甲状腺がんではTTF-1, thyroglobulin 副腎皮質がんではmelan-A, inhibin
腺癌	・乳頭状：乳がん（乳頭腺管がん），漿液性腺癌 ・腺管形成性：消化器がん, 類内膜腺癌 ・絨毛状：大腸がん ・充実胞巣状：乳がん（充実腺管がん） ・印環細胞：胃がん	CK7/20の発現パターンと臓器特異性の高いマーカーを用いる．

表2　サイトケラチン7, 20による腺癌原発巣推定

	CK7 陽性	CK7 陰性
CK20 陽性	「消化器＋尿路上皮がん」 尿路上皮がん 卵巣がん 胆・膵がん（1/3） 胃がん（1/3）	「大腸がん」 大腸がん メルケル細胞がん 胃がん（1/3）
CK20 陰性	「多くの腺癌」 乳がん 肺がん 卵巣がん 胆・膵がん（2/3） 卵巣がん 胃がん（1/6） 神経内分泌腫瘍（1/4）	「前立腺がん＋固形腫瘍」 前立腺がん 胃がん（1/6） 神経内分泌腫瘍（3/4） 中皮腫 扁平上皮癌 胚細胞腫瘍 肝・腎・副腎皮質がん

④ 乳がん

ER, PgR, GCDFP-15, マンモグロビンを組み合わせて用いることが多い．しかし, ERは卵巣がん, 子宮体がんでも陽性となる．

⑤ 卵巣がん

CA125, mesothelin, WT1, ER, PAX8を組み合わせて診断する．

PAX8は, 近年卵巣漿液性腺癌に特異度が高く注目されている．CA125は, 卵巣がんのうち粘液性癌以外では感度90％と非常に高い（粘液性癌では20％）が, 特異度が低く, 子宮がんの62％, 胆膵がんの50〜60％, 肺がんの25〜40％で陽性となる．

mesothelinも感度が高いが特異度が低く，中皮腫の50％，胆膵がんの80％，胃・食道腺癌の10〜20％，肺腺癌の20〜40％で陽性となる．
WT-1は卵巣以外に中皮腫，白血病，悪性黒色腫，腎がんでも陽性となる．

2. favorable subsetかどうかの診断

　原発不明がんのなかで，特定の治療が適応できるfavorable subset（20％）と，そのような特定の治療が適応されないunfavorable subset（80％）がある．
　favorable subsetであれば，当該がん腫として「みなし治療」を行うことができ，奏効が期待できる場合もあるため，このサブセットに入る患者群を特定することは重要である．以下に，代表的なfavorable subsetをあげる．

1 女性，腋窩リンパ節転移のみを認める腺癌症例

　乳がんを疑う．乳がん全体の1％未満を占める．腫瘍組織のER，PgR，HER2を調べる．

2 女性，がん性腹膜炎のみを認める腺癌症例

　女性で，腹水細胞診にて腺癌を認め，がん性腹膜炎をきたし，腹腔内腫瘤を伴うも卵巣に腫瘍を認めない，また消化管の検索にて異常がない場合は，原発性腹膜がんが疑われる．卵巣上皮，卵管，腹膜は同一のミュラー管由来であり，Mullerian carcinomaといわれる．卵巣がんに準じた治療を行う．

3 男性，造骨性多発骨転移，血中PSA上昇あるいは病理組織の免疫染色でPSA陽性の症例

　前立腺がんを疑い，前立腺の精査を行う．

4 男性，未分化癌，縦隔から後腹膜リンパ節転移，病変が体の中心線上に分布する症例

　extragonadal germ cell syndromeと呼ばれ，性腺外原発の胚細胞腫瘍と同様に扱う．血中β-HCG，AFPの上昇を認める症例も存在する．

5 頸部リンパ節転移のみを認める扁平上皮癌症例

　頸部リンパ節転移の約5％は，さまざまな検索にもかかわらず原発巣を認めないとされている．扁平上皮癌であれば，頭頸部がんを疑う．さらに，上頸部未分化癌の場合は，鼻咽頭部からのがん（NK/T細胞腫瘍を含め）を疑う．下頸部，鎖骨上リンパ節の場合は，肺がん，乳がん，食道がん，胃がんも疑い消化管精査などを行う．

6 全身に小細胞癌，もしくは神経内分泌癌を認める症例

　小細胞肺癌に準じて治療を行う．また，神経内分泌癌も，低分化であれば小細胞肺癌に準じた治療が行われる．

Advanced Lecture

　原発不明がんに対して，遺伝子発現プロファイルの相違により原発巣を推定する試みが行われている．原発が判明しているいくつかの異なる癌腫の転移巣組織の遺伝子発現を，cDNAアレイなどにより解析し，発現プロファイルにより原発巣を高い精度で推定可能な検索遺伝子を選択し，その後，原発不明がんに対して選択した遺伝子解析を行い，それらの発現プロファイルの相違により原発巣を推定する研究が行われている．

　この遺伝子発現プロファイリングによって，75～90％で原発巣を推定可能であったとの報告がある[4]．ただ，原発不明がんをきたすような腫瘍と，いわゆる通常の腫瘍との遺伝子プロファイルを同一とみなすことが妥当かは不明である．

3. 治療

　いたずらに原発巣検索において転移巣の病理組織診断に時間を費やさず，転移巣病理組織診断，原発巣検索のための全身検索，画像診断，腫瘍マーカー検討を行い，特定の治療を有するサブグループに該当するか否かを判断したうえで，できるだけ早い時期に治療を開始すべきである．

　favorable subsetに対しては，それぞれのサブグループに応じた治療を実施する．unfavorable subsetに対しては，現時点で標準的な化学療法レジメンは存在していない．プラチナ製剤を中心に，エトポシド，イホスファミド，ドキソルビシン，タキサン系抗がん剤などを組み合わせる併用化学療法が主に行われているが，これまでの報告では奏効率20～40％，生存期間中央値7～10カ月であり，満足のいく治療成績ではない[5]．

> ●専門医のクリニカルパール
> ・原発不明がん，favorable subsetを知っておく．
> ・治癒可能な「がん性腹膜炎」を見逃すな．

おわりに

　今回呈示した症例は，「女性，がん性腹膜炎のみを認める腺癌症例」というfavorable subsetに該当する症例であった．卵巣がんに準じた手術，化学療法が行われた．

　原発不明がんは全悪性固形がんの3～5％であり，必ずしも稀なものではなく，日常診療で遭遇しうる疾患である．迅速な病理診断，原発巣同定，favorable subsetであるかの診断が，原発不明がん診療において重要である．

文献・参考文献

1) Oien, K. A.: Pathologic evaluation of unknown primary cancer. Seminars in oncology, 36: 8-37, 2009
2) Sheahan, K., et al.: Metastatic adenocarcinoma of an unknown primary site. A comparison of the relative contributions of morphology, minimal essential clinical data and CEA immunostaining status. Am J Clin

Pathol, 99：729-735, 1993
3）笹島ゆう子：「原発性不明癌の病理診断」第47回日本癌治療学会学術集会，2009
4）Horlings, H. M., et al.：Gene expression profiling to identify the histogenetic origin of metastatic adenocarcinomas of unknown primary. J Clin Oncol, 26：4435-4441, 2008
5）Pavlidis, N., et al.：Diagnostic and therapeutic management of cancer of an unknown primary. Eur J Cancer, 39：1990-2005, 2003

プロフィール

原野謙一（Kenichi Harano）
日本医科大学武蔵小杉病院腫瘍内科
プロフィールは第2章-3参照．

第3章 一般外来でがん患者を診る

4. がん患者の術後フォロー検査はどこまでやる？ PETは必要か？

鶴谷純司

Point

- 乳がんの初期治療後に定期的な病歴聴取，身体所見，マンモグラフィー，自己検診を行うことは，同側，対側乳がんの早期発見に有用であり勧められる
- 乳がんの初期治療後に胸部X線，骨シンチグラム，腹部エコー，CT，MRI，PET，腫瘍マーカーなどを用いて，早期に転移巣の発見に努めることの有益性は証明されておらず勧められない
- 結腸直腸がんの初期治療後に定期的な病歴聴取，身体所見，胸腹部骨盤CT，血清CEAの測定，内視鏡検査は，がん再発の早期発見に有用であり勧められる
- 結腸直腸がんの初期治療後に胸部X線写真の定期的撮影を行うことは推奨されていない
- 進行卵巣がんの病状増悪を，血清CA125値を用いて診断することの有用性は疑問視されている

はじめに

　わが国のがん罹患数は増加の一途をたどっており，年間30万もの生命ががんによって奪われている．胃がん，大腸がん，乳がん，子宮がん，肺がんは頻度の高い疾患であり，検診受診率の向上により死亡率の減少が期待されるが，このなかでも早期に手術ができた症例を適切にフォローしていくことで予後の改善を図ることが可能な場合が存在する．術後再発の患者のうち集学的治療の追加で治癒が期待できる割合は疾患にさまざまで，具体的な数字は提示できないが，術後フォローの技術が患者さんの生死を分ける状況が存在するのである．一般に遠隔転移で再発する場合には治癒困難であるとされるが，結腸がんのように転移部の追加切除で治癒（長期生存）が期待できる場合もある．また，局所の再発乳がんであれば手術を含めた集学的な治療を追加することで治癒を期待できる場合もある．ここでは，術後フォローアップにより患者さんの生命予後の改善が期待できるいくつかの疾患に的をしぼり紹介したいと思う．適切な術後サーベイランスで1人でも多く人が救われることを切に祈る．

表1　乳がんにおける術後フォローアップ

推奨	病歴聴取と身体所見
	患者教育
	乳房の自己検診
	マンモグラフィー
	婦人科検診
	担当医による継続的なフォローアップ（PCP含む）
非推奨	血液・生化学検査
	胸部X線，骨シンチグラム，CT，腹部エコー，FDG-PET，乳房MRI
	腫瘍マーカー

PCP：かかりつけ医
文献1を参考に作成

1. 乳がん

　わが国で新たに乳がんと診断される人は年間5万人を超え，1万人以上がこの疾患のために死亡する．初回に診断される患者の90％が手術の対象となり術後のフォローアップを必要とする患者の数は年々増加傾向にある．術後フォローアップについて記述したガイドラインはいくつか存在するが，ここではAmerican Society of Clinical Oncology（ASCO）のものを紹介する[1]（表1）．

1 病歴聴取と身体所見

　根治手術を受けた患者は，術後3年間は3〜6カ月，4，5年目は6〜12カ月，以降は12カ月ごとに病歴聴取と乳房の診察も含めた診察が勧められている．これらの診察は乳がん専門医により実施されることが望ましい．

2 患者教育

　再発徴候について患者への教育が重要である．例えば，乳房のしこりや皮膚の異常，胸部，腹部，骨の痛み，呼吸困難，長引く頭痛などは再発を示唆する場合もあるため，主治医に相談するように患者に周知しておく必要がある．

3 乳房の自己検診

　患者は乳房の自己検診方法（視触診）に習熟する必要がある．月に1度の自己検診が勧められている．

4 マンモグラフィー

　術後フォローアップにおけるマンモグラフィーの有効性について行われた無作為化比較試験は存在しないが，2つのシステマティックレビューが報告されている[2,3]．無症状だったがマンモグラフィーにより再発が発見された患者の治療成績は有症者と比較して良好な可能性があり，乳がん術後は定期的にマンモグラフィーを行い，早期に局所の再発を見つけることが重要である．乳房温存術後の患者は術後初めてのマンモグラフィーを乳房への放射線照射終了後6カ月以降に受けることが勧められる．異常が疑われる場合には6〜12カ月で再検し，安定した陰影であれば

1年ごとの実施が勧められる．

⑤ 婦人科検診

婦人科の定期検診はすべての女性に推奨されている．タモキシフェン（ノルバデックス®，タスオミン®）を内服中の患者に関して，不正性器出血を認めた場合には担当医に相談すべきである．

⑥ 担当医によるフォローアップ

ほかのがん種と異なり，乳がん再発のリスクは長年にわたる．術後15年以上たってからの再発も決して珍しくない．したがって，術後のフォローアップも長期間にわたり，限られた数の乳がん専門医だけで賄うのは困難がある．術後1年は少なくとも専門医による定期診察が望ましいが，比較的早期の乳がん患者（腫瘍径5 cm未満，腋窩リンパ節転移4個未満）に限っては，その後のフォローアップをプライマリケア医（かかりつけ医）が行うことも許容されうる．この場合，患者のみならずかかりつけ医も術後フォローアップの全体方針に関して理解しておく必要があり，必要に応じて専門医とのコンタクトが常に可能な状況下で行われるべでる．術後12カ月後に専門医からかかりつけ医へのスムースな移行を意図した包括的なサバイバーシップ・プログラムがカナダや米国では一時推奨されていたが，患者のquality of life（QOL）や精神面への期待された効果は得られていない[4]．

⑦ 血液・生化学検査

術後フォローアップで予後やQOL改善を目的として，血液学的検査，生化学的検査は推奨されていない．これら検査の有用性を示す無作為化比較試験は存在しない．

⑧ 画像検査

マンモグラフィーにより局所の再発を早期に発見することで生存の改善が期待できる．一方，胸部X線写真，骨シンチグラム，腹部エコー検査，胸腹部CTを用いたインテンシブなフォローアップの有用性を検討した無作為化比較試験では生存率の改善は認めておらず，ルーチンに実施することは推奨されない[5, 6]．また，FDG-PETによる再発検査の有用性に関する無作為化比較試験は存在せず，観察研究を用いた2つの統合解析では，経済的側面から術後のルーチンなフォローアップにPETやPET-CTを用いることは勧められない[7, 8]．

⑨ 腫瘍マーカー

根治手術が行われた乳がん患者の術後フォローアップに関する複数のスタディーにおいて，腫瘍マーカーは予後の改善に有用でないことが証明されており勧められない[6]．

2. 結腸がん

結腸・直腸がんの遠隔転移先として肝臓や肺の頻度が高いが，一部の患者はこれらの転移先を原発巣とともに切除することで治癒可能であることが示されている．結腸がん術後のインテンシブなフォローアップが予後を改善すると報告したスタディーが存在しており[9]，システマティッ

表2　結腸・直腸がんにおける術後フォローアップ

推奨	病歴聴取と身体所見
	血清CEA
	胸腹部骨盤CT
	内視鏡検査
	担当医による継続的なフォローアップ
非推奨	血液・生化学検査
	胸部X線

文献13を参考に作成

クレビューや統合解析の結果では，各種のスクリーニング検査を交えてインテンシブに術後フォローアップを行うことで20〜30％の死亡率の低下が報告されている[10〜12]．ここではASCOからの結腸・直腸がんの術後フォローアップに関するガイドラインを紹介する[13]（表2）．

1 病歴聴取と身体所見

術後3年間は3〜6カ月，4，5年目は6カ月ごとに担当医を受診し，病歴聴取や診察を受ける．初期に再発リスクに関してしっかりアセスメントを行い，それに応じてサーベイランスの方針を決定する．結腸がん根治術後12,915人の大規模な解析によると85％の患者は手術後3年以内に再発が診断されている[9]．したがって，術後3年間は3〜6カ月ごとに担当医を訪問することが求められている．一方，再発リスクを有する局所進行の直腸がんの場合には，逆説的ではあるが，もう少し間をあけた訪問が許容されている．これは5年間一定した再発のリスクがあるためである[14, 15]．

TNM病期分類やそのほかのリスクファクター（脈管侵襲，ヒストロジカルグレードなど）に基づいて再発リスクを勘案し，術後補助療法の有用性に関して担当医と患者の間で話し合う必要がある．

2 血液・生化学検査

Ⅱ期，Ⅲ期の患者には術後3年間は3カ月ごとに血清CEAの測定が勧められている．アジュバントで行われるフルオロウラシル（5-FU）をベースにした化学療法は，CEAを上昇させるため，化学療法終了後からの測定が推奨される[16]．一方，一般的な血液細胞学的検査や肝機能検査などの生化的学検査は推奨されていない．無症状での定期的な検便検査の有用性も証明されておらず，術後のフォローには推奨されていない．

3 画像検査

術後3年間は胸腹部CTを年に1回受けることが勧められている．直腸がんの患者では骨盤まで含めたスキャンが推奨され，特に放射線治療を事前に行われていない症例には良い適応と考えられている．

Ⅱ期，Ⅲ期を対象とした術後補助療法に関する臨床試験に参加した530人を対象にした観察研究では，胸腹部骨盤CT，あるいは，血清CEA測定を定期的に行った群と，有症者群との比較検討では，生存率において実施群が有意差をもって良好であった（26.5％，17.8％ vs 3.1％，$p < 0.01$）[17]．

また，胸部X線写真の無症状患者における定期的な撮影は推奨されていない．

4 内視鏡検査

結腸がん術後3年目に大腸内視鏡が推奨されている．異常がなければ，その後は5年ごとの検査が望ましい．直腸がん術後の患者では5年間は半年ごとのシグモイドスコピーの実施が勧められる．

おわりに

以上，乳がん，結腸・直腸がんの根治手術が行われた患者に対するサーベイランスに関してASCOガイドラインを中心に紹介した．医療保険制度の特殊性もあり，わが国では万人に漫然と過剰な術後検査が行われる傾向が見受けられる．慣習的に行われている日常診療について，エビデンスに基づくものかどうかを吟味することが重要である．例えば，卵巣がんの血清CA125値を用いて再発の診断をし，早期に治療を開始することの有用性は無作為比較試験では認められず，近年，CA125測定を卵巣がんのフォローアップに取り入れることの意義が疑問視されている[18]．また，乳がん術後で症状のない患者に，PET，CT，骨シンチグラム，腫瘍マーカーの検査を再発検索のためにルーチンに実施すべきでない．遠隔転移を早期に見つける意義は疑問視されており，むしろ，局所再発や対側乳がんの早期発見に力を入れる必要がある．**患者への無用なリスクや負担を軽減するのみならず，医療財源，人的資源の効率的利用のためにも，エビデンスに基づいた適切な術後フォローアップが求められる**．ASCOはがん診療でのタブートップ5をまとめて報告しており，参考にしていただきたい[19]．

文献・参考文献

1) Khatcheressian, J. L., et al.：Breast cancer follow-up and management after primary treatment：American Society of Clinical Oncology clinical practice guideline update. J Clin Oncol, 31：961-965, 2013
2) Barnsley, G. P., et al.：Surveillance mammography following the treatment of primary breast cancer with breast reconstruction：a systematic review. Plast Reconstr Surg, 120：1125-1132, 2007
3) Houssami, N. & Ciatto, S.：Mammographic surveillance in women with a personal history of breast cancer：how accurate？ How effective？ Breast, 19：439-445, 2010
4) Grunfeld, E., et al.：Evaluating survivorship care plans：results of a randomized, clinical trial of patients with breast cancer. J Clin Oncol, 29：4755-4762, 2011
5) Lu, W. L., et al.：Impact on survival of early detection of isolated breast recurrences after the primary treatment for breast cancer：a meta-analysis. Breast Cancer Res Treat, 114：403-412, 2009
6) Robertson, C., et al.：The clinical effectiveness and cost-effectiveness of different surveillance mammography regimens after the treatment for primary breast cancer：systematic reviews registry database analyses and economic evaluation. Health Technol Assess, 15：v-vi, 1-322, 2011
7) Auguste, P., et al.：An economic evaluation of positron emission tomography (PET) and positron emission tomography/computed tomography (PET/CT) for the diagnosis of breast cancer recurrence. Health Technol Assess, 15：iii-iv, 1-54, 2011
8) Pennant, M., et al.：A systematic review of positron emission tomography (PET) and positron emission tomography/computed tomography (PET/CT) for the diagnosis of breast cancer recurrence. Health Technol Assess, 14：1-103, 2010
9) Guyot, F., et al.：Time trends in the treatment and survival of recurrences from colorectal cancer. Ann Oncol, 16：756-761, 2005
10) Figueredo, A., et al.：Follow-up of patients with curatively resected colorectal cancer：a practice guideline. BMC Cancer, 3：26, 2003

11) Renehan, A. G., et al.：Impact on survival of intensive follow up after curative resection for colorectal cancer：systematic review and meta-analysis of randomised trials. BMJ, 324：813, 2002
12) Jeffery, G. M., et al.：Follow-up strategies for patients treated for non-metastatic colorectal cancer. Cochrane Database Syst Rev, ：CD002200, 2002
13) Desch, C. E., et al.：Colorectal Cancer Surveillance：2005 update of an American Society of Clinical Oncology Practice Guideline. J Clin Oncol, 23：8512-8519, 2005
14) Tepper, J. E., et al.：Adjuvant therapy in rectal cancer：analysis of stage, sex, and local control-final report of intergroup 0114. J Clin Oncol, 20：1744-1750, 2002
15) Guillem, J. G., et al.：Long-term oncologic outcome following preoperative combined modality therapy and total mesorectal excision of locally advanced rectal cancer, 241：829-836, 2005
16) Moertel, C, G., et al.：An evaluation of the carcinoembryonic antigen (CEA) test for monitoring patients with resected colon cancer. JAMA, 270：943-947, 1993
17) Chau, I., et al.：The value of routine serum carcino-embryonic antigen measurement and computed tomography in the surveillance of patients after adjuvant chemotherapy for colorectal cancer. J Clin Oncol, 22：1420-1429, 2004
18) Rustin GJ, van der Burg ME, Griffin CL, et al. Early versus delayed treatment of relapsed ovarian cancer (MRC OV05/EORTC 55955)：a randomised trial. Lancet, 376：1155-1163, 2010
19) Schnipper, L. E., et al.：American Society of Clinical Oncology identifies five key opportunities to improve care and reduce costs：the top five list for oncology. J Clin Oncol, 30：1715-1724, 2012

プロフィール

鶴谷純司（Junji Tsurutani）
近畿大学医学部腫瘍内科講師
長崎県出身．大阪狭山市在住．女医を妻にもつ3人の父．がん診療発展のために診療，研究，教育，ボランティア活動に邁進する日々．趣味は旅と庭．

第3章　一般外来でがん患者を診る

5. がん検診はすべてのがんに勧められる？PET検診は有効？

久保絵美，堀之内秀仁

Point

- がん検診の目的はがん死亡率の減少である
- 検診には利益とならんで不利益が必ず存在する
- 有効ながん検診が存在しないがんもある（すべてのがんで検診が勧められるわけではない）
- PETによるがん検診の意義を示した研究成果は乏しい

はじめに

　一般外来に来院した患者に，「がん検診もしっかり受けてくださいね」と声をかけたことがある方は多いのではないだろうか．本稿ではがん検診の意義について，現時点までに明らかになっていること，そうでないことを踏まえた解説を行いたい．

　がん検診の目的は，がん死亡率の減少である．そのためには，「有効な検診を正しく行う」必要がある．有効性は，適切な比較試験の結果，検診を実施した場合に死亡率が低下することにより示される．検診を正しく行うためには，検診で用いる検査の精度管理と適切な対象者の受診率向上が不可欠である．むやみに勧めるのではなく，厳密な評価を要する理由は，検査による副作用，誤ってがんが疑われた場合の負担，誤ってがんを指摘できない可能性など，検診に伴う不利益が一定の割合で存在するためである．

　対象者名簿に基づく系統的勧奨，精度管理，追跡調査が整備された場合，大きな成果があがることが海外の知見で示されている．**わが国では，一定の条件を満たした住民すべてを対象とした対策型検診と，希望者が任意で受ける人間ドックが行われてきた**（表）．現在，厚生労働省がん研究助成金「がん検診の適切な方法とその評価法の確立に関する研究」班で，がん検診の有効性評価に基づくガイドラインが作成されている[1]．

1. 肺がん検診

　わが国のガイドラインでは，40歳以上の男女に対して，高危険群（喫煙指数600以上）に対する胸部X線検査と喀痰細胞診の併用法が，それ以外では胸部X線検査が推奨されている．高危険群に対する胸部X線検査と喀痰細胞診の併用法の根拠としては，症例対象研究により有意な肺が

表　対策型検診と任意型検診の比較

	対策型検診（住民検診型）	任意型検診（人間ドック型）
概要	予防対策として行われる公共的な医療サービス	医療機関・検診機関などが任意に提供する医療サービス
検診方法	死亡率減少効果が証明されている方法が選択される	死亡率減少効果が証明されている方法が選択されることが望ましい
利益と不利益	限られた資源のなかで利益と不利益のバランスを考慮し，集団にとっての利益を最大化する	個人のレベルで判断する
具体例	健康増進事業による市町村の住民検診（集団方式と個別方式）	検診機関や医療機関で行う人間ドックや総合健診保険者が福利厚生を目的として提供する人間ドック

ん死亡率減少効果がみられたことによる．毎年検診受診での肺がん死亡率減少効果は，住民検診を対象とした岡山の研究（40～79歳，症例412人，対照3,409人）では，喫煙訂正オッズ比が0.59（95％CI：0.46-0.74）で肺がん死亡率減少効果が41％であった[2]．

一方，米国では胸部X線写真，低線量CTによる検診についての大規模な比較試験が報告されている．**PLCO（prostate, lung, colorectal and ovarian）cancer screening研究**は，胸部X線写真による肺がんの死亡率減少効果を評価した無作為化比較試験である[3]．55～74歳の男女（喫煙歴問わず）約154,000人を対象とし，研究群には登録時と3回（年1回）の計4回の単純X線撮影を行い，対照群には行わず，検診期間の後は両群とも追跡のみ行われた．13年間の追跡で両群の死亡率には統計学的に有意な差がないとされた．**全米肺癌検診試験（NLST：national lung screening trial）**は，低線量CTによる肺がんの死亡率減少効果を評価した無作為化比較試験である[4]．

55～74歳の30 pack year（喫煙指数）以上の現在および過去喫煙者約53,000人を対象とし，研究群には1年に1回，合計3回の低線量胸部CTを行い，対照群には同様に胸部X線を行った．その結果，研究群は対照群に比べて肺がん死亡率が20％減少することが示された．日本肺癌学会では，質の高い比較試験がNLSTのみであること，低線量CT群の要精検率が高いこと，喫煙者だけを対象とした研究であることなどから，ベルギーで実施されているNELSON試験など今後の研究結果も踏まえて，わが国での適応について検討する必要があるとした．

2. 乳がん検診

わが国ではこれまで乳がん検診として，40歳以上を対象とした問診，視触診，乳房X線検査（マンモグラフィ）が行われてきた．

2009年11月，米国予防医学専門委員会（US Preventive Services Task Force：USPSTF）は，それまで「40歳以上の女性に対して，マンモグラフィを用いた乳がん検診の1，2年に1回の受診を推奨する」としていた勧告を，「40歳代の女性に対しては，マンモグラフィを用いた定期的な乳がん検診を行うことを推奨しない」という勧告に変更した[5]．その理由として，マンモグラフィ検診による利益（乳がん死亡率減少効果）は40歳代の女性に対しても認められるが，不利益（要精検の結果，がんではなかった人に対する不必要な検査や，放置しても臨床的に問題にならないがんに対する治療など）が存在し，利益と不利益を比べた場合に50歳代以上の女性と比

較して，40歳代では利益が不利益を上回る度合いが小さいことをあげている．これに対し，米国対がん協会（American Cancer Society：ACS）は，「40歳代に対しても引き続きマンモグラフィによる乳がん検診を行う」として反対する意見を表明し，米国立がん研究所は中立的立場をとり，米国内でも意見は分かれている．乳がんの年齢分布が欧米と異なるとされていることからも，わが国の推奨は日本人のデータに基づいて改訂すべきであるが，利益，不利益に関するわが国独自の研究成果は米国に比べれば乏しい．

3. 胃がん検診

　わが国の胃がん検診ガイドラインでは，40歳以上の男女に対し，胃X線検査を推奨している．一方，胃内視鏡検査，ペプシノゲン法，ヘリコバクターピロリ抗体検査は死亡率減少効果の有無を判断する証拠が不十分であるため，対策型検診としては推奨されていない．

　胃X線検査は阿部らによって行われた症例820人，対照2,413人を対象とした症例対照研究において，死亡率の減少が示されている[6]．この研究では，胃がん検診受診者の未受診者と比較した胃がん死亡のオッズ比は，男性0.371（95％CI：0.242-0.568），女性0.458（95％CI：0.263-0.797）と，有意に胃X線写真の効果を示すものであった．一方，胃内視鏡検診による死亡率減少効果についても知見が集まりつつある．例えば，がん登録のデータを用いた解析の結果，内視鏡受検者は検査未施行者に比較して，胃がん死亡のオッズ比が0.347（95％CI：0.14-0.86）と減少することが示唆された[7]．胃がん検診に関しては，米国を中心とした海外でのガイドライン制定は立ち遅れており，わが国が世界をリードして検診ガイドラインを構築していくことが期待されている．

4. 大腸がん検診

　大腸がん検診ガイドラインでは，40歳以上の男女に対し，対策型検診として便潜血化学法・免疫法を推奨している．S状結腸内視鏡検査，S状結腸内視鏡検査＋便潜血化学法，全大腸内視鏡検査，注腸X線については不利益を説明したうえでの限定的な勧告にとどめている．

　1960年代に開発された化学法FOBT（fecal occult blood test：グアヤック法）について，複数の無作為化比較試験で検診による死亡率減少効果が一致して示された．例えば，米国のMinnesota研究では，50〜80歳の男女約47,000人を対象に，隔年受診，逐年受診，対照群の3群を18年間追跡した結果，逐年群で33％，隔年群でも21％の死亡率低下がみられた[8]．免疫法FOBTについても症例対象研究で60％の死亡率が減少すると報告されている[9]．S状結腸内視鏡検査に関しても，いくつかの無作為化比較試験によりその効果が示されている．約17万人を対照とした英国の研究では，対照群と検診群が比較され31％（0.69, 95％CI：0.59-0.82）の累積大腸がん死亡率減少が示された[10]．全大腸内視鏡検査に関しては，カナダで症例対照研究が実施され，全大腸内視鏡が大腸がん死亡リスクを31％低下させると報告された[11]．

　これらの知見からUSPSTF（2008）では，50〜75歳を対象として，FOBTは毎年，S状結腸内視鏡とFOBT併用の場合は前者を5年，後者を3年おき，全大腸内視鏡検査は10年おきに行うことを推奨している．

CT-colonography（3D-CT）に関しては，米国を中心に大腸腺腫の診断能力を評価するいくつかの前向き研究があり，大きな腺腫については内視鏡の感度とそれほど差がないと報告されている[12]．しかし，画像処理ソフト，前処置，造影剤などの検査条件の評価，さらには診断力だけではなく死亡率を評価した臨床試験の実施など，課題が残されている．

5. 子宮頸がん検診

わが国では現在，20歳以上の女性に対し，細胞診が対策型検診として勧められている．一方，HPV（human papillomavirus）検査，HPV検査と細胞診の同時併用法，HPV検査陽性者への細胞診トリアージ法については，子宮頸がん死亡率減少効果の有無を判断する証拠が不十分とされている．

子宮頸部擦過細胞診に関して無作為化比較試験が行われたことはない．日本のコホート研究では，45市町村を対象に1988〜2003年の間，70,157人の追跡調査が行われ，検診受診者の子宮頸がん死亡率が70％減少した[13]．HPV検査（単独法），HPV検査と細胞診の同時併用法ではともに，死亡率減少効果は示されていない．

米国USPSTFでは21歳以上の女性を対象に3年おきに子宮頸部擦過細胞診を推奨している．さらに，30歳以上の女性ではHPV検査によるスクリーニングで上皮内癌などの発見が多いことから，30〜65歳の女性を対象に，3年おきの細胞診か，5年おきの細胞診とHPV検査の併用を勧めている．

6. 前立腺がん検診

前立腺がんのPSA（prostate specific antigen）検診については，比較試験の知見が集積されるにつれその意義について議論が広がった．わが国でも，その推奨度に関して研究者間で意見が分かれており，厚生労働省研究班は否定的な見解を示し泌尿器科学会では推奨してきた．

ERSPC（European Randomized Study of Screening for Prostate Cancer）は，欧州7カ国の無作為化比較対照試験で，55歳以上を対象に，介入群72,890人，対照群89,353人を平均8.8年間追跡した結果，対照群と比較して介入群で有意な前立腺がん死亡率減少を認めた[14, 15]．ただ，PSAカットオフ値にばらつきがみられるなどの問題が指摘されている．PLCO cancer screeningは，米国多施設共同の無作為比較対照試験で，55〜74歳を対象とし，PSA検査を毎年6年間，直腸診を毎年4年間行い，以降は追跡調査が行われた[16]．介入群38,343人，対照群38,350人を11.5年間追跡した結果，7年目，10年目いずれの時点でも死亡率減少は示されなかった．ただ，この試験では，対照群におけるPSA検査の受診が高い（6年間で52％）ことが問題視されている．

現時点では，検診の有効性を示す明らかなエビデンスはなく，世界的にはPSA検診は勧められておらず，日本でも今後RCTを行って有効性を確認していく必要がある．

7. PET検診

　PET（positron emission tomography）によるがん検診は，簡便に全身を評価できるとされて，自由診療で実施されることも多い．ただし，**現時点ではいずれのがん種に関しても，PET検診が死亡率を低減することを証明した質の高い比較試験は存在しない**．さらに，最も多用される核種であるFDG（F-18 fluorodeoxyglucose）はがん以外の炎症部位を含め生理的集積があり，集積の程度（カットオフ）を診断する基準も相対的で，背景となる臓器のグルコース含有率などにより影響されるなどの課題をかかえている．さらに，がんである場合にも発見できない，すなわち感度が充分でないという報告も存在する[17]．つまり，がん検診の基本である，「有効な検診を正しく行う」という基準に現時点では合致しておらず，対策型検診としては当然実施されず，自由診療だからといってむやみに実施されることにも大きな問題がある．

おわりに

　どんなに優れた検診であっても，利益と不利益が存在する．「有効な検診を正しく行う」という基本理念に基づいて，適切な対象者選択，適切な検診法選択，適切な結果・手法の評価を心がけ，がん死亡率低下に活かす必要がある．

文献・参考文献

1) 科学的根拠に基づくがん検診　推進のページ：http://canscreen.ncc.go.jp/
2) Nishii, K., et al.：A case-control study of lung cancer screening in Okayama Prefecture, Japan. Lung Cancer, 34：325-332, 2001
3) Oken, M. M., et al.：Screening by chest radiograph and lung cancer mortality：the Prostate, Lung, Colorectal, and Ovarian（PLCO）randomized trial. JAMA, 306：1865-1873, 2011
4) Aberle, D., et al.：Reduced lung-cancer mortality with low-dose computed tomographic screening. N Engl J Med, 365：395-409, 2011
5) 米国予防医学専門委員会（U. S. Preventive Services Task Force）：http://www.uspreventiveservicestaskforce.org/
6) 阿部陽介ほか：Case-control studyの手法を用いた胃癌死亡減少に対する胃癌集団検診の効果の疫学的評価　胃集検の効率化の検討．日本消化器病学会雑誌，92：836-845, 1995
7) Hosokawa, O., et al.：Decreased death from gastric cancer by endoscopic screening：association with a population-based cancer registry. Scand J Gastroenterol, 43：1112-1115, 2008
8) Mandel, J. S., et al.：Reducing mortality from colorectal cancer by screening for fecal occult blood. Minnesota Colon Cancer Control Study. N Engl J Med, 328：1365-1371, 1993
9) Saito, H., et al.：Reduction in risk of mortality from colorectal cancer by fecal occult blood screening with immunochemical hemagglutination test. A case-control study. Int J Cancer, 61：465-469, 1995
10) Atkin, W. S., et al.：Once-only flexible sigmoidoscopy screening in prevention of colorectal cancer：a multicentre randomised controlled trial. Lancet, 375：1624-1633, 2010
11) Baxter, N. N., et al.：Association of colonoscopy and death from colorectal cancer. Ann Intern Med, 150：1-8, 2009
12) Johnson, C. D., et al.：Accuracy of CT colonography for detection of large adenomas and cancers. N Engl J Med, 359：1207-1217, 2008
13) Aklimunnessa, K., et al.：Effectiveness of cervical cancer screening over cervical cancer mortality among Japanese women. Jpn J Clin Oncol, 36：511-518, 2006
14) Schroder, F. H., et al.：Screening and prostate-cancer mortality in a randomized European study. N Engl J Med, 360：1320-1328, 2009
15) Schroder, F. H., et al.：Prostate-cancer mortality at 11 years of follow-up. N Engl J Med, 366：981-990, 2012

16) Andriole, G. L., et al.：Mortality results from a randomized prostate-cancer screening trial. N Engl J Med, 360：1310-1319, 2009
17) Terauchi, T., et al.：Evaluation of whole-body cancer screening using 18F-2-deoxy-2-fluoro-D-glucose positron emission tomography：a preliminary report. Ann Nucl Med, 22：379-385, 2008

プロフィール

久保絵美（Emi Kubo）
国立がん研究センター中央病院内科レジデント

堀之内秀仁（Hidehito Horinouchi）
国立がん研究センター中央病院呼吸器内科
日本最高のがん医療教育施設で皆さんをお待ちしています．
国立がん研究センター教育・研修のページ　https://www.facebook.com/CancerEducation

第3章　一般外来でがん患者を診る

6. 患者にサプリメントを摂ってよいか聞かれた．勧める？ 勧めない？

大野　智

●Point●

- がん患者の約2人に1人がサプリメントなどの補完代替医療を利用している
- 科学的に有効性が検証された補完代替医療は非常に少ない
- 補完代替医療による健康被害やほかの薬剤との相互作用に関する報告がある
- コミュニケーション不足から補完代替医療によるトラブルが見過ごされている可能性がある

はじめに

　患者の自己健康管理への関心，治療選択における自己決定意識の高まりに加え，インターネットの普及によって個人による健康・医療情報へのアクセスが容易になったことから，サプリメントなどをはじめ，さまざまな施術・療法の利用者が急速に増加していることが指摘されている．
　これら現時点で通常医療とみなされていない療法を，米国では「補完代替医療」と定め，国立補完代替医療センターを設立し，国家予算を投じて積極的に有効性と安全性について検証するとともに，情報収集・発信を行っている[1]．
　しかし，わが国においては補完代替医療に関する明確な定義はなく，本書の読者の皆さんのなかにも，患者やその家族から利用の可否について問われ，対応に苦慮したしたことがあるのではないだろうか？
　そこで，本稿では，医療現場における補完代替医療の現状について概説するとともに，エビデンスの有無，それを踏まえたうえでのコミュニケーションのコツについて解説する．

1. 補完代替医療の現状

1 患者の利用実態

　がんの医療現場における補完代替医療の利用実態に関しては，2001年に厚生労働省がん研究助成金（現がん研究開発費）による研究班が組織され，はじめて全国規模の実態調査が行われた[2]．その結果，以下のことが明らかとなった[2]．

- がん患者の45％（1,382／3,100名）が，1種類以上の補完代替医療を利用している．
- 利用している内容は，健康食品・サプリメントが最も多く（96％），ついで気功（4％），灸（4％），鍼（4％）となっている．
- 補完代替医療の利用にあたって，平均して月に5万7千円を出費している．
- 利用する主な目的は，がんの進行抑制（67％），治療（45％）となっている．
- 補完代替医療を利用している患者の5％が，副作用を経験したと述べている．
- 補完代替医療を利用している患者の57％は，十分な情報を得ていない．
- 補完代替医療を利用している患者の61％は，主治医に相談していない．
- 主治医から補完代替医療の利用について質問された患者は，16％しかいない．

さらに，補完代替医療を利用していない患者であっても興味・関心をもっている患者は多く，利用している患者と合わせると8割を超えることも報告されている[3]．また，患者が補完代替医療を利用するきっかけとしては，「家族・知人からの勧め」が最も多く[2]，**患者だけではなく家族・知人に対しても，適切な情報提供が必要と考えられる．**

2 医療者の認識

同じく厚生労働省がん研究助成金（現がん研究開発費）による研究班によって，がん患者の診療にあたっている医師の補完代替医療に関する意識調査も行われている[4]．漢方，健康食品（サプリメント），鍼，カイロプラクティック，アロマセラピー，ホメオパシー，温泉療法，イメージ療法，ヨガ，タラソテラピー，催眠療法について，それぞれ「知識をもっているか」との問いに対して，漢方を除くそのほか種々の補完代替医療について，75〜90％の医師が「知識はない」と回答している．また，補完代替医療を患者に実施・施行している医師も，漢方を除くと，0〜1.5％とごくわずかであった．これは，わが国の大学医学部教育において，補完代替医療の講義が行われていない現状を踏まえると致し方ない点もある．

2. 補完代替医療のエビデンス

1 補完代替医療のエビデンス

通常，医薬品として認められるためには，ランダム化比較試験によって有効性が証明されなければならない．しかし，現状では，患者が利用しているサプリメントなどの補完代替医療の多くは，抗腫瘍効果や生存率をエンドポイントとしたランダム化比較試験はほとんど行われておらず，その有効性については検証されていない．

一方，近年，直接的な抗腫瘍効果ではないが，プロバイオティクスなどの機能性食品や鍼灸，アロマアロママッサージによる患者のQOL改善効果や抗がん剤・放射線治療の副作用軽減効果がヒト臨床試験によって一部証明されているものもある[5, 6]．

2 「科学的根拠に基づいた医療」再考

Sackett DLの**科学的根拠に基づいた医療**（evidence-based medicine：EBM）の教科書を紐解くと，EBMは次のように定義されている[7]．

『医師の専門性や経験・熟練，患者の価値観，科学的根拠（エビデンス）の3要素をバランスよ

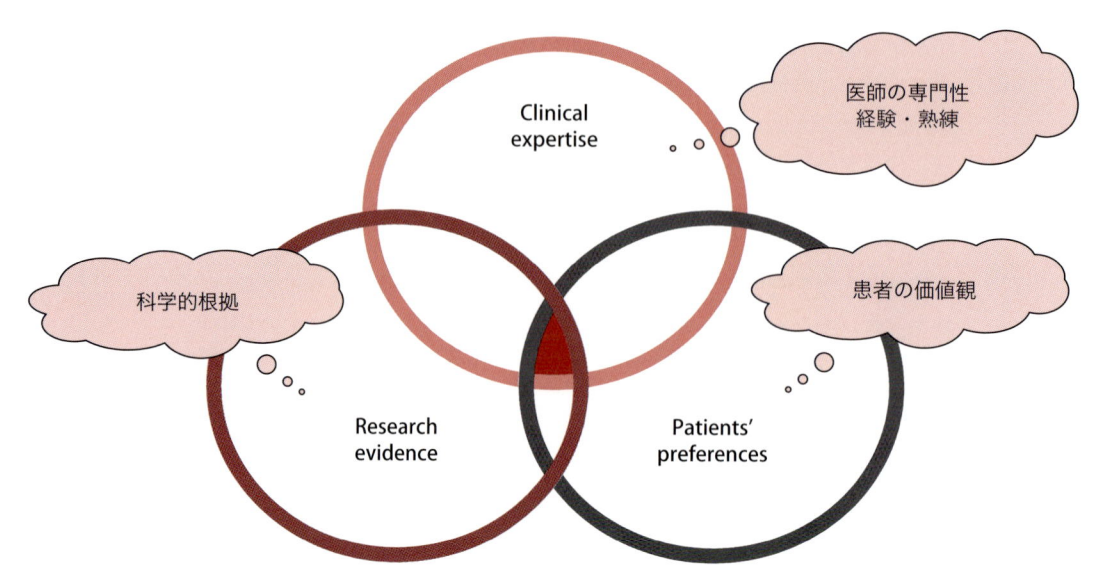

図1　科学的根拠に基づいた医療（evidence-based medicine：EBM）

く統合し，よりよい患者ケアのための意思決定を行うものである』（図1）

さらにEBMを実践するにあたっては，「**治療方針の意思決定は，科学的根拠（エビデンス）ではなく，医師と患者によってなされるべきである（Evidence dose not make decision, people do）**」という点も留意しなければならない[8]．

ともすると，EBMの3つの要素のうちの1つに過ぎない科学的根拠（エビデンス）のレベルが高いとされるランダム化比較試験の知見が得られれば，EBMそのものが確立し，臨床現場の意思決定までもが決まってしまうという短絡的な解釈もときに見受けられることがある．そのため科学的根拠に乏しい補完代替医療は，医師にとって否定的にとらえられてきた面も否めない．しかし，EBMを実践し患者にどのようなケアを行うかを判断する際には，科学的根拠（エビデンス）だけでは決まらず，ほかの要素も考慮するために，ときに科学的根拠（エビデンス）の示すものとは異なった判断をすることがありうる．特に，科学的根拠（エビデンス）の希薄な補完代替医療の利用の可否を判断する際には，EBMにおける「医師の専門性」「患者の価値観」を考慮し，科学的根拠（エビデンス）の有無にかかわらず，次に述べる医師と患者とのコミュニケーションが重要性を帯びてくる．

3. どのように向き合うか？

1 なぜコミュニケーションが必要か？

では，診療の現場において，補完代替医療の利用に関して相談をもちかけられたときにどのように対応すべきなのか？　そもそも，コミュニケーションは必要なのか？

統合腫瘍学会が2009年に作成した，「evidence-based clinical practice guidelines for integrative oncology：complementary therapies and botanicals」[5]では，**臨床診療業務を行ううえ**

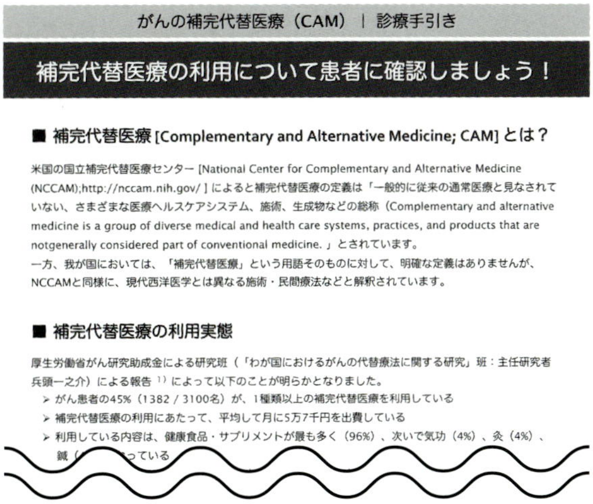

図2 がんの補完代替医療（CAM）｜診療手引き
文献10より引用
（http://www.shikoku-cc.go.jp/hospital/guide/useful/newest/cam/dr/index.html からPDFファイルがダウンロード可能）

えで積極的な医療面接による補完代替医療の利用に関する情報収集と情報提供を行うべきであるとされている．

2 コミュニケーションのポイント

　重要な点は，患者の利用実態の把握である．そして，患者が利用している場合や興味・関心がある場合，まずは耳を傾け，その背景にある状況や問題点を知ることが必要となる．また，その患者の気持ちに寄り添い理解を示すことで，その後，通常の診療を行ううえでの信頼関係も築くこともできる．医師がすべての補完代替医療について知識を身につけておく必要はなく，患者に信頼できる情報の入手方法や調べ方をわかりやすく伝えるだけで十分であるとされる[5]．なお，頭ごなしに否定したり無視したりしても，患者にとっては問題の解決には至らない．

　また，必要に応じて，看護師，薬剤師，栄養士などの協力を得ることで効率的にコミュニケーションを図ることもできる．当然，患者が理解・納得したうえで，補完代替医療を「利用しない」という選択肢もあってしかるべきである．

　サプリメントに関する医薬品との薬物相互作用や健康被害（副作用）の情報については，独立行政法人国立健康・栄養研究所が運営している『「健康食品」の安全性・有効性情報』[9]が，わが国では最大のデータベースとなる．このサイトでは，各種サプリメントの素材に関する安全性のほか，有効性を検証した研究報告や有効成分分析の情報も一部提供されている．個別の製品に関する情報の掲載はないものの，各種素材に関して参考文献も付されている．

　以下，参考までに，厚生労働省がん研究開発費による研究班が作成した「がんの補完代替医療｜診療手引き（図2）」[10]に記載されている日常診療で相談を受けたときの対応を参照に要点を列記する．

①直接的な抗がん効果が証明された補完代替医療はほとんどなく，標準治療にとって代わるような施術・療法は現時点では存在しない．つまり，現代西洋医学が主役で補完代替医療はサポート役である．
②補完代替医療を利用する・しないの選択基準の1つの指標として，EBMの考え方に基づき科学的根拠の有無を参考にしてみる．ただし，「科学的根拠がない＝利用すべきではない」ということではない．
③補完代替医療による健康被害やほかの医薬品との薬物相互作用に注意をはらい，もし，そのような事例が報告されている場合は積極的に情報提供を行う．
④補完代替医療を利用あるいは継続するかどうかは，最終的には患者自身の自己責任となる．仮に，利用することになった場合も，有効性・安全性の確認のため，体調などに変化が起きたかどうか，科学的評価を積極的に行う．
⑤科学的な情報提供だけではなく，購入や実施にかかる金額はそれに見合っているかなど，社会的な問題がないか客観的評価も行う．特にがん患者とその家族は，冷静に判断ができなくなっていることが多く，第三者の立場で意見を述べる必要がある．

　患者とのコミュニケーションにあたっては，患者を無理やり「説得」するのではなく，患者の心理的背景もくみ取り，最終的に患者自身が「納得」する形で判断できるようにコミュニケーションを図ることが大切である．

おわりに

　補完代替医療の利用に関して，リスクマネジメントの観点からみれば，ヒポクラテスの誓いの一文，「I will prescribe regimens for the good of my patients according to my ability and my judgment and never do harm to anyone（自身の能力と判断に従って，患者に利すると思う治療法を選択し，害と知る治療法を決して選択しない）」にある，「Never do harm」を心がけてほしい．補完代替医療によって，患者が健康被害にあったり，通常医療を受ける機会を失ったりすることは避けなければならない．
　最後に，手前味噌で恐縮だが，厚生労働省研究班において，筆者が中心となって作成した「がんの補完代替医療ガイドブック（図3）」[6]を紹介したい．このガイドブックは患者自身による利用の判断を助けることを目的としている．さらに，患者と医療者との間におけるコミュニケーションツールとして活用できるようにさまざまな工夫を凝らしているので，本書の読者の先生方にも一度手に取ってみていただけると幸いである．

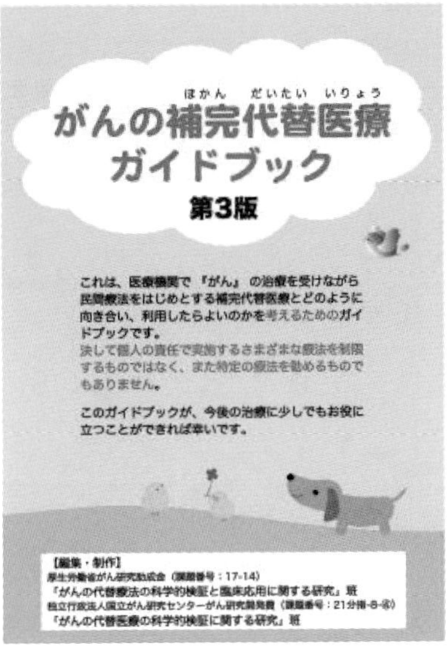

図3　がんの補完代替医療ガイドブック
文献6より引用
(http://www.shikoku-cc.go.jp/hospital/guide/useful/newest/cam/dl/index.html
からPDFファイルがダウンロード可能)

文献・参考文献

1) National Center for Complementary and Alternative Medicine (NCCAM)：http://nccam.nih.gov/
2) Hyodo, I., et al.：Nationwide survey on complementary and alternative medicine in cancer patients in Japan. J Clin Oncol, 23：2645-2654, 2005
3) Hirai, K., et al.：Psychological and behavioral mechanisms influencing the use of complementary and alternative medicine (CAM) in cancer patients. Ann Oncol, 19：49-55, 2008
4) Hyodo, I., et al.：Perceptions and attitudes of clinical oncologists on complementary and alternative medicine：a nationwide survey in Japan. Cancer, 97：2861-2868, 2003
5) Deng, G. E., et al.：Evidence-based clinical practice guidelines for integrative oncology：complementary therapies and botanicals. J Soc Integr Oncol, 7：85-120, 2009
6) 「がんの補完代替医療ガイドブック（第3版）」（厚生労働省がん研究助成金「がんの代替医療の科学的検証と臨床応用に関する研究」班／編，日本補完代替医療学会／監），2012：http://www.shikoku-cc.go.jp/hospital/guide/useful/newest/cam/dl/index.html
7) Evidence-Based Medicine：How to Practice and Teach EBM, 2e (Sackett, D. L., et al. eds.), Churchill Livingstone, 2000
8) Haynes, R. B., et al.：Physicians' and patients' choices in evidence based practice. BMJ, 324：1350, 2002
9) 独立行政法人国立健康・栄養研究所『「健康食品」の安全性・有効性情報』：http://hfnet.nih.go.jp/
10) 「がんの補完代替医療（CAM）｜診療手引き」（独立行政法人国立がん研究センターがん研究開発費 課題番号：21分指-8-④「がんの代替医療の科学的検証に関する研究」班／編），2012：http://www.shikoku-cc.go.jp/hospital/guide/useful/newest/cam/dr/index.html

もっと学びたい人のために

参考となる補完代替医療に関するサイト

- 四国がんセンターHP内：http://www.shikoku-cc.go.jp/hospital/guide/useful/newest/cam/
  ↑補完代替医療に関する患者向けの情報提供資料「がんの補完代替医療ガイドブック」が無料でダウンロードできる．患者とのコミュニケーションに活用してみてほしい．また，医療者向けの「がんの補完代替医療（CAM）｜診療手引き」も無料でダウンロードできる．
- 国立補完代替医療センター（米国）HP内：http://nccam.nih.gov/health/atoz.htm
  ↑各種補完代替療法の情報がキーワードごとに検索・入手できる．
- 国立がん研究所補完代替医療事務局（米国）HP内：http://www.cancer.gov/cam/health_camaz.html
  ↑がんに関連した補完代替療法の情報がキーワードごとに検索・入手できる．

プロフィール

大野　智（Satoshi Ohno）
帝京大学医学部臨床研究医学講座 / 早稲田大学先端科学・健康医療融合研究機構
現在，朝日新聞の医療サイト「アピタル」（http://apital.asahi.com/article/kiku/index.html）にて健康・医療情報の見極め方をテーマにコラムを連載中です．健康食品のエビデンスなどを中心に患者さんとの会話のネタになるような話題を提供しています．興味のある方は，ぜひ，アクセスしてみてください．

第3章　一般外来でがん患者を診る

7. がん免疫療法は本当に有効？ 標準治療と言ってよいの？ 勧められる？

多田耕平，平家勇司

● Point ●

- 近年，進行期メラノーマに対して，immune checkpoint inhibitor の1つである ipilimumab や，進行前立腺がんに対して，樹状細胞ワクチンの1つである Provenge が，ランダム化第Ⅲ相試験で有効性が証明され，米国 FDA の認可を受けた
- わが国では，これらの治療法は現在臨床試験中（ipilimumab）であり，実地診療では勧められない
- 今後，がん免疫療法の有効性を示すエビデンスはさらに蓄積されていくと予想されるが，がん免疫療法は，科学的妥当性が担保された臨床試験のなかでのみ，行われるべきである

はじめに

　がん免疫療法の定義を「患者の免疫力を利用してがんの治療を行うこと」とすると，がん免疫療法は次のような治療法を含む．

① モノクローナル抗体療法〔リツキシマブ（リツキサン®），トラスツズマブ（ハーセプチン®），モガムリズマブ（ポテリジオ®）など〕：患者のNK細胞による抗体依存性細胞障害（antibody-dependent cellular cytotoxicity：ADCC）活性を利用したもの

② サイトカイン療法：腎細胞がんに対する IFN-α，IL-2療法，メラノーマに対するIL-2療法など

③ 免疫チェックポイントに作用する薬剤投与：抗CTLA-4抗体（ipilimumab）や抗PD-1・PD-L1抗体

④ がんワクチン療法：樹状細胞ワクチンやがん特異的抗原ペプチドワクチン

⑤ 免疫細胞療法：T細胞養子免疫療法やNK細胞療法

　また，同種免疫（他人の免疫力）を利用した治療法として，造血器腫瘍に対する同種造血幹細胞移植があげられる．これは，ドナーリンパ球による graft-versus-leukemia/lymphoma effect を期待した治療法であり，広い意味でのがん免疫療法とも言える．上記の①や同種造血幹細胞移植はわが国でも広く実地臨床で行われ，その有効性は疑う余地がない．②の有効性については議論のあるところであるが，他書を参照していただくこととし，本稿では③，④，⑤について述べることとする．なお，いわゆる民間療法として行われている，特定の食品（ある種のキノコやサ

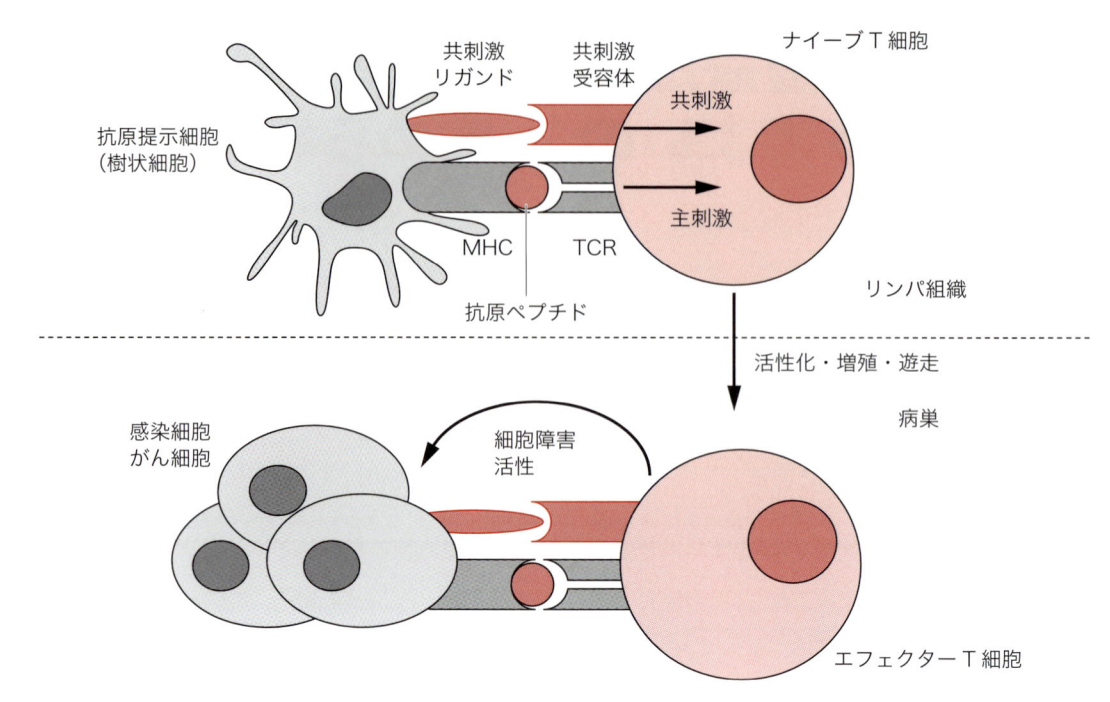

図　T細胞によるがん細胞の認識排除のメカニズム
TCR：T-cell receptor（T細胞受容体）
MHC：major histocompatibility complex（主要組織適合抗原）
文献1，p. 92より改変して転載

プリメント）の摂取や培養リンパ球輸注療法については，質の高いエビデンスがないこと，現在も科学的に有効性を示そうとする臨床試験のなかで治療が行われていないことから，患者に勧めることは許容されず，したがって本稿ではとりあげない．

1. 免疫チェックポイントに作用する薬剤

1 免疫チェックポイントとは

　T細胞が非自己（病原微生物が感染した細胞やがん細胞）を認識し排除する過程は，①リンパ組織における抗原特異的T細胞のクローナルな選別と増殖，②局所（感染部位やがん病巣）への移動，③感染細胞やがん細胞への直接的な接触と細胞障害，に分けられる．それぞれの過程で，T細胞は，入力される活性化シグナルと抑制シグナルのバランスにより制御されるが，この制御される局面を免疫チェックポイントと呼ぶ．

　T細胞に入力される主要なシグナルは，抗原提示細胞上の主要組織適合抗原複合体（major histocompatibility complex：MHC）を認識するT細胞受容体（TCR）を介して入力される（図）が，その際の副シグナルを伝える受容体として，T細胞表面上には種々の活性シグナル受容体・抑制シグナル受容体が存在する．そのリガンドは抗原提示細胞（樹状細胞）などに発現されており，代表的な受容体-リガンドの組合わせを表に示す．そして，これら活性シグナル受容体に対するアゴニスト抗体，抑制シグナル受容体や抑制リガンドのアンタゴニスト抗体を投与することで，免疫を活性化する方向へ誘導することが可能である．最も臨床開発が進んでいる抗CTLA-4

表　代表的な受容体とリガンドの組み合わせ

	リガンド	T細胞受容体
主要シグナル	MHC-class I，II	TCR
副シグナル（活性型）	CD80，CD86	CD28
	B7RP1	ICOS
	CD137L	CD137
	OX40L	OX40
	CD70	CD27
副シグナル（抑制型）	PDL1，PDL2	PD1
	CD80，CD86	CTLA4
	HVEM	BTLA
	MHC-class I	LAG3
	GAL9	TIM3

主要シグナルに加え活性型の副シグナルが入るとT細胞は活性化されエフェクターT細胞となる．抑制型の副シグナルが入るとナイーブT細胞はアナジーまたはアポトーシスが誘導される

抗体や抗PD-1・PD-L1抗体は免疫チェックポイントにおける抑制シグナルを遮断することでT細胞を活性化し抗腫瘍免疫効果を発揮すると考えられ，免疫チェックポイント分子阻害薬（immune checkpoint inhibitor）と呼ばれる．

2 免疫チェックポイント分子阻害薬の臨床試験

1）抗CTLA-4抗体

　進行期メラノーマ患者において，抗CTLA-4抗体であるipilimumabと標準治療薬であるダカルバジンの併用療法と，ダカルバジン単剤治療とのランダム化第Ⅲ相試験[2]が行われ，1年全生存率（overall survival：OS）がそれぞれ47.3％と36.3％，3年OSが20.8％と12.2％，ハザード比は0.72と有意（$p<0.001$）にipilimumab併用群で優れていた．またipilimumab単剤，ipilimumab＋gp100ペプチドワクチン，gp100ペプチドワクチン単剤の3群でのランダム化第Ⅲ試験[3]で，生存期間中央値がそれぞれ10.1カ月，10カ月，6.4カ月とgp100ペプチドワクチンの有無にかかわらず有意にipilimumab使用群で優れていた．これらの結果を受けて，2011年にipilimumabは米国食品医薬局（Food and Drug Administration：FDA）に認可された．

2）抗PD-1抗体，PD-L1抗体

　2012年に両薬剤の大規模な第Ⅰ相試験の結果が報告された．抗PD-1抗体[4]は，進行期メラノーマ，非小細胞肺がん，腎細胞がん，ホルモン療法不応性前立腺がん，大腸がんの患者計296例を対象にdose-escalation studyが行われた．grade 3〜4の有害事象が14％に出現したが，最大耐容量は決定されず，安全性が確認された．有効性（全用量の完全奏効と部分奏効割合）については，特にメラノーマで28％，非小細胞肺がんで18％，腎細胞がんで27％とこれらのがん腫で有望な結果であった．抗PD-L1抗体[5]でもほぼ同様の結果が併せて報告されている．これまで免疫療法の効果は乏しいと考えられていた非小細胞肺がんでも効果が得られる可能性があり，CTLA-4抗体以上に注目されている．現在進行中のランダム化第Ⅲ相試験の結果が待たれる．

　これら薬剤の臨床試験の結果は，シンプルな作用機序で患者体内にもともと内在している抗腫

瘍免疫の効果を表出できるという proof of concept（概念証明）を提供しており，これまでがん免疫療法に関心をもっていなかった腫瘍内科医からも注目を集めている．さらにOX40や4-1BB（CD137）アゴニスト抗体などの開発も進められており，当分の間はこれらの薬剤単剤でのエビデンスが発表されていくであろう．

2. がんワクチン療法

通常，感染症のワクチンというと，感染症発症予防のために，原因微生物由来の抗原を投与し免疫をつけることを意味する．一方，がんワクチン療法は，すでにがんを発症した患者において，がん細胞由来の抗原を利用して抗腫瘍免疫を高め，治療効果を得ようとすることを意味する．投与するワクチン物質には種々のものが研究されているが，ここでは代表的なものとして，樹状細胞ワクチンとがん特異的ペプチドワクチンについて述べる．

1 樹状細胞ワクチン

2010年，Provengeと呼ばれる樹状細胞ワクチンがランダム化第Ⅲ相試験[6]で有効性が示され，FDAに承認された．これはホルモン療法不応性前立腺がん患者を対象とし，患者末梢血から採取した単核球（リンパ球，単球，樹状細胞などを含む分画）を前立腺がん細胞に過剰発現されているPAP（prostatic acid phosphatase：前立腺酸性ホスファターゼ）由来の融合タンパクとともに培養し，顆粒球・マクロファージコロニー刺激因子（granulocyte-macrophage-colony stimulating factor：GM-CSF）で刺激後，患者へ輸注するという治療法である．輸注された樹状細胞がPAPを抗原提示することで抗腫瘍免疫を誘導し効果が得られると考えられている．後述する細胞免疫療法の性格を併せもった治療法であり，cell-based vaccineとも呼ばれる．細胞採取のためのアフェレーシスや細胞培養などに多大な手間とコストがかかることが難点である．なおわが国では保険未承認であり実施困難である．

2 がん特異的抗原ペプチドワクチン

がん細胞に特異的に発現しているタンパク質，あるいは，正常細胞には弱く発現しているのみで，がん細胞では特に過剰に発現されているタンパク質を同定し，そのタンパク質中のペプチド配列のなかから抗原性をもつ（T細胞免疫を誘導できる）エピトープ（MHCに提示されるペプチド）を同定し，このペプチドをがん患者に投与することでがん特異的免疫を増強させ，抗腫瘍効果を得ようとする治療法である．これまでに数多くのがん特異的抗原ペプチドが同定され，ワクチン物質として患者に投与する臨床試験が行われてきたが，現在のところ質の高い臨床試験で有効性が証明されたペプチドワクチン療法は存在しない．したがって，実地臨床で患者に勧めることのできるペプチドワクチンは存在せず，すべて科学的妥当性が担保された臨床試験の枠組みのなかで行われるべきである．

これまでの臨床試験の経験から，ペプチドワクチンによる治療効果を得るためにはさまざまな工夫が必要であることがわかってきた．ワクチンを投与する時期の工夫（進行期か，微小残存病変のみがある時期か），配合するペプチドの工夫（9〜10アミノ酸からなるキラーエピトープか，15〜20アミノ酸からなるヘルパーエピトープか，その混合か），併用するアジュバント（抗原提示細胞の賦活化を目的とした物質）の工夫，担がん患者における免疫抑制の解除（抗がん剤や

immune checkpoint inhibitorとの併用）などである．今後，これらの課題を明らかにできるようデザインされた臨床試験の枠組みのなかで開発研究が行われていくことが望まれる．

3. 免疫細胞療法

　　末梢血リンパ球や腫瘍局所に浸潤しているリンパ球を体外で拡大培養した後に，患者体内に輸注し，抗腫瘍効果を得ようとする治療法である．培養する細胞として，NK細胞，NKT細胞，T細胞，樹状細胞などがあげられる．古くは1980年代のリンフォカイン活性化キラー細胞（lymphokine activated killer cells：LAK）療法（患者リンパ球を体外でIL-2により刺激・拡大培養した後に輸注する）にはじまり，種々の免疫細胞療法が研究されているが，現在のところ質の高い臨床試験で有効性が示された治療法はない．したがって，実地臨床で患者に勧めることのできる免疫細胞療法は存在せず，すべて科学的妥当性が担保された臨床試験の枠組みのなかで行われるべきである．現在，T細胞養子免疫療法，NK細胞療法，樹状細胞療法などが精力的に研究されており，その詳細については他書[7〜9]を参照されたい．

おわりに

　　がん免疫療法は，一部のがん腫でようやく科学的に有効性が証明された治療法が少数出てきた状況であり，今後さらなるエビデンスの集積が必要である．逆に考えるとポテンシャルの大きい将来性のある治療法であると言えよう．今後数年の間で免疫チェックポイントに作用する薬剤を中心にがん免疫療法のエビデンスが集積されていくと予想される．同時に，がん免疫療法と従来の抗がん剤や分子標的薬，放射線療法との併用療法のエビデンスが集積されていくと予想される（欧米ではすでに併用療法の臨床試験が多数始まっている）．免疫療法，従来の抗がん剤治療，分子標的薬それぞれに特有の限界があるため，これらの併用療法により相補的に抗腫瘍効果を上積みしていくことが，進行期・再発がんの治療成績を飛躍的に向上させる可能性があると筆者らは考えている．

文献・参考文献

1) 多田耕平, 平家勇司：PD-1/PD-Lに対する抗体を用いたがん免疫療法．血液フロンティア, 23（2）：90-95, 2013
2) Robert, C., et al.：Ipilimumab plus dacarbazine for previously untreated metastatic melanoma. N Engl J Med, 364（26）：2517-2526, 2011
3) Hodi, F. S., et al.：Improved survival with ipilimumab in patients with metastatic melanoma. N Engl J Med, 363（8）：711-723, 2010
4) Topalian, S. L., et al.：Safety, activity, and immune correlates of anti-PD-1 antibody in cancer. N Engl J Med, 366（26）：2443-2454, 2012
5) Brahmer, J. R., et al.：Safety and activity of anti-PD-L1 antibody in patients with advanced cancer. N Engl J Med, 366（26）：2455-2465, 2012
6) Kantoff, P. W., et al.：Sipuleucel-T immunotherapy for castration-resistant prostate cancer. N Engl J Med, 363（5）：411-422, 2010
7) Vivier, E., et al.：Targeting natural killer cells and natural killer T cells in cancer. Nature Reviews, 12（4）：239-252, 2012
8) Restifo, N.P., et al.：Adoptive immunotherapy for cancer：harnessing the T cell response. Nature Reviews,

12（4）：269-281, 2012
9）Palucka,K., et al.：Cancer immunotherapy via dendritic cells. Nature Reviews, 12（4）：265-277, 2012

プロフィール

多田耕平（Kohei Tada）
国立がん研究センター中央病院造血幹細胞移植科
2004年三重大学医学部卒業
2008年三重大学医学部附属病院血液・腫瘍内科
2009年国立がん研究センター中央病院内科レジデント
2009年〜現職

平家勇司（Yuji Heike）
国立がん研究センター中央病院造血幹細胞移植科

第4章　がん患者の緩和ケアをきちんとできる？

1. 緩和ケアは病院でやるべき？在宅？ホスピスで？

森　雅紀

Point

- 病院，在宅，ホスピスを問わず，緩和ケアにより患者・家族のQOL向上に貢献できる
- がん患者の基本的な症状緩和は研修医にとっても重要なスキルである
- 患者・家族との信頼関係の構築が多様な苦痛の緩和の土台となる

はじめに

　1967年に英国で近代型ホスピスであるSt Christopher's Hospiceが開設されてから，世界的にホスピス・緩和ケアが広まった．世界保健機関（World Health Organization：WHO）は2002年に，緩和ケアを「生命を脅かす病に関連する問題に直面している患者と家族の痛み，そのほかの身体的，心理社会的，スピリチュアルな問題を早期に同定し適切に評価し対応することを通して，苦痛を予防し緩和することにより，患者と家族の生活の質を改善する取り組みである」と定義している[1]．

　日本でも1970年代からホスピス運動が始まり，緩和ケア病棟・ホスピスだけでなく，一般病棟や外来，在宅にも緩和ケアが提供されるようになった[2]．2007年にがん対策基本法が施行されてからは，国の後押しもあり，がん患者における緩和ケアが全国で一気に広まった．

　今でも緩和ケアは「終末期ケア」だというイメージが強い．もちろん最良の終末期ケアを提供することは緩和ケアの醍醐味の1つである．しかし近年，早期から緩和ケアを提供することの臨床的意義（表1）が明らかになってきた．**診断後の早期からがん治療と緩和ケアを統合することで，患者・家族により一層のサポートが提供でき，QOL向上に繋がるという認識が国際的に広まってきている**[10, 11]（図1）．

　専門的緩和ケアはチーム医療により次のような包括的な介入を行うことで，患者・家族に適切なケアを提供する．

- 痛みやほかの症状の積極的な治療
- 不安やうつなどの心理的な苦痛の軽減
- 密なコミュニケーションによる患者の意向の理解
- さまざまな療養場所や医療チーム間のコーディネーション
- 家族（介護者）の支援

　研修医を含めがん医療に携わる医師にとって，基本的な症状緩和やコミュニケーション能力は

表1　緩和ケアの早期導入の利点[3〜9]

① さまざまな身体的・心理的な症状の軽減
② QOLの向上
③ 個々の患者・家族の意向に沿う医療の提供
④ 患者・家族の満足度の向上
⑤ 医療資源の効率的利用や医療費の削減
⑥ 進行期がん患者の生存延長の可能性

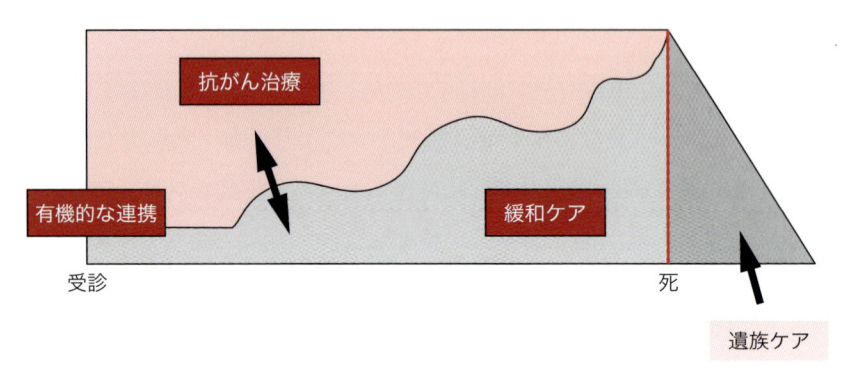

図1　包括的がん医療のモデル
文献12より引用

必須のスキルである．緩和ケアの場は病院，在宅，ホスピスを問わない．以下，日米の現状を比較しながら，それぞれの場における緩和ケアの概要を紹介する．

1. 病院での緩和ケア

病院での専門的緩和ケアとしては，一般病棟での緩和ケアチームとしての活動と緩和ケア外来での活動が主である．

1 米国の病院での緩和ケア

1）一般病棟

緩和ケアチームが主治医からコンサルトを受け，入院患者を併診する．緩和ケアコンサルテーションにて，以下のような利点が示されている．

・疼痛，嘔気，呼吸困難，倦怠感，抑うつ，不安，眠気，不眠など多くの症状の同定と緩和[13]
・十分な時間をとっての傾聴，心理・スピリチュアルな支援[14]
・ケアの満足度の向上[14]
・入院費の削減[15, 16]

2）緩和ケア外来

診断後早期からの緩和ケア介入により患者アウトカムが向上することが示されてから[3]，全米

で外来での緩和ケアへの関心が増してきた．緩和ケア外来初診時には以下が行われることが多い．

- 身体症状の包括的アセスメントと緩和
- 患者・家族のコーピングの確認
- 病識や予後の理解の確認など
- 信頼関係を構築

そして病気の進行とともに徐々に以下がもたれるようになる[17, 18]．

- advance care planning（事前ケア計画）
- 終末期の意向に関する話

がん治療医が抗がん治療や副作用への対応を行うのと並行して，緩和ケア外来で身体症状を緩和し心理社会的側面を支えることで補完的な役割が果たせる[18]．抗がん治療中であれ治療終了後であれ，緩和ケア外来通院中の患者では身体的・心理的な諸症状が改善することが示されている[19, 20]．

3）急性期緩和ケア病棟

米国では急性期緩和ケア病棟が「苦痛のICU」として機能することが多い[21, 22]．外来や他病棟から症状の強い患者が入院する．専門的な緩和ケアを集中的に提供することで苦痛の緩和を図る．一般病棟で緩和ケアを提供するよりも，緩和ケア病棟では傾聴の時間が十分にとられ，心理・スピリチュアルな支援も多く行われ，ケアの満足度が向上することが多い[14]．

2 日本の病院での緩和ケア

1）一般病棟

2007年のがん対策基本法施行後，がん診療連携拠点病院には緩和ケアチームの設置が義務づけられ，現在では全国で500以上の緩和ケアチームが活動している[23]．身体症状の緩和を専門とする医師，精神症状の緩和を専門とする医師，緩和ケアの経験を有する看護師や薬剤師など多職種により構成される．

研修医が行う緩和ケアの対象は，一般病棟に入院中のがん患者であることがほとんどであろう．**担当患者が強い症状を呈したときには，迅速なアセスメントにより原因や病態を理解し，基本的な症状緩和を提供することが肝要である**．WHO方式がん疼痛治療法としては，鎮痛薬の5原則（**表2**）と三段階除痛ラダー（**図2**）を基本としている．前者は鎮痛薬を使ううえの原則であり，迅速に安定した疼痛緩和を得るために留意しておきたい事項である．後者は非オピオイド鎮痛薬やオピオイドを段階的に使用することを原則とした除痛ラダーであり国際的に広く取り入れられている．ただ，重度の痛みに対しては必ずしもラダー通りではなく，早期からオピオイドの導入が必要なこともある．除痛ラダーと並行した治療的介入として，抗痙攣薬や抗うつ薬などの鎮痛補助薬，副作用対策，神経ブロック，放射線治療なども考慮する．WHO方式に基づいた疼痛緩和だけでなく，よく遭遇する消化器症状（嘔気・嘔吐，悪性腹水など），呼吸器症状（呼吸困難），精神症状（せん妄や気持ちのつらさなど）に対する基本的なアプローチは，研修医のうちから習得しておきたい．また，進行期がん患者の苦痛には，さまざまな身体的・心理的・社会的・スピリチュアルな苦痛が複合的に関与していることが多い．**苦痛を軽減し，患者がより良く生きるのを支えるためには，日頃から患者の症状やニーズへの真摯な対応を通じて患者・家族と信頼関係**

表2　鎮痛薬使用の5原則

| ①経口的に
　（by mouth） |
| ②時刻を決めて規則正しく
　（by the clock） |
| ③除痛ラダーにそって効力の順に
　（by the ladder） |
| ④患者ごとの個別的な量で
　（for the individual） |
| ⑤そのうえで細かい配慮を
　（with attention to detail） |

文献24より許諾を得て転載

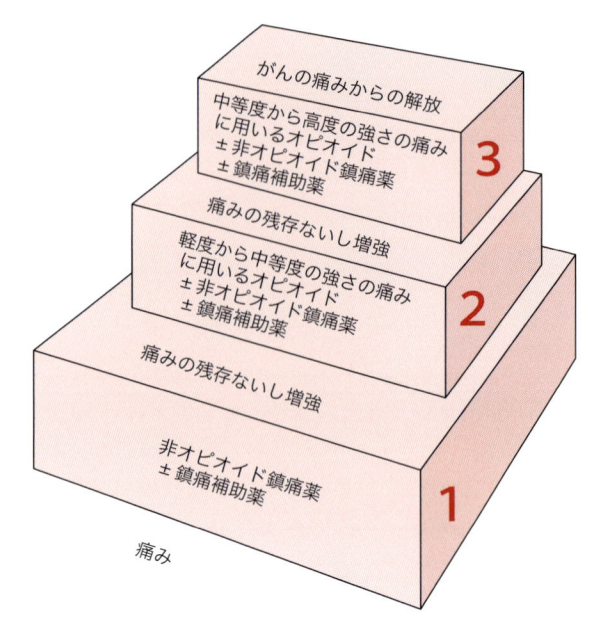

図2　WHO方式三段階除痛ラダー
文献25より許諾を得て転載

を構築しておくことが必須である．

また，進行期がん患者は死亡前1〜2カ月で急速に症状や活動度が悪化するのが一般的である[26]（図3）．自宅退院が可能な患者に対しては，医学的な治療とともに先々を見越した退院調整が求められる．日常生活動作（activities of daily living：ADL）低下を予測して主治医意見書を作成すること（介護保険制度では「要介護2」以上でなければ福祉用具の利用に制限があり，特殊寝台などの貸し出しが全額負担になる）や，ケアマネージャーと退院前に拡大カンファレンスを開いて情報共有を行っておくことが，退院後の生活を支えるうえで重要である．

2）緩和ケア外来

現在400を越す施設で外来緩和ケアが提供されているが，これらの施設の外来で診る年間がん患者数の中間値は9人と少数に留まっている[2]．

3）救急外来

急性発症の強い症状を訴えて救急外来を受診する患者には oncologic emergency が隠れている可能性がある（脊髄圧迫症候群，高カルシウム血症，大静脈症候群，上気道閉塞，気道出血，消化管穿孔・出血・閉塞など）．迅速なアセスメントと原因に対する治療によって症状が軽快することも少なくない．同時に，急変時の対応についてこれまで患者が何らかの意向を示していたかを確認することも，患者の意向や希望に沿ったがん医療を提供するうえで必要である．

2. 在宅での緩和ケア

1 米国の在宅緩和ケア

米国では，在宅での緩和ケアは主にホスピスにより行われている．米国のホスピス患者は2/3

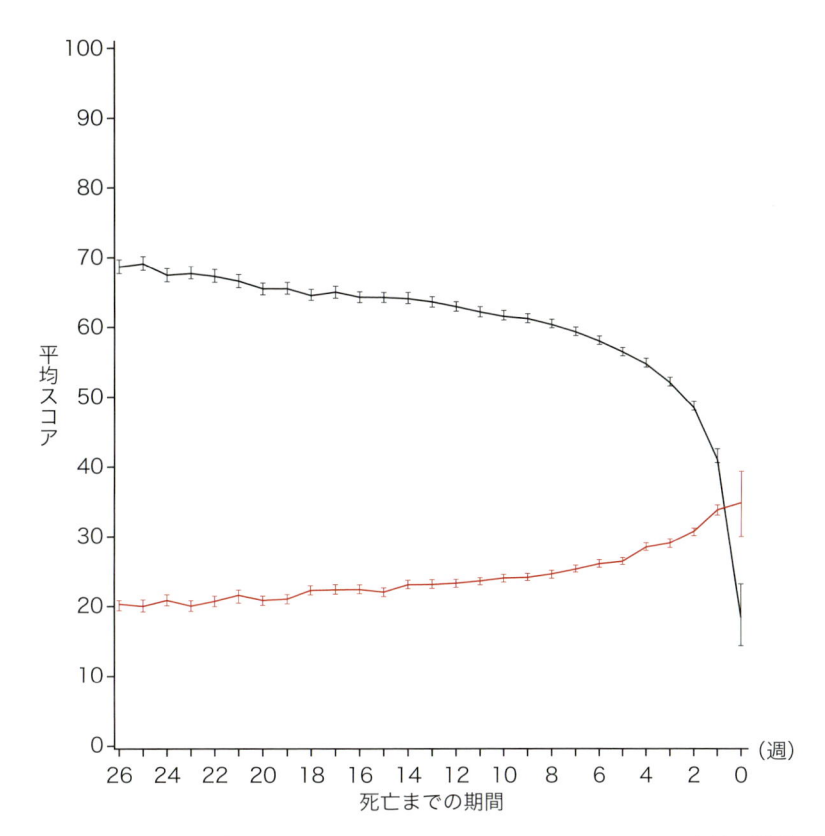

図3 進行期がん患者の死亡前6カ月間のperformance statusと症状の推移
黒線：performance status，赤線：症状
文献26より引用

が自宅やナーシングホームなどの居住場所で最期を迎える．看護師が在宅での緩和ケアの主な担い手である．

2 日本の在宅緩和ケア

　米国で在宅緩和ケアの母体となるのは在宅ホスピスであり，医師，看護師，ソーシャルワーカー，チャプレンなど終末期ケアに関わる多職種チームが存在する．また米国の在宅ホスピスは制度上がん治療医と併診してケアを提供することはない．

　一方日本では，緩和ケアを提供する往診医と提携すれば，抗がん治療中など早期からでも在宅で緩和ケアを導入できる．約半数の一般市民が「がんになったら自宅で最期を迎えたい」と考えているが，在宅で死亡するがん患者は1割に満たない．終末期がん患者への緩和ケアの提供は，一般診療医，在宅療養支援診療所，病院の在宅診療部門によって行われており，地域によってさまざまである[2]．また，訪問看護ステーションも24時間体制を敷いており在宅ケアに貢献している．ただ在宅療養支援診療所は全国に多数あるが，在宅看取り数が1名以上ある診療所は半数ほどにとどまっている．在宅ケアを選択肢として考える際には，体制や経験の面から，おのおのの患者・家族の意向に沿った望ましいケアが提供できると考えられる診療所を選ぶことが重要である．

3. ホスピス・緩和ケア病棟での緩和ケア

1 米国のホスピス

現在では全米で5,300のホスピスが活動し，全死亡数の約45％が終末期にホスピスケアを受けている．ホスピスや自宅で死亡した進行期がん患者は，病院で死亡したがん患者に比べ，有意にQOLが高く，身体的・心理的な症状も低いことが示されている[27]．上述したように米国のホスピスは在宅ホスピスをさすことが多い．施設ホスピスは重篤な症状を有する患者の入院や，家族のレスパイト（休息）目的の患者の入院に利用される．

2 日本のホスピス・緩和ケア病棟

日本でのホスピスは主にがん患者を対象とした施設ホスピス・緩和ケア病棟をさす．現在215の緩和ケア病棟があり，がんによる全死亡者の8.4％が緩和ケア病棟で終末期を過ごしている[2]．緩和ケア病棟は十分な空間や個室，緩和ケア医や家族のための部屋などが用意されている必要があり，終末期患者が自宅のような環境で最期の日々を過ごせるようにつくられている．緩和ケア病棟で症状緩和がついた場合，自宅への退院も可能である．

ホスピスにおける緩和ケアはここ10年で向上してきた[28]．一般病院に比べ，緩和ケア病棟や在宅ホスピスで死亡した患者は，より身体症状が緩和され，医師への信頼が高く，終末期ケアに満足していることが多い．緩和ケア病棟に入院したがん患者の遺族のうち約半数が，緩和ケア病棟への紹介が遅すぎたと答えているという報告もある[29]．

Advanced Lecture

日本人が望む終末期の療養場所や死亡場所は，人により異なる（図4）．進行期がんの早いうちから患者・家族の意向を確認し，事前にケア計画を立てておくことが，個々人の希望に沿った望ましい終末期ケアを成就するうえで不可欠である．

おわりに

どんなに医学が発達しても，進行期がんの諸症状で苦しむ患者が後を絶たない．がん対策基本法施行後，全国的に緩和ケアの利用が増えたが，専門的緩和ケアチームがない施設もまだまだ多く，専門チームがあっても必ずしも十分な質の保証がなされていない．第一線に立つ研修医から基本的な緩和ケアを提供することが，がん患者・家族のQOL向上に大きな役割を果たす．病院，在宅，ホスピスを問わず，おのおのの研修場所で最良の緩和ケアを実践していただきたい．

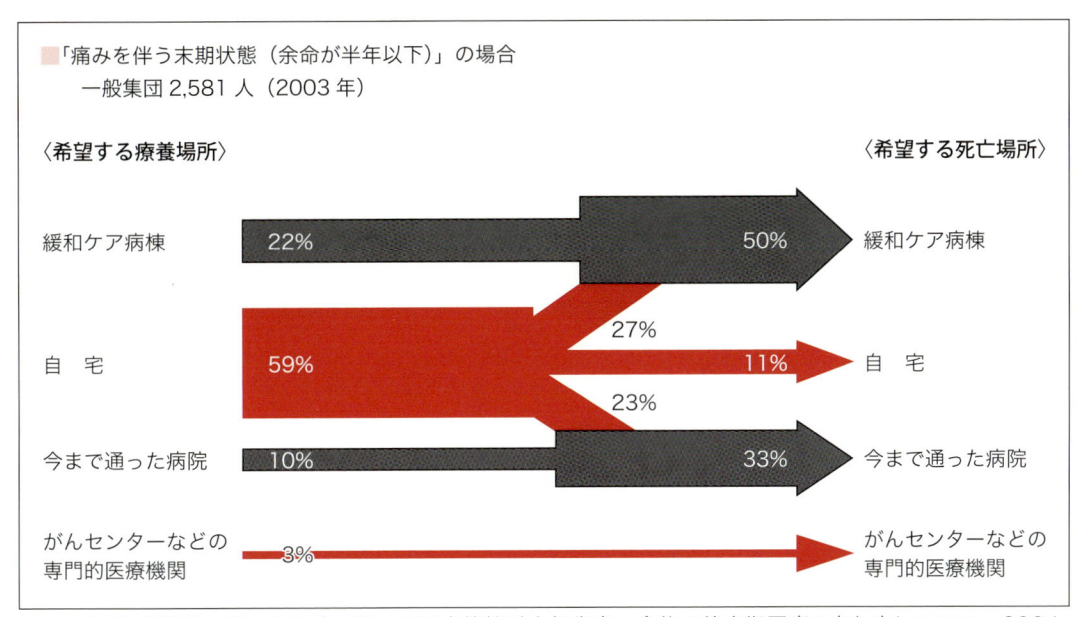

■「痛みを伴う末期状態（余命が半年以下）」の場合
　一般集団 2,581 人（2003 年）

〈希望する療養場所〉　　　　　　　　　　　　　　　　〈希望する死亡場所〉

緩和ケア病棟　　22%　　　　　　　　　　50%　　緩和ケア病棟
　　　　　　　　　　　　　　　27%
自　宅　　　　　59%　　　　　　　　　　11%　　自　宅
　　　　　　　　　　　　　　　23%
今まで通った病院　10%　　　　　　　　　33%　　今まで通った病院

がんセンターなどの　　3%　　　　　　　　　　　　がんセンターなどの
専門的医療機関　　　　　　　　　　　　　　　　　専門的医療機関

（厚生労働省：終末期医療に関する調査等検討会報告書―今後の終末期医療の在り方について．2004．
http://www.mhlw.go.jp/shingi/2004/07/s0723-8.html）

図4　日本人が希望する終末期の療養場所と死亡場所
　　　文献30より転載

文献・参考文献

1) WHO Definition of Palliative Care：http://www.who.int/cancer/palliative/definition/en/
2) Morita, T. & Kizawa, Y.：Palliative care in Japan：a review focusing on care delivery system. Curr Opin Support Palliat Care, 7：207-215, 2013
3) Temel, J. S., et al.：Early palliative care for patients with metastatic non-small-cell lung cancer. N Engl J Med, 363：733-742, 2010
4) Casarett, D., et al.：Do palliative consultations improve patient outcomes？ J Am Geriatr Soc, 56：593-599, 2008
5) El-Jawahri, A., et al.：Does palliative care improve outcomes for patients with incurable illness？ A review of the evidence. J Support Oncol, 9：87-94, 2011
6) Hearn, J. & Higginson, I. J.：Do specialist palliative care teams improve outcomes for cancer patients？ A systematic literature review. Palliat Med, 12：317-332, 1998
7) Higginson, I. J. & Evans, C. J.：What is the evidence that palliative care teams improve outcomes for cancer patients and their families？ Cancer J, 16：423-435, 2010
8) Lorenz, K. A., et al.：Evidence for improving palliative care at the end of life：a systematic review. Ann Intern Med, 148：147-159, 2008
9) Zimmermann, C., et al.：Effectiveness of specialized palliative care：a systematic review. JAMA, 299：1698-1709, 2008
10) Smith, T. J., et al.：American Society of Clinical Oncology provisional clinical opinion：the integration of palliative care into standard oncology care. J Clin Oncol, 30：880-887, 2012
11) Bruera, E. & Hui, D.：Integrating supportive and palliative care in the trajectory of cancer：establishing goals and models of care. J Clin Oncol, 28：4013-4017, 2010
12)「緩和ケア概論2009年1月版」（日本緩和医療学会PEACE/編）：http://www.jspm.ne.jp/gmeeting/peace3/M-2.pdf
13) Braiteh, F., et al.：Characteristics, findings, and outcomes of palliative care inpatient consultations at a comprehensive cancer center. J Palliat Med, 10：948-955, 2007
14) Casarett, D., et al.：The optimal delivery of palliative care：a national comparison of the outcomes of consultation teams vs inpatient units. Arch Intern Med, 171：649-655, 2011
15) Morrison, R. S., et al.：Cost savings associated with US hospital palliative care consultation programs. Arch Intern Med, 168：1783-1790, 2008

16) Morrison, R. S., et al.：Palliative care consultation teams cut hospital costs for Medicaid beneficiaries. Health Aff（Millwood）, 30：454-463, 2011
17) Jacobsen, J., et al.：Components of early outpatient palliative care consultation in patients with metastatic nonsmall cell lung cancer. J Palliat Med, 14：459-464, 2011
18) Yoong, J., et al.：Early palliative care in advanced lung cancer：a qualitative study. JAMA Intern Med, 173：283-290, 2013
19) Yennurajalingam, S., et al.：The impact of an outpatient palliative care consultation on symptom burden in advanced prostate cancer patients. J Palliat Med, 15：20-24, 2012
20) Yennu, S., et al.：Factors associated with the severity and improvement of fatigue in patients with advanced cancer presenting to an outpatient palliative care clinic. BMC Palliat Care, 11：16, 2012
21) Elsayem, A., et al.：Palliative care inpatient service in a comprehensive cancer center：clinical and financial outcomes. J Clin Oncol, 22：2008-2014, 2004
22) Mori, M., et al.：Changes in symptoms and inpatient mortality：a study in advanced cancer patients admitted to an acute palliative care unit in a comprehensive cancer center. J Palliat Med, 14：1034-1041, 2011
23) Kizawa, Y., et al.：Specialized Palliative Care Services in Japan：A Nationwide Survey of Resources and Utilization by Patients With Cancer. Am J Hosp Palliat Care, ［Epub ahead of print］2012
24)「がん疼痛の薬物療法に関するガイドライン（2010年版）」（日本緩和医療学会緩和医療ガイドライン作成委員会/編），金原出版，2010
25)「がんの痛みからの解放－WHO方式がん疼痛治療法－」（世界保健機関/編　武田文和/訳），p. 17，金原出版，1996
26) Seow, H., et al.：Trajectory of performance status and symptom scores for patients with cancer during the last six months of life. J Clin Oncol, 29：1151-1158, 2011
27) Wright, A. A., et al.：Place of death：correlations with quality of life of patients with cancer and predictors of bereaved caregivers' mental health. J Clin Oncol, 28：4457-4464, 2010
28) Miyashita, M., et al.：Evaluation of end-of-life cancer care from the perspective of bereaved family members：the Japanese experience. J Clin Oncol, 26：3845-3852, 2008
29) Morita, T., et al.：Late referrals to palliative care units in Japan：nationwide follow-up survey and effects of palliative care team involvement after the Cancer Control Act. J Pain Symptom Manage, 38：191-196, 2009
30)「2008年版がん緩和ケアガイドブック」（日本医師会/監），p. 12，青海社，2008

プロフィール

森　雅紀（Masanori Mori）
聖隷浜松病院緩和医療科
研修医の皆様，ぜひ緩和ケアの基本的なスキルを習得してください．日本緩和医療学会による医師向けの教育講習会（PEACE：http://www.jspm-peace.jp/）のほかにも，同学会のガイドライン（https://www.jspm.ne.jp/guidelines/index.html）や日本癌治療学会のE-learning（http://www.cael.jp/index.html）など，ご多忙な研修中でも効率的に学べるサイトもあります．緩和ケアを学び，日本のがん医療をともに支えていきましょう．

第4章 がん患者の緩和ケアをきちんとできる？

2. 病院の緩和ケアチームにいつコンサルトしたらよい？

赤羽日出男

Point

- 病院の緩和ケアチームの意義は，患者さんおよびご家族のつらさを緩和するため職種を超えて支えるチーム医療を行うことである
- 緩和医療に関する各種ガイドラインに沿った治療を行っていても症状緩和に難渋する場合など，すみやかに緩和ケアチームにコンサルトすべきである
- 患者さんとご家族の希望はさまざまであり，その背景までを含めて理解しなければならない
- 症状の経過に合わせて適切な目標設定が重要である

はじめに

　緩和ケアはホスピタリティーという医療の基本の1つから根源をなすもので，決して特別なものではない．しかし，患者さんやご家族が抱える困難は複合的であり，容易に解決できるものではない．緩和ケアチームは受け持ち医や主治医と協力して困難に対処していくものである．

症例

59歳，男性，胆管がん
【主　訴】著明な腹痛，腹部膨満感の訴え
【現病歴】20XX年6月消化器初診，胆管がんと診断され，8月肝拡大葉切除，胆管空腸吻合，リンパ節郭清術が施行された．11月再発，化学療法開始され，一時退院となった．しかし，その1年後の8月より痛み増悪となり，当院救急外来受診し入院となった．これまで痛みはフェンタニルクエン酸（フェントス®）6 mg，レスキューとしてオキシコドン塩酸塩水和物（オキノーム®）25 mgが処方されていた．

　入院後のCTで腹腔神経叢周囲に腫瘍浸潤を認めた（図）．モルヒネ持続静注60 mg/日から開始したが痛みのコントロール不良であった．
→受け持ち医としてあなたならどうする？

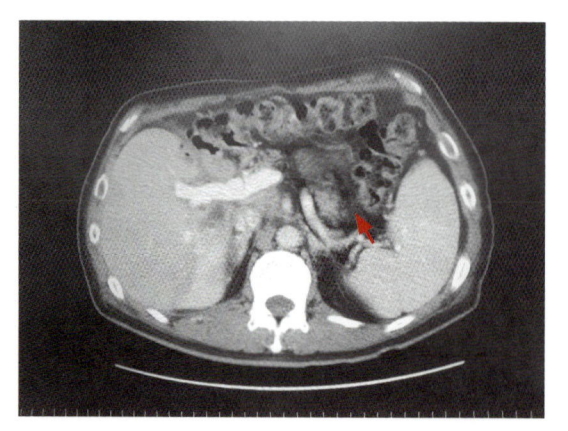

図 腹部CT
腹腔神経叢周囲に腫瘍浸潤（→）を認める

■ 患者さんに合った緩和医療を進めるには

　受け持ち医は入院時に，痛み軽減を図って早期退院という治療計画を立てていた．入院時よりモルヒネ持続静注へ変更，60 mg/日より開始したが160 mgまで増量，レスキューは1時間量としたが8〜10回/日であり，痛みコントロールは不良であった．この時点で受け持ち医から緩和ケアチームへコンサルトがなされた．表1にコンサルトを受けて緩和ケアチームが行ったアセスメントとマネージメントを示す．表2に退院時，在宅への移行に際して緩和ケアチームが行ったマネージメントを示す．これらのなかで特に重要であったと考えられる点について述べる．

1 すみやかな緩和ケアチームへのコンサルト

　緩和医療に関する各種ガイドラインに沿った治療を行っていても症状緩和に難渋する場合など，すみやかに緩和ケアチームにコンサルトすべきである．

　日本緩和医療学会から「がん疼痛の薬物療法に関するガイドライン（2010年版）」，「苦痛緩和のための鎮静に関するガイドライン（2010年版）」，「がん患者の消化器症状の緩和に関するガイドライン（2011年版）」，「がん患者の呼吸器症状に関するガイドライン（2011年版）」，「終末期がん患者の輸液療法に関するガイドライン（2013年版）」が示されている．しかし，治療法に対する反応は緩和医療では特に個々で異なることが多い．ガイドラインを参考にして治療を行っても効果が十分に得られない場合，また症状や治療の評価が難しい場合や治療に伴って多岐にわたるサポートが必要となってきた場合などにすみやかに緩和ケアチームにコンサルトすべきと考える．

2 患者さんとご家族の希望に応える

　患者さんとご家族の希望はさまざまであり，その背景までを含めて理解しなければならない．

　多職種によるサポートによるチーム医療は患者さんとご家族の希望を汲み上げるうえで有効と考えられる．ある治療法などを提案しても了承を得られない場合に，その理由が単なる理解不足であったり的外れなものであったりすることもありうる．また，医療側には伏せておきたい事情があるため治療の受け入れがためらわれる場合もありうる．経済的な心配から治療を躊躇している場合などはソーシャルワーカーが相談にのることにより事態の改善がなされて治療ができるよ

表1　コンサルトを受けて緩和ケアチームが行ったアセスメントとマネジメント

アセスメント	マネジメント
患者さんとご家族の希望として，まず痛み症状軽減の訴えがあった	主治医，受け持ち医と治療目標の設定を見直した
患者さんは日常生活の活動性を重視していた	早期退院をめざして，まず痛みコントロールを重点的に行った
患者さんは早期退院を希望されていた	緩和ケアチームのソーシャルワーカー，退院調整看護師による相談がなされた
患者さんは痛み，入院期間遷延により強い精神的ストレスを抱えていた	治療による短期的目標設定のインフォームドコンセントを行った
患者さん，ご家族は経済的な心配も抱えていた	緩和ケアチームのソーシャルワーカー，退院調整看護師による相談がなされた
ご家族（妻）が将来的不安を抱えていた	緩和ケアチームのリエゾン看護師，精神科医師による相談がなされた
痛みは心窩部にズキズキという激しいものでNRS10/10であった	持続硬膜外注により痛みは著明軽減され，約4日間でIVPCAによるモルヒネ持続静注へ移行できた
ときに腹部全体に重く締めつける痛みNRS8-9/10もあった．痛みは内臓痛，神経障害性疼痛が複合されたものと考えられた	ケタミン持続静注，フルルビプロフェンアキセチル（ロピオン®）点滴静注も開始した
腹水貯留は軽度だが，腫瘍増大による腹部膨満感の訴えも強かった	輸液制限による腹水増悪を避け，IVPCAによる膨満感軽減を図った
嘔気・嘔吐も続いていた	制吐薬内服に加え，増悪時にハロペリドール（セレネース®）点滴，IVPCA内へドロペリドール（ドロレプタン®）投与を行った
症状軽減を得てからは早期退院が予定された	主治医，受け持ち医と相談し，在宅でのIVPCA投与経路を確実にするためCVポートを作製した

NRS：numerical rating scale（疼痛スケール）
IVPCA：intravenous patient controlled analgesia（経静脈的自己調節鎮痛法）

表2　在宅へ移行の際，緩和ケアチームが行ったマネジメント

マネジメント
IVPCAポンプについて注意すべき点や取り扱いについて看護師，薬剤師が説明を行った
CVポートの消毒，穿刺針の交換などについて看護師，薬剤師の指導をくり返し行った
在宅へ移行することへの不安についてリエゾン看護師，精神科医による相談がなされた
在宅へ移行する際の社会資源の有効活用についてソーシャルワーカーから説明がなされた
連携を依頼する在宅医確保をソーシャルワーカーと退院調整看護師が行った
在宅医と主治医，受け持ち医，緩和ケアチーム医との連携をソーシャルワーカーと退院調整看護師が密に調整した
痛み増悪時の対応が在宅医と主治医，受け持ち医，緩和ケアチーム医で相談された
痛み増悪時の対応を患者さんおよびご家族に緩和ケアチームからわかりやすく説明した
外来通院予定，IVPCAポンプの交換予定を受け持ち医，緩和ケアチームで確認した
外来受診時に必要となる特殊医療器材（IVPCAポンプや穿刺針など）の発注を緩和ケアチーム医が確認した
日時によっては対応する外来が異なる可能性があるため，看護師が各部署に通達を行った

IVPCA：intravenous patient controlled analgesia（経静脈的自己調節鎮痛法）

うになることもある．症状の変化に伴い，治療に対する希望が異なってくることも往々にして見受けられる．例えば，患者さんご本人は在宅を希望されても受け入れる側のご家族に不安があるため困難だったり，準備が間に合わなかったりして退院の時期を逃してしまうこともある．医師

からの説明のみでなく，多職種の者がお話を聞く機会をもつことにより，情報修正がより良い形でなされることが期待される．半面，受け持ち医と緩和ケアチームとの十分な情報交換に気をつける必要がある．

3 痛み治療における薬剤の投与経路の重要性

痛み治療において，薬剤の投与経路は重要である．

痛みの訴え著明であり，まず患者さんとご家族に緩和ケアチームから経静脈的自己調節鎮痛法（intravenous patient controlled analgesia：IVPCA）ポンプ使用の利点について説明がなされた．今回の症例では薬剤の投与経路変更の受け入れはスムーズであった．しかし，ポンプを携行することによる活動性の低下が懸念される例もあり，その選択はインフォームドコンセントのうえでなされるべきである．投与経路変更が患者さんの精神的負担となっている可能性を軽視してはならない．

また，投与経路変更のみならずオピオイドローテーションについてはオピオイド換算表を参考にしても困難な場合があり，緩和ケアチームへのコンサルトを躊躇する必要はない．実際，オピオイドローテーションに慣れていない医師が換算を誤って過量投与となり，呼吸抑制や傾眠を引き起こしたりすることも少なくない[1]．

今回の症例ではIVPCAポンプを携行することにより，患者さんとご家族の強い希望であった早期退院と在宅への移行が可能となった．痛み増悪時での対応についても患者さんとご家族が不安を抱く必要がないよう在宅医と当院の主治医や受け持ち医ならび緩和ケアチーム医師との調整がなされた．これらの実現には緩和ケアチームのソーシャルワーカーや退院調整看護師が在宅医との密な連携を図っていたことが大きな役割を果たしたと考えられる．

また，IVPCAポンプの取り扱い説明や注意すべき点，中心静脈（central venous：CV）ポート穿刺針の消毒や交換などについても患者さんとご家族に緩和ケアチームの医師，看護師や薬剤師がくり返し説明を行った．

4 多職種による多面的なサポート

病院の緩和ケアチームの意義は，患者さんおよびご家族のつらさを緩和するため職種を超えて支えるチーム医療を行うことである．

緩和ケアチームを活用することにより多方面にわたるサポートが可能となる．主治医や受け持ち医のみでは困難な傾聴，精神的ケア，退院支援，環境整備，社会資源活用のための情報提供などがあげられる．それらは日常の小さなことにまで及ぶものであり，より快適に臥床できるようクッションを調整したり，口腔ケアのより良いアイディアを医療スタッフに提供したり，薬剤の内服が困難である場合に剤形変更のアドバイスをしたりするなど，きめ細やかで多岐にわたるものである．また，適応外ではあるが有効である薬剤についても緩和医療では考慮するときもあり，薬剤師との情報交換が重要となる．例えば口腔内で溶けるオランザピン（ジプレキサ®）は向精神薬であるが制吐作用に優れる[2]．

また，緩和ケアチームは治療に難渋した場合に，肉体的・精神的に疲弊した医療スタッフに対してもサポートを行うこともめざしている．緩和医療の現場では多く見受けられることを忘れてはならない．

5 経過に合わせた治療の目標設定

症状の経過に合わせて適切な目標設定が重要である．

チーム医療を行ううえで，チームスタッフ間での意思統一を図ることは最も大切なことの1つである．具体的には治療目標を定めることが意思統一を図る礎となる．しかし，現実とかけ離れた目標設定を行っても全く意味はない．目標は身近なものから立てていき，治療についての評価をきちんと行うべきである．

また，症状の経過により目標も変化していくのは当然である．適切な治療目標を定めることは患者さんとご家族の精神的サポートにもつながるものであり，信頼関係を築くことにも結びついていく．患者さんとご家族の希望はさまざまであるうえに，症状の経過によって変わっていくのは自然のものと考えられる．

適切な目標設定はとても重要であるが，できれば多くの選択肢からなされるのが理想である．緩和ケアチームによるチーム医療はそれらの選択肢を広げるうえでも大きな手助けとなりうる．

Advanced Lecture

早期の緩和ケアチームでのかかわりががん患者の予後を延長させる[1]エビデンスがあり，場合によっては症状のないうちからでもコンサルトしていくことが望ましい．

本来，緩和ケアチームのチーム医療はがん治療のみに行うものではない．緩和ケアチームの活動規模は医療施設によって異なるであろうが，その活動はがんに限られるものではない．受け持ち医は非がん疾患においても治療に難渋する場合，緩和ケアチームへコンサルトしていただきたい．

介護にも共通するものであるが，患者さんやご家族に「頑張りすぎない」ことを適切な時期とやり方で伝えていくことはとても重要である．

患者さんやご家族にとって良かれと思ってしたことが逆の結果を招くときがある．受け持ち医がその際に被る精神的ダメージの大きさは計り知れない．そして，そこから立ち直るのには多大なエネルギーを要するであろう．その際には緩和ケアチームがその手助けとなれればと願っている．

●専門医のクリニカルパール

早期の緩和ケアチームのかかわりにより，がん患者のQOLを向上させ，予後延長にもつなげられる可能性がある．

おわりに

緩和医療は終末期になってはじめて行うものではなく，治療初期の段階から並行して行っていくべきという，いわゆる包括的がん医療モデルが広がりつつある．また，基本的な緩和ケアはがんを診察するすべての医療従事者が提供するものである．1人でも多くの若手医師がPEACE（Palliative care Emphasis program on symptom management and Assessment for Continuous medical Education）プロジェクトの推進する緩和ケア研修会に参加して，緩和医療の入り口に立って歩み出してほしいと願っている．

文献・参考文献

1) 小川節郎：臨床医のための正しいオピオイドの知識．Modern Physician，32（1）：3-4，2012
2) 今井堅吾：新しい制吐薬を活用する―ジプレキサ錠―．緩和ケア，21（6）：597-601，2011
3) Temel, J. S., et al.：Early palliative care for patients with metastatic non-small-cell lung cancer. N Eng J Med, 363：733-742, 2010

もっと学びたい人のために

・大阪大学大学院医学系研究科　緩和医療学寄附講座　エッセンシャルドラッグ：http://www.pm.med.osaka-u.ac.jp/edrug/
　↑国立がん研究センターのがん情報サービス，緩和医療学会ホームページのみならず，上記の情報も非常に有用である．

おすすめの書籍

・「ここが知りたかった緩和ケア」（余宮きのみ／著），南江堂，2011
　↑わかりやすく，参考になるアイデアに富んでいて，読み物としてとらえても面白い．

プロフィール

赤羽日出男（Hideo Akabane）
日本医科大学武蔵小杉病院麻酔科・緩和医療科
専門：神経障害性疼痛
多忙ななかでも健康維持のため月100 km走っています．元気でいてこその仕事です．継続していけるよう気をつけましょう．

第4章 がん患者の緩和ケアをきちんとできる？

3. がん性腹水は抜くべき？抜くべきでない？

横山太郎

Point

- 腹部膨満感と腹部膨満の違いを把握する
- 『主訴』を大事にする
- エビデンスがないとは？ 臨床試験が行われているのか, いないのか

はじめに

腹水の治療は意見が分かれることが多い. さまざまな治療法があるものの比較対象試験はほとんどない[1, 2]. しかし, 日常の臨床で問題となる理由のすべてがここにあるとは思えない.

例えば, 「お腹が膨れてしまってつらいです. 面会者にもお腹のことばかり聞かれてつらいから外出はやめます」と腹部膨満を気にしている患者さんに, 「あれだけ膨満していたらつらいだろう. 医療用麻薬を導入しよう」と腹部膨満感に目が向けられているような例で, 患者の主訴と医療者の着眼点が異なるために有効な治療選択が行われないケースである. 腹部膨満感であればオピオイドの効果も期待できるが, 腹部膨満は改善しない. このように**腹部膨満感と腹部膨満の違いを把握することが重要であり, その一歩目は『主訴』を大事にすることである**. これはほかの症状緩和や, 患者やほかの医療者とのコミュニケーションをとるうえでも重要な要素であるが, 日常診療では置き去りにされているケースが多い.

悪性腫瘍の治療は腹水に限らず全身状態が悪化していくなか, 医療者の目標は変化するが, 患者や家族はそうでないことが多い. この差を埋めずに治療を行い症状が改善しても, 患者の満足度は上がらない. その一方, 患者の希望を絶つような説明をすることも避けるべきである. その多くは医療者主観の説明であり, 患者主観となり説明を行えば, 容易ではないが説明すべき内容はみえてくるだろう.

このような点に留意し, 読み進めていただければ幸いである. また, 今回は「がん性腹水」をメインに話を進めていく.

1. 腹水とは

生理的状態でも20〜50 mLは存在する. 100 mL以上となると画像診断でも判断でき, 1,000 mL以上となると臨床診断も可能となる. 全腹水のおよそ10％が悪性腫瘍によるものといわれて

表　漏出性と滲出性の違い

滲出性		漏出性
1.018以上	比重	1.015以下
4.0 g/dL以上	腹水中のアルブミン	2.5 g/dL以下
血清中のアルブミン−腹水中のアルブミン＜1.1	serum-to-albumin ascites gradient（SAAG）	血清中のアルブミン−腹水中のアルブミン＞1.1
腹水中のアルブミン÷血清中のアルブミン＜0.65	腹水／血清アルブミン比	

いる[3]．臓器別にみてみると，卵巣がんの30～60％を筆頭に，胃がん27％，原発不明がん20％となっており，進行がんの15～50％に合併する[2,4,5]．がん性腹水患者の余命は卵巣がんのように診断時に腹水があっても予後のよいがん種もあるが[6]，140～168日という報告[7]や1～3カ月という報告[8]と幅があるものの多くのがん種で予後不良因子である[2,7,8]．

性状は肝硬変を中心とした低アルブミン血症による膠質浸透圧低下や，門脈圧亢進が原因の**漏出性腹水**と，細菌やがんが原因で毛細血管の透過性亢進，腹膜の吸収低下が原因の**滲出性腹水**がある[9]．これらは検査で鑑別が可能である．がん性腹膜炎による腹水の場合は血清と腹水のアルブミン値の差（serum-to-albumin ascites gradient：SAAG）が1.1 mg/dL未満であり，正診率95％である．また，腹水の蛋白質は2.5 g/dL以上となる可能性が95％である．ほかに腹水中のLDHは1を超えるため，初回の穿刺や増悪時は検査を施行するべきである．

それぞれの腹水の特徴を**表**に示したのでこちらを確認していただきたい．

2. 治療

1 利尿薬

効果発現には1，2週間必要なため急速な症状緩和には適さない．また，第Ⅱ相試験の結果で経口利尿薬が1/3で効果があるという報告がある[10]が比較試験はない[11]．肝硬変や転移性肝腫瘍など，肝不全に伴う腹水の場合は比較的有用であるが，がん性腹膜炎による腹水の場合の効果は不確実であり，電解質異常や血管内脱水を増悪させる可能性があるので注意を要する．

利尿薬の選択は効果がレニン・アンジオテンシン系の活性に依存するため，第1選択薬はスピロノラクトンである[12]．しかし，スピロノラクトンは血清カリウムを上昇させるため，フロセミドと併用することが多い．効果と電解質，脱水を確認しながらの投与することが重要である．また，効果に関しては約44％にみられ[13]，10日から4週間効果が維持するといわれている[14]．

> ●処方例
> ・スピロノラクトン（アルダクトン®A）　1回50 mg　1日1～2回（朝or朝，昼）
> ±フロセミド（ラシックス®）　1回20 mg　1日1～2回（朝or朝，昼）

2 オピオイド

がん性腹膜炎による腹部膨満感の場合，播種による疼痛が混在しているためオピオイドが有用

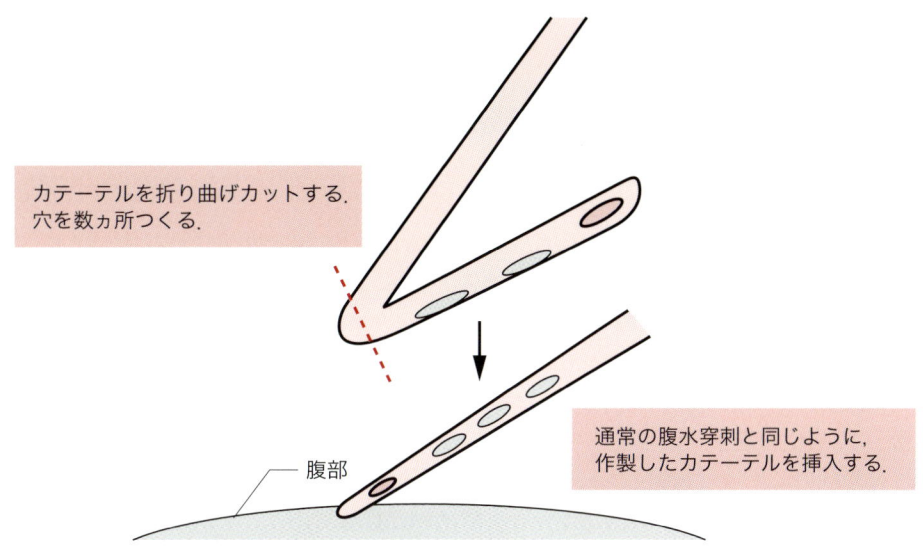

カテーテルを折り曲げカットする．
穴を数ヵ所つくる．

通常の腹水穿刺と同じように，
作製したカテーテルを挿入する．

腹部

図　中心静脈カテーテルを用いた腹水ドレナージの方法
文献16を参考に作成

であることが多い．しかし，冒頭のように医療者が腹部膨満感の改善を意図していても患者は腹部膨満の改善を期待していることもあるため，**開始前に患者の主訴，意向を確認し，「腹部の膨満は改善しませんが膨満感を改善する目的で使用したい」と説明をする**ことが重要である．オピオイドの選択に関してはがん性腹膜炎の患者が多いため，腸蠕動を低下させにくいフェンタニルクエン酸塩（フェンタニル®）を選択することが多い．

3 腹水穿刺

これまでの方法に効果がない場合や早急に症状緩和が必要な場合に腹水穿刺（腹水ドレナージ）を検討する．治療後の症状改善効果はおよそ90％といわれている[3]．効果の維持期間は10日前後といわれている[10]．

通常は1回に1,000～3,000 mLをドレナージする[9]．抜去スピードに関してコンセンサスはないが30分から90分という報告が多い[15]．しかし，頻回なドレナージは倦怠感を増悪させるため，オピオイドなどほかの方法を併用することが多い．

また，それでも頻回なドレナージが必要な場合は穿刺による苦痛を改善するために中心静脈カテーテルを腹腔内に留置してドレナージするという方法もある（**図**）．この場合，感染のリスクは上がる一方，体位変換が行えるため，ドレナージ時の苦痛を軽減できるメリットもある[16]．

また，排液後の補液やアルブミン投与に関しては必要ないという意見が多い．

4 補液

腹水による苦痛を主評価項目とし，輸液治療の効果を評価した介入試験はないが，いくつかの観察試験はある．腹部悪性腫瘍患者を対象とした前向き観察研究では，死亡前3週間の輸液量が1,000 mL/日以上の群と1,000 mL/日未満の群の腹水による苦痛を比べたところ，1,000 mL/日以上の群で有意に悪化していた[17]．死亡前3週間の輸液が500～1,000 mL/日の群と1,500 mL/日の群を比べたところ1,500 mL/日以上の群で腹水を有する患者が優位に多かった[18]．以上から

緩和医療学会のガイドラインでは，生命予後が 1 〜 2 カ月と考えられ経口摂取ができている症例は輸液を行わない，もしくは 500 〜 1,000 mL/ 日が推奨されている．水分摂取ができない症例は「嘔吐量＋ 500 〜 1,000 mL/ 日」がよいとされている．いずれにせよ 1,000 mL/ 日以上の輸液は勧められていない．

5 シャント（peritoneo-venous shunt：P-V shunt）

腹水を一方向性のカテーテルを用いて腹腔から上大静脈に灌流させる方法である．適応は心疾患や腎疾患がなく，肝転移の進行がない，performance status 2 以上の全身状態が良く月単位余命が予想される症例で行われている[19]．効果に関しては 75 ％といわれている[3]が，敗血症，播種性血管内凝固症候群（DIC），肺水腫，心不全，肺塞栓，感染といった重篤な副作用がいずれも数〜 10 ％位の確率で出現するため，適応の判断は慎重に行うべきである[3, 7, 19]．除外項目としては腹腔内に播種が多発している場合や血性腹水で閉塞が予想される症例である[20]．また，2013 年 6 月現在難治性腹水におけるシャント以外の治療法とのランダム化比較試験（JIVROSG-0803）が行われている．

おわりに

腹水は抜くべきか？抜かざるべきか？比較対象試験がない以上，一般的な答えはない．ただし，今までの試験から症状緩和は期待できるといえる．現時点では目の前の患者の状況や腹水の原因を把握し，患者の主訴に沿った治療選択を行うべきだろう．

大学病院や研修病院で仕事をしていると「臨床試験が行われていてエビデンスがない」と「臨床試験が行われておらずエビデンスがない」を混同している研修医を見受ける．そして，自分もその 1 人であった．比較対象試験まで行われ効果がないという治療を行うにはそれなりの理由が必要である．そして，比較対象試験がない場合は行ってはいけないのではなく，「有用かわからない」が正確である．また，比較対象試験が行われていない治療を行う場合は「臨床試験」として行うという選択肢を忘れないでほしい．

世界的に認められている論文に掲載され「グローバルスタンダード」となっていても目の前の**患者さんにとって一番の選択とは限らない**．このことを忘れなければおのずと腹水を抜くべきか抜かざるべきかみえてくるだろう．

文献・参考文献

1) Smith, E. M. & Jayson, G. C.：The current and future management of malignant ascites. Clin Oncol, 15：59-72, 2003
2) Becker, G., et al.：Malignant Ascites：Systematic review and guideline for treatment. Eur J Cancer, 42：589-597, 2006
3) Parsons, S. L. & Watson, S. A,：Steele RJC：Malignant ascites. Br J Surg, 83：6-14, 1996
4) 山口俊晴ほか：癌性腹膜炎・癌性イレウスの治療．日外会誌，100：211-215, 1999
5) Ringenberg, Q. S., et al.：Malignant ascites of unknown origin. Cancer, 64：753-755, 1989
6) Parsons, S. L., et al.：Malignant asacites：A 2-year review from ateaching hospital. Eur J Surf Oncol, 22：237-239, 1996
7) 原　義雄ほか：がん性腹膜炎とその化学療法．癌と化学療法，1：1665-1674, 1974

8) Spratt, J. S., et al.：Peritoneal carcinomatosis：anatomy, physiology, diagnosis, management. Curr Probl Cancer, 10：558-584, 1986
9) 兵頭一之介：難治疾患の緩和医療：腹水．月刊カレントテラピー，16：49-53, 1998
10) Gough, I. R. & Balderson, G. A.：Malignant asacites a comparison of peritoneovebous shunting and nonoperative management. Cancer, 71：381-385, 1993
11) Lee, C. W., et al.：A survey of practice in management of malignant ascites. J Pain Symptom Manage 16：96-101, 1998
12) Pockros, P. J., et al.：Mobilization of management asacites with diuretics is dependent on ascetic fluid characteristics. Gastroenterology, 103：1302-1306, 1992
13) E. M. Smith. & G. C. Jayson：The current and future management of malignant ascites. Clinical Oncology, 15：59-72, 2003
14) Greenway, B., et al.：Control of malignant ascities with spironolactone. Br J Surg, 69：441-442, 1982
15) Gotlib, W. H., et al.：Intraperitoneal pressures and clinical parameters of total paracentesis for palliation of symptomatic ascites in ovarian cancer. Gynecol Oncol, 71：381-385, 1998
16) Shinjo, T.：Management of malignant ascites with the central venous catheter. Palliative Care Research, 1：306-310, 2006
17) Fainsinger, R. L., et al.：Symptom control in terminaly ill patients with malignant bowel obstruction（MBO）. J Pain Symptom Manage, 9：12-18, 1994
18) Ahronheim, J. C., et al.：Treatment of the dying in the acute care hospital. Advanced dementia and Metastatic cancer. Arch Intern Med, 156：2094-2100, 1996
19) Leveen, H. H., et al.：Peritoneo-venous shunting for ascites. Ann Surg, 180：580-591, 1974
20) Straus, A. K., et al.：Peritoneovenous shunting in the management of malignant asaites. Aech Surg, 114：489-491, 1979

プロフィール

横山太郎（Taro Yokoyama）
横浜市立市民病院緩和ケア内科
専門：緩和医療，腫瘍内科
多死社会となる日本でも別れを哀しむだけではなく惜しめるような医療を提供できるように日々精進しています．

第4章 がん患者の緩和ケアをきちんとできる？

4. 末期がん患者に鎮静薬は使うべき？使うべきでない？
～ガイドラインに基づく鎮静の実際～

島田直樹, 岩瀬 哲

● Point ●

- 鎮静の導入は患者の耐え難い苦痛の存在が前提条件で, ほかに治療可能な要因がないか慎重な評価を行ったうえで, 治療抵抗性と判断された場合に導入すべきである
- 鎮静の導入に先立って, 患者本人もしくは家族にメリット・デメリットを十分に説明し, 理解・同意を得ておく必要がある
- 鎮静の施行に際しては, 緩和ケアチームなど専門家にコンサルトのうえ, ガイドラインに準じて症例ごとに最適な方法を選択することが望ましい

はじめに

　最善の緩和ケアによっても, 患者の意識を保った状態では緩和できない苦痛がある. 鎮静は以下の3条件を満たす場合に妥当と考えられる.
① 意　図：苦痛緩和を意図する.
② 自律性：患者の意思が確認または推定でき, かつ家族の同意がある場合, 自律性があると判断する.
③ 相応性：苦痛緩和をめざす選択肢のうち鎮静が相対的に最善と評価でき, 好ましくない効果（＝患者の意識を下げ, 人間的な生活を難しくする）を許容できる相応の理由がある場合.
　本稿ではガイドラインに沿って鎮静を導入した症例の考察と鎮静薬の具体的な処方例を紹介する.

> **症例**
> 　60歳, 女性. 膀胱がん術後バルトリン腺再発に対して放射線照射後, 会陰部の病変は増大に転じて潰瘍面を形成し, 患部の疼痛も増悪傾向であった. 疼痛に対してNSAIDs, アセトアミノフェン（カロナール®）, フェンタニルパッチ（フェントステープ®）で対応中だがコントロールは不良であった. 疼痛に対してオピオイドレスキューの効果はない. 傾眠傾向でせん妄もあり, 内服中であった鎮痛補助薬オランザピン（ジプレキサ®）も内服困難となりつつあったが, 意思の疎通は可能であった. 常に臥床状態で経口摂取も困難であった. 病棟看護師から鎮静の提案があった.

表1　鎮静様式と鎮静水準

1）鎮静様式
・持続的鎮静：中止する時期をあらかじめ定めずに，意識の低下を継続して維持する鎮静
・間欠的鎮静：一定期間意識の低下をもたらした後に薬物を中止・減量して，意識の低下しない時間を確保する鎮静
2）鎮静水準
・深い鎮静：言語的・非言語的コミュニケーションができないような，深い意識の低下をもたらす鎮静
・浅い鎮静：言語的・非言語的コミュニケーションができる程度の，軽度の意識の低下をもたらす鎮静

文献1より引用

表2　緩和ケアにおける鎮静の適応

① 耐え難い苦痛がある
② 有効と考えられる緩和治療がなく治療抵抗性である
③ 予測される生命予後が2〜3週以下である
④ 患者が明確に希望している
⑤ 患者の意思決定能力がない場合，患者の推定意思で患者が希望している
⑥ 家族の一致した希望がある
⑦ 医療チームの合意がある

文献2より引用

1. 鎮静の定義

　鎮静はそれによって生命予後を短縮する可能性が低く，安楽死とは異なる概念である．"苦痛緩和のための鎮静に関するガイドライン"（以下ガイドラインと記す）での鎮静の定義は以下の通り[1]である．
① 苦痛緩和を目的として患者の意識を低下させる薬物を投与すること．
② 苦痛緩和のために投与した薬物によって生じた意識の低下を意図的に維持すること．
　なお，鎮静様式は持続的鎮静，間欠的鎮静に，鎮静水準は深い鎮静，浅い鎮静に分類される（表1）．

2. 鎮静を行う前に確認すべき事項

　ガイドラインに定める鎮静の適応を表2に示した[1,2]．以下にそのステップを本症例へ照らし合わせて解説する．

1 その苦痛は耐えがたいものか？

　現在の苦痛の種類と程度を評価する．患者にとって耐え難い苦痛の存在が鎮静の前提条件である．本症例では疼痛とせん妄が前面に出た．"痛いので死んだ方がましだ"と大声で叫び，せん妄増悪時には話のつじつまが合わず，他患のカーテンを開けて"はさみを貸してくれ"など異常行

動もみられた．鎮静の対象となりうる苦痛は，せん妄，呼吸困難，疼痛，不安・抑うつなど多彩である[1]．本症例では，疼痛が耐え難いものであり，症状としての疼痛・せん妄は鎮静の対象として適合すると判断した．

2 その苦痛は治療抵抗性か？

ガイドラインでは，"①すべての治療が無効である，あるいは，②患者の希望と全身状態から考えて，予測される生命予後までに有効で，かつ，合併症の危険性と侵襲を許容できる治療手段がないと考えられる場合，苦痛を治療抵抗性と評価する"と定義されている[1]．本症例では，疼痛に対してすでにNSAIDs，鎮痛補助薬も使用しておりオピオイドに対しても不応性でこれ以上の疼痛コントロールは困難であった．せん妄の合併もあり当初有効であった抗精神病薬も無効かつ内服自体も困難となりつつあった．苦痛は治療抵抗性と判断し，深く持続的な鎮静を検討した．

3 全身状態・生命予後を評価せよ

ガイドラインでは，"通常，深い鎮静の対象となるのは，生命予後が数日以下である"とされている[1]．全身状態を評価としては，Palliative Performance Scale[1,3]やPalliative Prognostic Index[1,4]が使いやすい（表3）．本症例では，Palliative Performance Scale 20，Palliative Prognostic Index 10.5であり感度80％，特異度85％で3週間以内の死亡が予測された．実際には経口摂取不能，せん妄，肺転移による呼吸不全を合併した状況で臨床的な予後は週から日の単位と予想された．

4 患者・家族の希望を確認せよ

まず患者の意思決定能力を確認することが重要である．本症例ではせん妄が著しく，患者の意思決定能力は十分でないと判断された．家族には全身状態，苦痛の種類とこれまでの治療，鎮静の目的と方法，鎮静が与える影響などについて主科のスタッフ，病棟スタッフの参加のもと説明を行い，同意を得た．

3. 鎮静の開始

患者・家族の希望を尊重し，目的とする鎮静法を選択する．鎮静に用いられる薬剤としてはミダゾラム（ドルミカム®）が一般的だが，内服を含めてメジャートランキライザーとベンゾジアゼピン系薬剤の組合わせは特にせん妄合併例に高い効果が期待できる．ベンゾジアゼピン単独だとせん妄を誘発・増長するリスクが高い．メジャートランキライザー使用に際しては，錐体外路症状に注意する．以下経験的に有用な処方例を参考に示す．

1 内服による鎮静

ガイドラインでは鎮静の対象として内服不可能であることを前提としているが，患者の状態によっては内服による鎮静も否定していない．内服可能な患者では，まず以下でコントロールすることをお勧めする．本症例ではせん妄対策および鎮痛補助薬としてオランザピン（ジプレキサ®錠）1回5 mg 1日1回眠前をゾルピデム酒石酸塩（マイスリー®錠）1回5 mg 1日1回眠前と

表3　全身状態の評価尺度

a) Palliative Performance Scale

	起居	活動と症状	ADL	経口摂取	意識レベル
100	100％起居している	正常の活動・仕事が可能 症状なし	自立	正常	清明
90		正常の活動が可能 いくらかの症状がある			
80		何らかの症状はあるが 正常の活動が可能			
70	ほとんど起居している	明らかな症状があり 通常の仕事や業務が困難		正常 もしくは 減少	清明 もしくは 混乱
60		明らかな症状があり 趣味や家事を行うことが困難	ときに介助		
50	ほとんど坐位 もしくは臥床	著明な症状があり どんな仕事もすることが困難	しばしば介助		
40	ほとんど臥床	著明な症状があり ほとんどの行動が制限される	ほとんど介助		
30	常に臥床	著明な症状があり いかなる活動も行うことができない	全介助	数口以下	清明 もしくは 傾眠±混乱
20					
10				マウスケアのみ	

文献3より引用

b) Palliative Prognostic Index

得点が6より大きい場合，3週間以内に死亡する確率は，感度80％，特異度85％，陽性反応的中度71％，陰性反応的中度90％

Palliative Performance Scale	10-20	4.0
	30-50	2.5
	≧60	0
経口摂取*	著明に減少（数口以下）	2.5
	中程度減少（減少しているが数口よりは多い）	1.0
	正常	0
浮腫	あり	1.0
安静時の呼吸困難	あり	3.5
せん妄	あり**	4.0

＊　：消化管閉塞のために高カロリー輸液を受けている場合は「正常」とする
＊＊：薬物が単独の原因となっているもの，臓器障害に伴わないものは除外する
文献4より引用

併用中であった．ゾルピデム酒石酸塩は非ベンゾジアゼピン系に分類されるが高い効果が期待できる（処方例を参照）．ほかのベンゾジアゼピン系薬剤を用いることも有用である．

●処方例
- オランザピン（ジプレキサ®錠）1回2.5 mg 1日1回（就寝前），20 mg/日まで増量可
  ＋ゾルピデム酒石酸塩（マイスリー®錠）1回5 mg 1日1回（就寝前）
  中途覚醒時：ゾルピデム酒石酸塩（マイスリー®錠）1回5 mg　追加内服
 ＊オランザピンは日本では糖尿病合併例には禁忌．嘔気合併例にも有効である．錠剤内服が困難な患者ではOD錠を使用してもよい．クエチアピン（セロクエル®錠）をオランザピンの代わりに用いてもよい．

- リスペリドン（リスパダール®錠）1日1回1 mg（就寝前）
  ＋ゾルピデム酒石酸塩（マイスリー®錠）1回5 mg 1日1回（就寝前）
  中途覚醒時：ゾルピデム酒石酸塩（マイスリー®錠）1回5 mg　追加内服
 ＊糖尿病の患者などで使用．リスペリドンは錐体外路症状が出やすい．錠剤の内服が困難な患者では，リスパダール内容液も検討する．

- トラゾドン塩酸塩（デジレル®錠）1回25 mg 1日1回（就寝前）200 mgまで増量可
  ＋リルマザホン塩酸塩水和物（リスミー®錠）1回2 mg 1日1回（就寝前）
  中途覚醒時：ゾルピデム酒石酸塩（マイスリー®錠）1回5 mg　追加内服
  リルマザホン塩酸塩水和物の代わりとして，ゾルピデム酒石酸塩（マイスリー®錠）1回5 mg 1日1回（就寝前），アモバン（ゾピクロン®錠）1回10 mg 1日1回（就寝前）も使用可．

2 内服困難時の鎮静

　終末期の患者では内服困難であることが一般的である．過去の報告では15報中13報でミダゾラムが最も使用されており，現在鎮静薬の第一選択はミダゾラムとなっているが[1]，フルニトラゼパム（サイレース®），ハロペリドール（セレネース®），クロルプロマジン（コントミン®）も使用頻度が高い．表4によく用いられる鎮静薬と用法を示した[5]．本症例でも経過中内服困難となったため，オランザピンおよびゾルピデムに代えて，静注としてハロペリドール，フルニトラゼパムを併用して用いた．当初間欠的な鎮静には効果的であったが，深く持続的な鎮静への移行に伴いミダゾラムへ変更した．以下に有用な処方例を示すが，鎮静に関する体系的な報告はなくエビデンスレベルとしてはOxford centre for Evidence-based Medicine Levels 05 Evidence (2001)の定める一番下のレベル"5"（専門家の意見）に留まる．

●処方例
- ハロペリドール（セレネース®）1回1.25 mg
  ＋フルニトラゼパム（サイレース®）1回0.5 mg
  ＋5％ブドウ糖50 mL，30分で投与．4回まで連続投与可能．
 ＊本来，ハロペリドール5 mg＋フルニトラゼパム2 mgをそのまま投与し入眠時終了としてもよいが，入眠のタイミングを逃すことも多い．過量投与による呼吸抑制を考慮し，少量ずつ分割投与することでそのリスクを回避することが勧められる．

- クロルプロマジン（コントミン®）1回5 mg
  ＋フルニトラゼパム（サイレース®）1回0.5 mg
  ＋5％ブドウ糖50 mL，30分で投与．4回まで連続追加投与可．
- ＊ハロペリドールの場合と同様，分割投与を行っている．クロルプロマジンによる血圧低下，フルニトラゼパムによる呼吸抑制に注意が必要である．

- ミダゾラム（ドルミカム®）1回80 mg
  生理食塩水32 mL，ミダゾラムと生理食塩水合わせて48 mLをシリンジポンプで1 mL/時から開始（40 mg/日）．鎮静が浅いとき，1時間分フラッシュして0.5 mL/時流速アップ．最大2.5 mL/時（100 mg/日）まで．投与開始量は年齢・体格を考慮して適宜調整する．
- ＊初日dose up頻回で鎮静がかかりにくいとき，血圧をモニターしつつクロルプロマジンを併用してもよい．
  クロルプロマジン（コントミン®）1回5 mg
  ＋5％ブドウ糖50 mL，60分で投与．12時間ごと．

本症例は，ミダゾラム開始後3日後に死亡となったが，患者の表情も穏やかとなり疼痛，せん妄に対してミダゾラムによる持続的な鎮静は一定の効果を上げたと考えられた．

表4　鎮静に用いられる薬剤

	開始量	投与量	投与経路	利点	不利な点
ミダゾラム	投与開始量は，0.2〜1 mg/時間持続皮下・静注．1.25〜2.5 mgの追加投与を行なってもよい	投与量は，5〜120 mg/日（通常20〜40 mg/日）	静脈 皮下＊	水溶性で他剤と混注できる，抗痙攣作用，短作用時間，拮抗薬が存在する，用量依存性の鎮静効果	耐性，離脱症状，奇異性反応，舌根沈下，呼吸抑制
フルニトラゼパム	0.5〜2 mgを0.5〜1時間で緩徐に点滴静注		静脈		舌根沈下，呼吸抑制
クロルプロマジン	5〜12.5 mgを0.5〜1時間で緩徐に点滴静注，または，5〜12.5 mgを筋肉内注射		静脈＊ 筋肉注射	せん妄症状の緩和	錐体外路症状，血圧低下，抗コリン性作用，心毒性，疼痛（筋肉注射）
レボメプロマジン	5〜12.5 mg/日を持続皮下注，または，5〜12.5 mgを筋肉内注射	12.5〜50 mg/日	皮下＊ 筋肉注射		抗コリン性作用，皮膚刺激，血圧低下，錐体外路症状，疼痛（筋肉注射）
フェノバルビツール	4〜30 mg/時間を持続皮下注で開始し，適切な鎮静が得られた後に減量する．投与開始時に50〜200 mgの追加投与を行ってもよい		皮下 直腸	抗痙攣作用	蓄積性，薬物相互作用，他剤と混注できない，皮膚刺激，肝毒性

＊：保健適用外の投与経路
文献5より引用

Advanced Lecture

■ 中枢性α2受容体作動性鎮静薬～デクスメデトミジン（プレセデックス®）

　デクスメデトミジンは現在手術時のみ認められている鎮静薬である[6, 7]．主として，①退薬症状，幻覚・せん妄誘発作用がない，②呼吸抑制作用が軽微である，③ほかの薬剤と異なる鎮痛鎮静作用を有する，など3つの特徴をもつ．自然睡眠に類似した認知機能を維持するため，投与中でも呼びかけに応答することが可能である．一方，強い交感神経抑制と副交感神経刺激により，除脈，低血圧，冠攣縮性狭心症を誘発する場合があり，心電図モニター装着下で使用する．デクストメデトジジンには周術期のモルヒネ使用量低下作用[8] やせん妄予防効果[9] もあることから，今後緩和医療への適応が期待されている．

おわりに

　本稿では，自験例を題材にガイドラインに準じた鎮静に至るステップを紹介した．特に持続的な深い鎮静は個人の尊厳にかかわる問題であり，適応をよく吟味し，患者本人・家族の理解を得ることが重要である．一般に鎮静というとミダゾラムの持続投与を連想しがちだが，全身状態によっては，内服で夜間に間欠的にかける鎮静から導入することを勧めたい．

文献・参考文献

1）「苦痛緩和のための鎮静に関するガイドライン」（日本緩和医療学会/編），金原出版，2010：https://www.jspm.ne.jp/guidelines/sedation/2010/chapter05/05_03_01.php
2）今井堅吾ほか：緩和ケアにおけるセデーション．薬局，60：93-99, 2009
3）Anderson, F., et al.：Palliative performance scale（PPS）：a new tool. J Palliat Care, 12：5-11, 1996
4）Morita, T., et al.：The Palliative Prognostic Index：a scoring system for survival prediction of terminally ill cancer patients. Support Care Cancer, 7：128-133, 1999
5）「苦痛緩和のための鎮静に関するガイドライン」（日本緩和医療学会ガイドライン作成委員会/編），2005：http://www.jspm.ne.jp/guidelines/sedation/sedation01.pdf
6）泰地和子：集中治療における新しい鎮静薬　塩酸デクスメデトミジン（プレセデックス）の薬理学的特徴と臨床試験成績．日薬理誌（Folia Pharmacol. Jpn.），124：171-179, 2004
7）Hoy, S. M., et al.：Dexmedetomidine：a review of its use for sedation in mechanically ventilated patients in an intensive care setting and for procedural sedation. Drugs, 71：1481-1501, 2011
8）Herr, D. L., et al.：ICU sedation after coronary artery bypass graft surgery：dexmedetomidine-based versus propofol-based sedation regimens. J Cardiothorac Vasc Anesth, 17：576-584, 2003
9）Maldonado, J. R., et al.：Postoperative sedation and the incidence of ICU delirium in cardiac surgery patients. Anesthesiology, 99：A465, 2003

プロフィール

島田直樹（Naoki Shimada）
東京大学医科学研究所附属病院緩和医療科特任助教
企業研究者から臨床医へ転身．現在は緩和ケア医としてIPW（Interprofessional Work：専門職間協働）とIPE（Interprofessional Education：専門職間教育）の実践とがん患者さんの在宅導入に力を入れている．研究面では，緩和ケア臨床試験，ゲノム科学の緩和領域への臨床展開，分子標的薬のがん性疼痛への応用などに従事．

岩瀬　哲（Satoru Iwase）
東京大学医科学研究所附属病院緩和医療科特任講師

第4章 がん患者の緩和ケアをきちんとできる？

5. 末期がん患者に点滴すべき？すべきでない？

鈴木規仁

● Point ●

- がん患者の生命予後を判断し，栄養状態ならびにQOLとの関係を把握する
- 終末期がん患者において，輸液療法単独でQOLを改善させることは少ない
- 輸液は，患者・家族の価値観に基づいた全般的な治療の目標と一致しなければならない

はじめに

経口摂取の減少は終末期がん患者に多くみられる症状である．がん患者の生命予後を判断し，栄養状態ならびにQOLとの関係を把握して人工的水分・栄養補給を行う必要がある．

本稿では，2013年に改定された「終末期がん患者の輸液療法に関するガイドライン」（日本緩和医療学会/編）と「ESPEN Guidelines on Parenteral Nutrition 2009」（European Society for Clinical Nutrition and Metablism），「ASPEN Clinical Guidelines 2009」（American Society for Parenteral and Enteral Nutrition）を中心に解説する[1〜3]．

症例

62歳男性，膵体尾部がん（腹膜播種，腹水貯留，肺転移）にて化学療法施行していたが，1カ月前より嘔気，嘔吐出現し，化学療法継続困難となった．2日前から腹部膨満が強くなり，食事はジュース半分と菓子パン1/2程度とあまり食事が摂れなくなった．腹部膨満，下腿浮腫著明で，腹痛，背部痛あり，呼吸困難感も出現．身の置き所がない様子で嘔気，暗褐色の物2回嘔吐．腹水穿刺，疼痛コントロール目的で入院となった．

【処　方】
オキシコドン塩酸塩水和物（オキシコンチン®錠）5 mg錠1回3錠　1日2回8時・20時，
オキシコドン塩酸塩水和物（オキノーム®散）5 mg（5 mg/1 g/包）1回2包疼痛時，
プレガバリン（リリカ®カプセル）25 mg 1回1 cap　1日1回寝る前，
アセトアミノフェン（カロナール®錠）200 mg錠1回3錠　1日4回毎食後，寝る前，
セレコキシブ（セレコックス®錠）200 mg錠1回1錠　1日2回朝・夕食後，
フロセミド（ラシックス®錠）20 mg錠1回1錠　1日1回朝食後，
酸化マグネシウム（マグミット®錠）330 mg錠1回1錠　1日3回毎食後
【血　算】WBC 5,100/μL，Hb 12.9 g/dL，Ht 37.2 %，PLT 96,000/μL
【血液像】Neu 75.4 %，Ly 16.4 %，Mono 7.8 %，Eos 0.4 %，Baso 0.0 %

1. 末期がん患者～終末期とは？～

　予後の判断は，終末期の治療選択のなかから適切な治療法を選択する意思決定過程における必須要素であり，特に緩和ケアでは重要である．がん悪液質は，がんの進行に伴い，次第に死をもたらす不可逆性の栄養不良に進展していく．全身の炎症性反応による代謝異常となり，骨格筋分解の亢進，インスリン抵抗性，脂質分解の亢進など異化亢進がみられ，高度になると，栄養投与を行っても有効に利用されず，栄養不良は次第に不可逆的になる（不可逆的悪液質）．予後1カ月以内とすると，種々の代謝異常を生じており，輸液を行うことで浮腫，胸水・腹水，気道分泌が増加してしまうことが少なくない．予後1～2カ月とすると，この時期はがん悪液質の代謝動態が慢性炎症的な代謝亢進から生体の終焉に向かっての代謝抑制に至る，移行期に相当する．予後2カ月以上とすると，早期からの水分制限を行うことにより，輸液量や投与エネルギーの減少による脱水や栄養不良をきたして，患者の症状や病状の増悪を引き起こすこともある．

　日本緩和医療学会ガイドラインでは「終末期がん患者」を生命予後が1カ月程度と予測されるがん患者と定義している[1]．

■ 生命予後の判断
●生命予後判断ツール

　生命予後が1カ月以内と判断するためには，下記のようにpalliative prognostic score, palliative performance scale, palliative prognostic index, performance status eastern cooperative oncology groupなどを参考にして複数の医師を含む医療チームが判断するべきである．

- palliative prognostic score（緩和予後スコア）：予測は30日生存率に限られている（表1）[4]．症例では，臨床的な予後の予測が3～4週で6.0，Karnofsky performance scaleが≧30で0，食思不振あり1.5，呼吸困難あり1.0，白血球5,100/μLで0，リンパ球16.4%で1.0，合計9.5．
- palliative performance scale（緩和医療行動スケール）（表2）：症例では，20の状態に合致．
- palliative prognostic index（緩和予測指数）：短期予後生存率（3週間，6週間後の期待生存率）（表3）[5]．症例では，palliative performance scale20で4.0，経口摂取著明に減少で2.5，浮腫あり1.0，安静時の呼吸困難あり3.5，せん妄なし0，合計11．
- performance status Eastern Cooperative Oncology Group：全身状態の簡便な評価法（表4）[6]．

2. 輸液は総合的QOL指標を改善するか？

■ 輸液は何をどれくらい？

　生命予後が1カ月程度と考えられるがん性腹膜炎による消化管狭窄・閉塞のために，経口的に水分摂取はできないが，performance statusが1～2の終末期がん患者に対して，総合的QOL指標の改善を目的として，

① 500～1,000 mL/日（100～400 kcal/日：窒素0～4.8 g/日・アミノ酸0～30 g/日）の維持輸液（中カロリー輸液）を行うことを推奨する．1C（強い推奨，とても低いエビデンスレベル）．

表1 palliative prognostic score（緩和予後スコア）

臨床的な予後の予測	1〜2週 3〜4週 5〜6週 7〜10週 11〜12週 ＞12週	8.5 6.0 4.5 2.5 2.0 0
Karnofsky performance scale*	10〜20 ≧30	2.5 0
食思不振	あり なし	1.5 0
呼吸困難	あり なし	1.0 0
白血球数（/μL）	＞11,000 8,501〜11,000 ≦8,500	1.5 0.5 0
リンパ球%	0〜11.9% 12〜19.9% ≧20%	2.5 1.0 0

【使用方法】臨床的な予後の予測，Karnofsky performance scale*，食思不振，呼吸困難，白血球数，リンパ球%の該当得点を合計する．合計得点が0〜5.5，5.6〜11，11.1〜17.5の場合，30日生存確率（生存期間の95%信頼区間）が，それぞれ，＞70%（67〜87日），30〜70%（28〜39日），＜30%（11〜18日）である．

*Karnofsky performance scale（該当部分の抜粋）

普通の生活・労働が可能 特に看護する必要はない		100 90 80
労働はできないが，家庭での療養が可能 日常生活の大部分で床上に応じて介助が必要		70 60 50
自分自身の世話ができず，入院治療が必要．疾患がすみやかに進行している	動けず，適切な医療・介護が必要	40
	全く動けず，入院が必要	30
	入院が必要．重症，精力的な治療が必要	20
	危篤状態	10

文献1より改変して転載

② 1,000〜1,500 mL/日（500〜1,200 kcal/日：窒素2.4〜7.2 g/日・アミノ酸15〜45 g/日）の維持輸液（高カロリー輸液）を行うことを考慮する．2C（弱い推奨，とても低いエビデンスレベル）．

1）輸液の実際

糖・電解質・アミノ酸液（アミノフリード®，ビーフリード®，アミグランド®など）500〜1,000 mL/日（20〜40 mL/時）とする．

2）輸液の適応

ASPEN Clinical Guidelines 2009では，終末期がん患者において，緩和目的の人工的栄養補給が適応となることはめったにない．ただし，注意深く対象を吟味した場合には，在宅経静脈（HPN：home parenteral nutrition）は生命予後とQOLを向上させる．適応は，①セルフケアが可能，②予測される生命予後が40〜60日以上，③社会的・経済的資源がある，低侵襲なほかの内科的治療（薬物療法，経腸栄養）が無効な場合[2]．

表2　palliative performance scale（緩和医療行動スケール）

	起居	活動と症状	ADL	経口摂取	意識レベル
100	100％起居している	正常の活動が可能　症状なし	自立	正常	清明
90		正常の活動が可能　いくらかの症状がある			
80		いくらかの症状はあるが努力すれば正常の活動が可能			
70	ほとんど起居している	何らかの症状があり通常の仕事や業務が困難		正常または減少	
60		明らかな症状があり趣味や家事を行うことが困難	ときに介助		清明または混乱
50	ほとんど坐位か横たわっている	著明な症状がありどんな仕事もすることが困難	しばしば介助		
40	ほとんど臥床		ほとんど介助		清明または混乱または傾眠
30			全介助	減少	
20	常に臥床			数口以下	
10				口腔ケアのみ	傾眠または昏睡

PPS10と94％のPPS20の患者が2週間以内に死亡．
平均生存期間，PPS10：1日，PPS20：2日，PPS30：9日，PPS40：17日，PPS50：27日，PPS60：40日
文献1より転載

表3　palliative prognostic index（緩和予測指数）

palliative performance scale*	10〜20 30〜50 ≧60	4.0 2.5 0
経口摂取[注]	著明に減少（数口以下） 中程度減少（減少しているが数口よりは多い） 正常	2.5 1.0 0
浮腫	あり なし	1.0 0
安静時の呼吸困難	あり なし	3.5 0
せん妄	あり（原因が薬物単独，臓器障害に伴わないものは含めない） なし	4.0 0

【使用方法】palliative performance scale*，経口摂取，浮腫，安静時の呼吸困難，せん妄の該当得点を合計する．合計得点が6より大きい場合，患者が3週間以内に死亡する確率は感度80％，特異度85％，陽性反応適中度71％，陰性反応適中度90％である．
注：消化管閉塞のために高カロリー輸液を受けている場合は「正常」とする．
文献1より転載

　ESPEN Guidelines on Parenteral Nutrition 2009では，経静脈栄養の適応は，経腸栄養が使えない，2〜3カ月以上の生存期間，performance statusあるいはQOL改善が期待できる，患者が希望する場合に限る[3]．

表4 performance status Eastern Cooperative Oncology Group（ECOG）

0	無症状で社会活動ができ，制限を受けることなく発病前と同等にふるまえる
1	軽度の症状があり，肉体労働は制限を受けるが，歩行，軽労働や座業はできる
2	歩行や身の回りのことはできるが，ときに少し介助がいることもある．軽労働はできないが，日中の50％以上は起居している
3	身の回りのある程度のことはできるが，しばしば介助がいり，日中の50％以上は臥床している
4	身の回りのこともできず，常に介助がいり，終日臥床を必要としている

文献1より転載

3. 家族が「食べられないので点滴をしてほしい」と希望するときの適切なケアは何か？

1 患者と家族のケア

1）評価
① 患者がどのように希望している，あるいは希望していたかを患者の生き方や価値観をもとに把握する．
② 患者・家族の病状認識，輸液・栄養・食事に関する知識，経験，信念，希望を把握する．
③ 患者の経口摂取状況，身体症状（口渇，嘔気・嘔吐，痛み，せん妄など）を把握する．

2）家族へのケア
① 家族の思いの表出を促し，支援的なかかわりをする．家族内で意見が異なる場合があるので，家族1人1人がどのように考えているのかを把握し，必要であれば家族全体で話し合える場を設ける．
② 患者の示していた意思を尊重できるように家族とともに考える．
③ 輸液の目的，利益・不利益について説明する．
④ 家族のかかえる無力感に対し，輸液以外の方法で家族が参加できるような，患者の苦痛緩和につながるケアを一緒に実施する．

2 医療チームの対応
・家族のつらい状況を医療チームが共有する．
・輸液の内容や方法，必要性を再検討する．

　輸液療法の利益・不利益を評価したうえで，輸液の実施や中止に関して医療チームでくり返し検討し，患者・家族の気持ちを支援することが大切である．

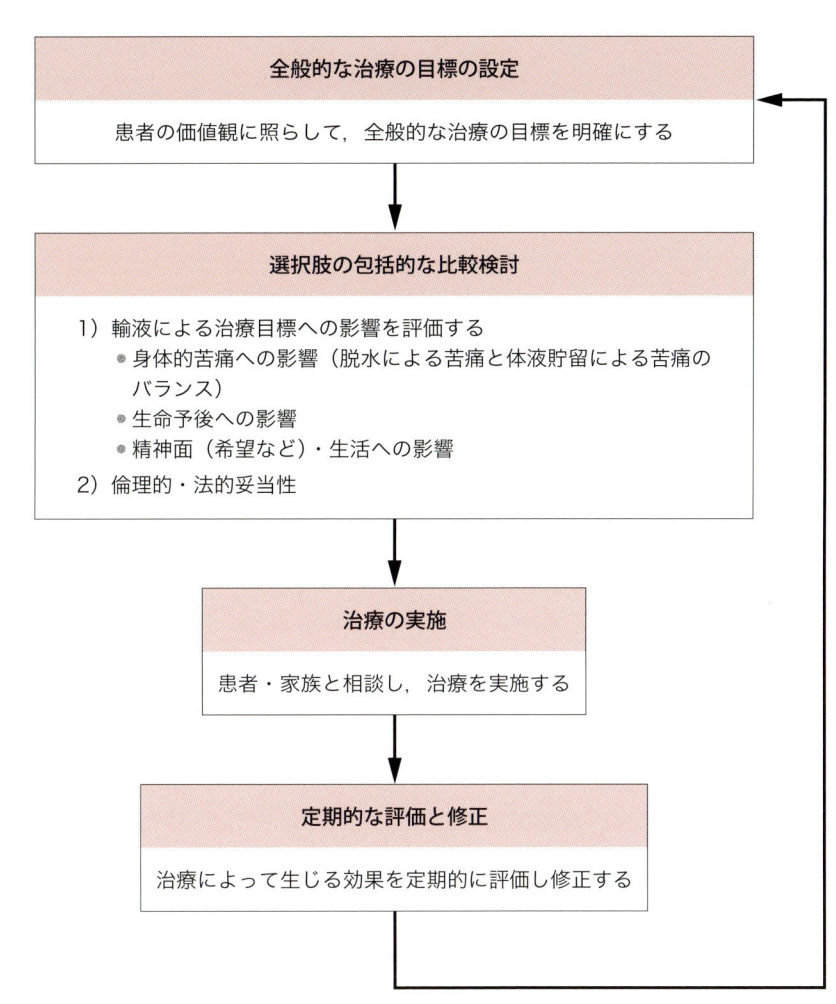

```
┌─────────────────────────────┐
│   全般的な治療の目標の設定      │
├─────────────────────────────┤
│ 患者の価値観に照らして，全般的な │
│ 治療の目標を明確にする          │
└─────────────┬───────────────┘
              ↓
┌─────────────────────────────┐
│   選択肢の包括的な比較検討      │
├─────────────────────────────┤
│ 1）輸液による治療目標への影響を │
│    評価する                   │
│    ●身体的苦痛への影響（脱水に │
│     よる苦痛と体液貯留による苦 │
│     痛のバランス）             │
│    ●生命予後への影響           │
│    ●精神面（希望など）・生活へ │
│     の影響                    │
│ 2）倫理的・法的妥当性           │
└─────────────┬───────────────┘
              ↓
┌─────────────────────────────┐
│        治療の実施              │
├─────────────────────────────┤
│ 患者・家族と相談し，治療を実施する│
└─────────────┬───────────────┘
              ↓
┌─────────────────────────────┐
│      定期的な評価と修正         │
├─────────────────────────────┤
│ 治療によって生じる効果を定期的に │
│ 評価し修正する                 │
└─────────────────────────────┘
```

図　終末期がん患者に対する輸液療法の概念的枠組み
文献1より転載

4. 終末期がん患者に対する輸液療法の概念的枠組み

1 医学的推奨の要約

- performance statusの低下した，または，消化器閉塞以外の原因のために経口摂取ができない終末期がん患者において，輸液療法単独でQOLを改善させることは少ない．
- performance statusがよく，消化器閉塞のために経口摂取ができない終末期がん患者において適切な輸液はQOLを改善させる場合がある．
- 終末期がん患者において，輸液は胸水，腹水，浮腫，気道分泌による苦痛を悪化させる可能性がある．
- 終末期がん患者において，輸液は口渇を改善しないことが多い．**口渇に対しては看護ケアが最も大切である．**
- 終末期がん患者において，輸液は薬剤によるせん妄や急性の脱水症状を改善することによってQOLの改善に寄与する場合がある．

2 概念的枠組み

終末期がん患者に対する輸液療法においては「①患者・家族の価値観が尊重されること，②個々の患者の状況に応じたものであること，③利益・不利益の包括的評価に基づくこと，④評価と修正がくり返して継続されること」が強く推奨されている（p. 179 図）．

症例では，患者・家族とも早期退院を希望．今後は在宅を希望し，急変時には延命を希望されなかった．予後を4週間，1カ月程度と考え，輸液は維持輸液ソルデム3AG® 1,000 mL/日とした．腹水穿刺，疼痛コントロールを行い，3週間で退院となった．その後，退院7日目自宅で永眠された．

おわりに

がん終末期における輸液は，医療者の価値観によって決めるのではなく，目的を明らかにして医学的な適応を判断し，患者・家族の希望を反映させながら，個々の患者ごとに利益と不利益を評価し，効果をくり返し評価することが重要である．そのためには，患者・家族の話を傾聴することが大切であり，考えや意向を確認し，継続的に患者・家族と医療チームが十分に話し合うことが重要である．National Council for palliative Care（NCPC）のガイドライン（1994）では，"「輸液をする」「輸液しない」といった一律な方針は倫理的に支持されない．家族は，しばしば水分や栄養が十分に摂れないことを心配する．医療者は患者の利益を第一に考えるべきであるが，同時に，家族の不安にも対処しなければならない"としている[7]．すなわち，患者・家族にとって最善の医療を提供しなければならない．

文献・参考文献

1) 「終末期がん患者の輸液療法に関するガイドライン2013年版」，（日本緩和医療学会/編），金原出版，2013
2) August, D. A. & Huhmann, M. B.：A. S. P. E. N. clinical guidelines：nutrition support therapy during adult anticancer treatment and in hematopoietic cell transplantation. JPEN J Parenter Enteral Nutr, 33：472-500, 2009
3) Bozzetti, F.：ESPEN Guidelines on Parenteral Nutrition：non-surgical oncology. Clin Nutr, 28：445-454, 2009
4) Anderson, F., et al.：Palliative performance scale（PPS）：a new tool. J Palliat Care, 12：5-11, 1996
5) Morita, T., et al.：Survival prediction of terminally ill cancer patients by clinical symptoms：development of a simple indicator. Jpn J Clin Oncol, 29：156-159, 1999
6) Oken, M. M., et al.：Toxicity and response criteria of the Eastern Cooperative Oncology Group. Am J Clin Oncol, 5：649-655, 1982
7) 「Ethical decision-making in palliative care：artificial hydration for people who are terminally ill.」（Biswas, B. ed.），National council for hospice and specialist palliative care services, 1994

プロフィール

鈴木規仁（Norihito Suzuki）
日本医科大学付属病院緩和ケア科・麻酔科
1995年日本医科大学卒業，同年日本医科大学付属病院麻酔科，2001年日本医科大学千葉北総病院麻酔科，2002年三井記念病院麻酔科，2005年日本医科大学付属病院緩和ケア科・麻酔科，現在に至る．

第5章 患者さんへの接し方

1. 進行がん患者にどう接したらよいかわからない．よいスキルなどを教えてほしい

高橋通規

● Point ●

・進行がん患者とのコミュニケーションは通常より難しい
・深刻な病状について話し合うための方法としてコミュニケーションスキルが開発された
・コミュニケーションスキルは学習可能である
・ロールプレイを用いた研修ではコミュニケーション能力の効率的な向上が期待できる

はじめに

ある面談の場面

Aさん．60歳代，男性．
病名：局所進行膵がん
　B医師は今日入院されるAさんの担当で，病室とは別室で入院治療計画の説明を行うところ．病状と治療方針は告知ずみと外来担当のC医師から申し送りを受けている．本人は「すべて先生にお任せします」とのこと．ゲムシタビン投与開始に伴う副作用の有無確認，精査および背部痛のコントロール目的に入院．
B医師：（心のなかで：Aさんはムンテラされてまだ3日，動揺しているかもしれないな．重い雰囲気にならなければいいけど…）はじめまして．今日からAさんを担当させていただきますBです．よろしくお願いします．
Aさん：よろしくお願いします．
B医師：外来でお聞きになっていたと思いますが，明日は血液検査，MRI，明後日に1回目の抗がん剤の点滴があります．
Aさん：はあ…．
B医師：この治療法は副作用が少なく，今回特に食欲不振など出なければ次からは外来通院で治療できますよ．
Aさん：（意を決したように強い語気で）先生，やっぱり，手術で取ってもらえないんでしょうか？
B医師：えっ！？（外来で聞いてなかったの？）

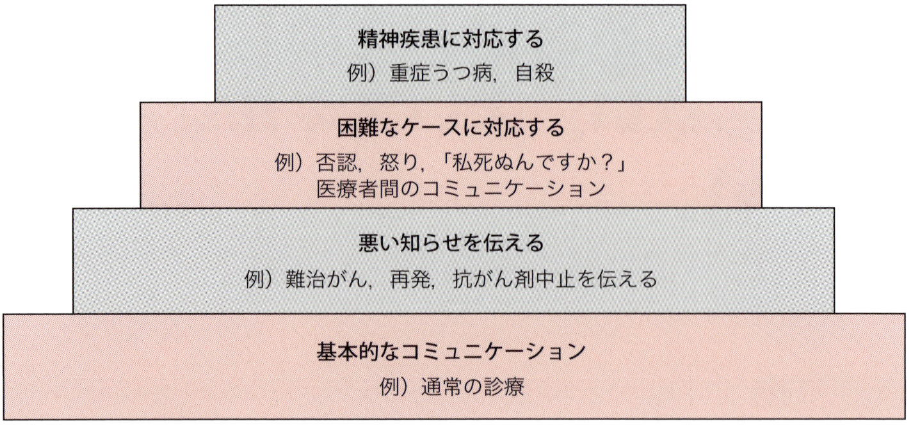

図1　患者−医師間のコミュニケーション
文献3より引用

　もしもこのような場面に出くわしたら，あなたはどのような気持ちになるだろう（びっくりしたり，がっかりしたり，返答に窮したりしますよね…）．進行がんに関する説明は，相手が感情的であればより難しいものになってしまう．仮にそうでない場合でも，深刻な病状を患者や家族に説明する際，相手がショックを受けるのではという不安や懸念，全責任を負わねばならないのでは，といったプレッシャー[1]を感じる方も多いのではないだろうか．がん患者さんともっと楽に語り合うために，本稿が僅かでも役に立てれば幸いである．

1. コミュニケーションとは？

　communicationと聞けば，まず思い浮かぶのは英会話などconversationであろう．しかし語源はラテン語のcommunicare（コムニカーレ：共有する，分かち合う，など）とされる．すなわち，必ずしも言葉を交わすことのみをさす訳ではない．むしろ，表情や声の調子など言葉以外の情報がコミュニケーションの大半を占めるという報告もある[2]．

2. 困難さの段階

　患者−医師間のコミュニケーションの難しさにはいくつかの段階があり，悪い知らせを伴うときは通常より難しいとされる（図1）．例えば進行がんに関する病状説明のとき，「先生，治りますよね？」「再発を見落としたということですか？」のような質問は，少なからず私たち医療者の心に波風を立たせる．質問に真正面から答えようとして悪循環に陥ることもある．悪い知らせを扱う際の返答に困る質問には，実は返答以外の方法で対応すべき場合が多い．これについては後述する．

Supportive environment
支持的な環境設定
・プライバシーを保てる場所
・時間を確保するなど

How to deliver the bad news
悪い知らせの伝え方
・正直に,丁寧に伝える
・質問で促すなど

Reassurance and
Emotional support
安心感と情緒的サポート
・患者の希望を支える
・感情を受け止めるなど

Additional information
付加的情報
・生活への影響について話す
・セカンドオピニオンなど

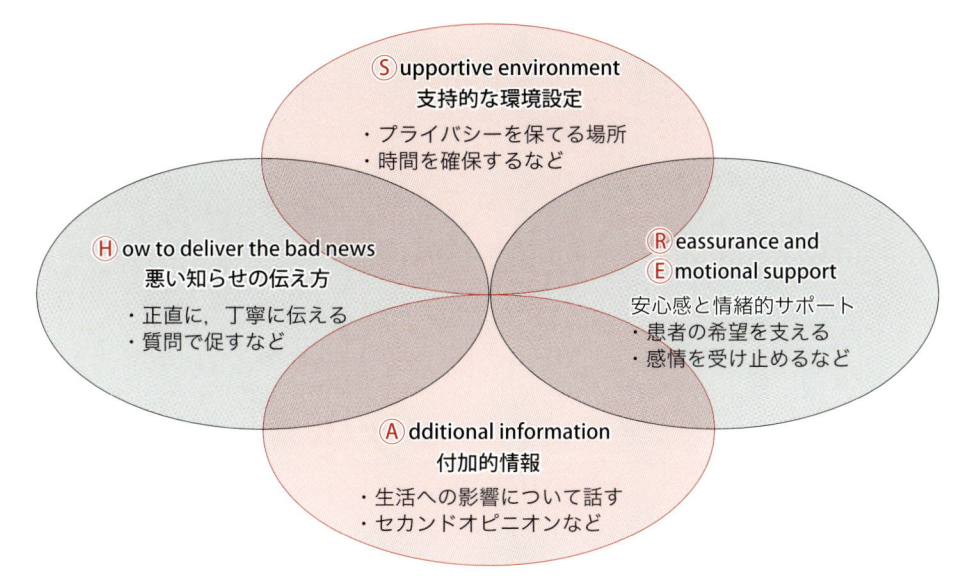

図2 SHAREプロトコールの概念図
文献5より引用

3. 悪い知らせとは？

　悪い知らせとは「患者の将来への見通しを根底から否定的に変えてしまうもの」と定義される[1]．将来の見通しは人により異なるため，ある人にとって悪い知らせでなくても別の人にとっては悪い知らせということがありうる．また，"悪さ"の度合いも人により異なる．

4. 悪い知らせを伝えるコミュニケーション

　インフォームド・コンセントの時代となり，近年各国でさまざまな病状告知ガイドラインが考案された．その流れのなか，双方向なやりとりを促進するコミュニケーションスキルの有用性が明らかになってきた．これは単なる知識ではなく，後述するロールプレイという実践訓練がセットになっていることが特徴である．多くの研究によって，訓練後の自己効力感（自分は相手の助けになっているという実感）の向上や，コミュニケーションに対する態度が改善することが明らかとなっている．現在わが国で用いられているのは，米国のMDアンダーソンがんセンターにおいて開発されたSPIKESと，国立がんセンター（現国立がん研究センター）東病院で600名近い患者の意向調査をもとに開発されたSHAREである[4,5]（**図2**）．これらの技法は，進行がんなどの悪い知らせを伝えるためのものであるが，良好な関係の構築，相手からの重要な情報の開示，患者の治療アドヒアランスの向上なども促すため，さまざまな臨床場面に応用可能である．本稿ではSHAREに基づいた場合のコミュニケーションについて解説する．

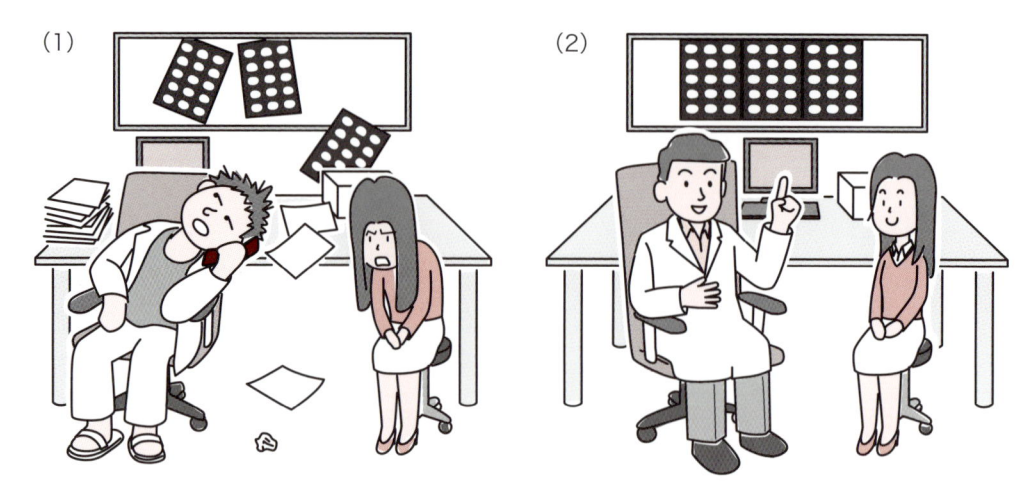

図3 サポーティブな環境の有無による印象の違い
(1) 散らかったところで説明，無断でPHSに出る，崩した服装，貧乏揺すり，患者の方を見ない
(2) 整った環境，礼儀正しく，目を見て説明
あなたが患者ならどちらの医師の言うことを信用しますか？
文献6を参考に作成

5. SHAREプロトコール

　S（**S**upportive environment），H（**H**ow to deliver the bad news），A（**A**dditional information），RE（**R**eassurance and **E**motional support）の4要素からなる，医師・患者間の良好なコミュニケーションを促進する技術であり，頭文字からSHAREと名づけられた[3]（図2）．これらは相手やそのときの状況に応じて順不同で臨機応変に用い，実践することにより身につけていくものである．それぞれのスキルについて解説する．

■1 S（**S**upportive environment）：サポーティブな環境設定

　コミュニケーションの要素は，言葉以外の内容が多くを占めるといわれる[1]．相手と接する際，まずは非言語的なところから配慮することは大切である．静かな落ち着いた環境，きちんとした身なり，温かい態度などである．態度，身なりなどの違いだけでも相手に与える印象に差が出てくる（図3）．大事な話は廊下の立ち話ですませない，適宜相手の目を見る，柔らかい表情，頷き，声の強弱，話す速度，間のとり方，などに注意し，相手を尊重していることを示すようにしたい．

■2 H（**H**ow to deliver the bad news）：悪い知らせの伝え方

　診断結果などを告げる際は，これまでの経緯，今の気持ち，家族やほかの人とこれまでのことについて話し合ったか，などを伺い，病状に関する認識をあらかじめ確認する．そして，キッパリと1度は「がん」という言葉を告げる必要がある．知らされた後，患者はショックを受け頭が真っ白になり，しかしそれが表情に現れていないことがある．このため，説明の途中で理解度を確かめることも重要である．しかし「ここまでの話はわかりましたか？」というような問いは，人によっては"試されている"感を与えかねない．「私の説明は速すぎないですか？」などの一歩引いた表現が妥当であろう．コミュニケーションは双方向なものである．もしも患者が現実離れ

した認識をもっていることに気づいた場合でも，医師側も**むしろ自分の方が患者を誤解している部分がないかどうか常に自問する姿勢は大切**である．

3 A（<u>A</u>dditional information）：付加的な情報

悪い知らせが伝えられた後は，今後のことについての話となる．相手がどのくらいの情報を求めているか，どのくらいまで聞く準備があるかを確かめつつ医学的情報を伝えることとなる．その際は，患者の生活，大切にしていること，今後の希望や予定を聞き，それを酌んだうえで相談することが大切である．

●尋ねるだけでは不十分

入院後も，「外来も含め，これまでの説明でわからないところや心配なところはありませんか？」などの質問で認識のずれがないか随時丁寧に確かめることは有用であるが，これだけではまだ不十分である．本当は不安だらけで聞きたいことはたくさんあるが，いざ医師を目の前にすると質問が出てこないという患者は多い．藤森らによれば，数百人の患者アンケートに基づく調査において「何を質問してよいかわからない」「よくある質問について説明してほしい」という意向が多く確認されている[7]．自分以外の似たような立場の人の意向や，意思決定の情報の提供も付加的情報に含まれる．これをふまえ，国立がん研究センター東病院ではFAQ集を含む質問促進パンフレットを作成したところ，患者が医師とのコミュニケーションがとりやすくなるという効果が得られた[8]．このパンフレットは無料で，ウェブ上で公開されており[9]，どう質問を促せばよいか困るときの支援ツールとしてお勧めである．

4 RE（<u>R</u>eassurance and <u>E</u>motional support）：安心感と情緒的サポート

SHAREのなかで最も重要な要素で，ほぼすべての局面で必要なスキルである．そして，本稿をお読みになっている皆さんもすでにおもちのスキルであり，それに気づき意識して使うことも大切になってくる．以下はほんの一例に過ぎず，場面や人，時機によって異なり，一期一会の妙味が醸成されるには経験も必要である．

1）声のかけ方の例

・「あれから1週間経ちましたね．具合は変わりありませんでしたか？」などの気持ちを和らげる言葉からはじめるのもよいと思われる．
・伝える内容が患者本人の予想と大きく異なりそうなときは「お1人でいらしたようですが，今日説明しても宜しかったですか？」「心配されていたかもしれませんが…」など，相手にある程度身構えさせ，不意打ちとならないよう配慮する．
・悪い知らせによりショックを受けた後は「今，どのような気持ちでしょうか？」「○○さんだけでなく，皆さんそう思われます」「驚かれましたね…（沈黙）」と気持ちを尋ね，いたわる言葉をかけ，ときには沈黙の時間をとる．
・そのうえで，相手にとって刺激的な言葉は2度目以降使わず，がんは「病気」「腫瘍」，緩和ケアチームは「痛みなどのサポートチーム」など，婉曲的表現に言い換える．
・ほかには，今後のことを話す際も「一緒に頑張りましょう」「私たち診療チームはこれからも最大限の努力で支えていきます」など見捨てないというメッセージを伝える，など．

2）サポーティブな態度の例

家族が一緒の場合はそちらにも注意を向け，適宜目線を合わせたり，質問を促したりして，患

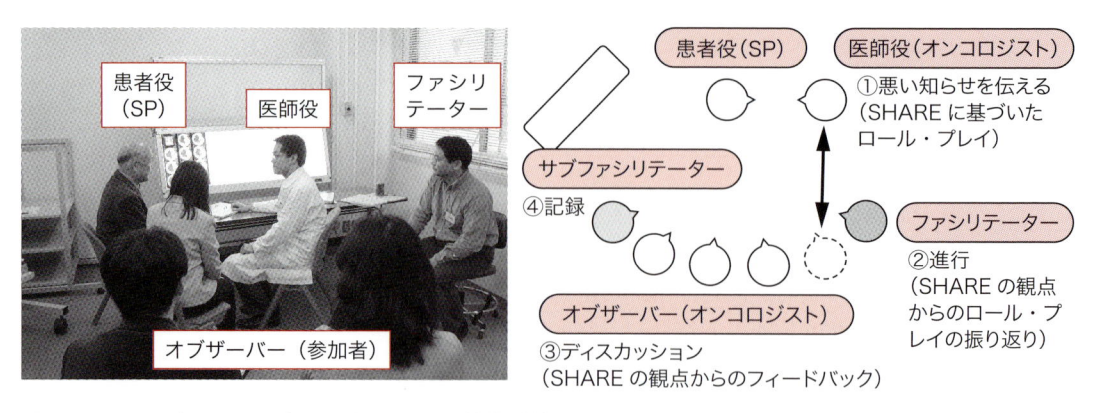

図4 SHAREを用いたコミュニケーション技術訓練風景
専門の患者役（SP）を相手に，4人1組のグループで交代しながら医師役を演じ，ディスカッションを通じて対応の仕方を修正していく過程で個々のコミュニケーションスキルが磨かれていく．ファシリテーター，サブファシリテーターは助監督としてサポート
SP：simulated patient
（左）文献10より改変して転載
（右）文献3，p.52より転載

者同様に配慮していることを態度で示す．涙が出たときにそっとティッシュペーパーを渡す，など．

このように例をあげようとするとキリがなくなるくらい，皆それぞれ十人十色のREがある．

冒頭のケースでは，返答に窮する質問が出された．この局面にREを用いるとしたらどのようにすればよいだろうか．「手術で取ってもらえないんですか？」に対してバッサリと「はい，無理です」とは答えにくい．「大丈夫，手術以外の治療法がありますよ」では，「俺の気持ちをわかってくれない．この先生に相談しても無駄だな…」とその後患者さんからの本音の言葉は途絶えてしまうかもしれない．むしろ，「どうしてそのように思われましたか？」「気がかりなことがありましたら教えていただけますか？」など，気持ちを探るような逆質問をするのがよいかもしれない．または沈黙して患者さん本人の次の言葉を待つことが会話の掘り下げや気持ちのクールダウンなどを促進し効果的な場合もあるであろう．

6. コミュニケーション技術訓練

前述のSHAREなどのコミュニケーションスキルは，すぐに臨床に役立つわけではない．野球に例えるならピッチング，バッティングなど1つ1つの能力が優れていても，実戦では状況判断やチームメイトとの協調など別の能力も求められる．知っていることと現場で使えることの間には大きな開きがあるものである．しかしコミュニケーションは先天的なものではなく学習可能といわれている．はじめはぎこちなくても，実践によって次第に血肉となってくるものである．より効果的に身につけたい場合は，練習試合であるロールプレイを用いた研修に参加することが望ましい．ロールプレイとは，医師役，患者役，観察者により行われ，安全に守られた環境のもとで自分の面談風景を客観視しながら，互いを褒め合うディスカッションによってスキルをより効果的に使えるよう修正・向上させていくものである（図4）．

各都道府県では2008年から，がん対策基本法に則った緩和ケア研修会が開催されており，そのなかでもロールプレイを体験することが可能である．さらに踏み込んだ研修に興味のある方には，日本サイコオンコロジー学会（ホームページではSHARE実施例のフラッシュムービーも閲覧できる：http://www.jpos-society.org/cst/02.html）などで開催されているコミュニケーション技術研修会[11]への参加をお勧めしたい．

文献・参考文献

1) Buckman, R.：Breaking bad news：why is it difficult？ BMJ, 288：1597-1599, 1984
2) Mehrabian, A.：Silent messages. Wadsworth, 1971
3) 厚生労働省委託事業「コミュニケーション技術研修会テキストSHARE 2.1版」（日本サイコオンコロジー学会），2011：http://www.jpos-society.org/cst/02.html
4) 藤森麻衣子，内富庸介：Breaking Bad News わが国における患者の意向SHAREの紹介．緩和医療学，9：154-158, 2007
5) 秋月伸哉：終末期がん患者・家族とのコミュニケーション．コンセンサスがん治療，10：214-217，2012
6) 高橋通規：悪い知らせの伝え方—患者と医師のコミュニケーション．カレントテラピー，25：923-927，2007
7) Fujimori, M., et al.：Preferences of cancer patients regarding the disclosure of bad news. Psychooncology, 16：573-581, 2007
8) Shirai, Y., et al.：Patients' perception of the usefulness of a question prompt sheet for advanced cancer patients when deciding the initial treatment：a randomized, controlled trial. Psychooncology, 21：706-713, 2012
9) 「重要な面談にのぞまれる患者さんとご家族へ」（国立がん研究センター精神腫瘍学グループ／編）：http://ganjoho.jp/public/support/communication/question_prompt_sheet.html
10) 国立がん研究センター東病院　精神腫瘍科ホームページ：http://www.ncc.go.jp/jp/ncce/clinic/psychiatry.html
11) 日本サイコオンコロジー学会（CSTサイト）コミュニケーション技術研修会：http://www.jpos-society.org/cst/

プロフィール

高橋通規（Michinori Takahashi）

国立病院機構仙台医療センター緩和ケア内科／緩和ケアチーム専従医（身体症状）

1992年東北大学卒業．外科，総合診療科，内分泌・代謝科を経て2012年から現職．緩和ケアチーム歴は8年．コミュニケーションの難しさを実感しつつ，公私ともに反省の日々を送っています．今の関心事は多職種チームの活性化，定禅寺ストリートジャズフェスティバル（仙台で年1回開催される市民音楽祭）への出演，温泉巡り．

「どう接してよいかわからない」と正直に思える人は，逆説的なようですが，良い接し方のできる人と思います．「急がば回れ」の気持ちで，患者さんや家族の言葉に耳を傾ける態度を見せるだけで良い変化が感じられるかも知れません．これで完璧というものはありませんが，あきらめずにやっていきましょう．私も根気よく人の話を聞く努力を続けようと思います．

第5章 患者さんへの接し方

2. ホスピスへ紹介したいが，いつ患者に話す？ いつ紹介したらよい？

市川靖子，江口研二

Point

- 緩和的治療について十分に説明しておく
- 化学療法をいつまで行うのかについて，常に見極める必要がある
- 終末期についての話し合いを診断早期より行うことが，話し合い後のquality of life（QOL）に影響を与える
- 悪い知らせを伝えることは，患者にとって精神的負担になるだろうが，最期の希望を叶えるために誠実に伝える
- 主治医だけで抱え込まずチームで対応し，患者の終末期（end of life：EOL）への準備が遅くならないようにする
- 患者の病気を見極めたうえで療養に関する希望を聞きとる

はじめに

　進行再発がんにおいて現在のところ，ほとんどの場合「治癒」はない．日本人の2人に1人ががんに罹患し，1年間の全死亡の3人に1人ががんにより死亡するという現況のなかで，化学療法は進行がんに対する「治療」としてのみではなく，「症状緩和」として重要な役割を担っている．医師は，多くの場合，患者の延命やQOLの改善を目的に化学療法を施行するが，本当にその目的を達しているかどうかは曖昧になっている．というのも，現在までに，診断早期からの緩和医療の導入が延命やQOLの改善に役立つという報告がある[1]一方で，完全なbest supportive care（BSC）への移行をいつ行うべきかという判断の目安やそれに関する報告・ガイドラインはない．治療に関する認識は，医師と患者の間で大きく異なり，EOL，死の間近まで化学療法が行われる傾向が強い[2]．また，自分の予後について知りたがる患者に対して，医師は，患者本人にその予後を事実より長く伝える傾向にあり[3,4]，結果的に患者はEOLとなっても，より積極的に化学療法を望むことがある[5]．実臨床において，最後の化学療法から死までの時間を考えると，いつまで化学療法を行うべきなのかを判断することは，医師および患者のどちらにとっても難しい問題である．

　患者とEOLについて話し合うことは，患者にとって人生のゴールやEOLにどのような医療を受けたいのかを決めることにつながる．患者にとっては，医療の限界や自分の命の限界に直面することにもなり，精神的負担となる．患者と医師が死について話し合うことに関してお互いが正反対の考えであるケースも多くあり[6]，この話し合いは避けられていることも多いと考える．し

かし，EOLについて話すことは本当に精神的負担になるのか，EOLで患者が受ける医療に影響するのかについては詳しく調べていることが少ない．このような状況のなかで医師はEOLについて話し合うことの是非を考えなくてはならない．

ここでは，化学療法をいつ止めるのかに影響するような因子や，EOLについての話し合いと終末期がん患者のEOLに受けた医療の関連性についての文献内容を踏まえつつ，がん患者にいつEOLやホスピスについて話すことが適切なのか考えてみたい．

1. いつ話すか？

ホスピスについて話をするということは，化学療法を中止し完全なBSCへ移行した後の余生について，そのなかでもEOLに受けたい医療について話すことになると考える．ホスピスに紹介する時期は後に述べるが，ここではまず化学療法をいつ止めればよいのかについて考えてみる．

1 化学療法をいつ止めるか？

化学療法の終了から死亡までに影響する因子を調べた文献によると[7]，255人の進行固形がんで化学療法を受けた患者について調べたところ，120人（48％）が最後の化学療法終了後90日以内に死亡していた．このうち82人（32.3％）が最後の化学療法後60日以内に，32人（12.6％）が30日以内に，8人（3.1％）が14日以内に死亡していた．また，45歳以下の患者はそれ以上の年齢の患者と比較して，統計学的有意に最後の化学療法終了後90日以内に死亡していた．多変量解析で見ると，**男性，45歳以下**，Eastern Cooperative Oncology Group Performance Status **（ECOG PS）2〜4，医師により治療期間が異なること**が，統計学的有意に最後の化学療法から死亡までの期間を短縮していた．また，**化学療法前のがんによる症状出現と緩和医療に関する情報**（在宅ホスピスやホスピスへの通院などの化学療法なしに最期のときを過ごす場所に関して）**が提供されなかったこと**も，有意に最後の化学療法から死亡までの期間を短くした〔hazard ratio（HR），2.2：$p = 0.01$／HR，10.2：$p < 0.01$〕．

2 EOLについて話すことの是非は？

次に，EOLについて話し合うことが，終末期がん患者がEOL時に受けた医療に影響するかどうかについて，米国の多施設において終末期がん患者およびその介護者に対する前向きコホート研究が行われた[8]．2002〜2008年の間に登録されたなかで332人の患者および介護者が解析され，そのうちの123人（37.0％）が医師とEOLについての話し合いをしていた．これらの患者の社会的背景，人種，教育，経済状況，がん種，医師との関係，宗教，社会サポートに統計学的有意差はなかった．EOLの話し合いをすることと，うつや恐怖などの精神障害の間には特に関連はなく〔8.3％ vs 5.8％，adjusted odds ratio（OR）1.33：95％信頼区間（confidence interval：CI）0.54-3.32〕，このような話し合いをした患者は話し合いをしなかった患者と比較して**有意に，自分の病気が終末期であることを理解しており**（52.9％ vs 28.7％），**疼痛緩和や不快な延命処置をしないことを望み**（85.4％ vs 70.0％），**DNR（do-not-resuscitate order）を意思表示していた**（63.0％ vs 28.5％）．また，このようなEOLについての話し合いにより，**人工呼吸を行っていた患者**（1.6％ vs 11.0％，adjusted OR 0.26：95％ CI 0.08-0.83）や，**蘇生を行った患者**（0.8％ vs 6.7％，adjusted OR 0.16：95％ CI 0.03-0.80），**集中治療室に入室した患者**（4.1％

表1 palliative prognostic score (PPS)
臨床的な予後の予測という項目があるため，主観的評価になりやすいのがデメリット．

臨床的な予後の予測	1〜2週 3〜4週 5〜6週 7〜10週 11〜12週 ＞12週	8.5 6.0 4.5 2.5 2.0 0
Karnofsky performance scale	10〜20 ≧30	2.5 0
食欲不振	あり なし	1.5 0
呼吸困難	あり なし	1.0 0
白血球数（/μL）	＞11,000 8,501〜11,000 ≦8,500	1.5 0.5 0
リンパ球（％）	0〜11.9 12〜19.9 ≧20	2.5 1.0 0

得点	30日生存確率	生存期間の95％信頼区間
0〜5.5点	＞70％	67〜87日
5.6〜11点	30〜70％	28〜39日
11.1〜17.5点	＜30％	11〜18日

文献11を参考に作成

vs 12.4％, adjusted OR 15：95％ CI 0.14-0.90）は有意に少なくなり，早期のホスピスへの登録は有意に増加していた（65.6％ vs 44.5％，adjusted OR 0.16：95％ CI 1.04-2.63）．

最期の1週間に積極的な医療処置（人工呼吸や蘇生など）を行った患者のQOLは増悪しており（平均スコア6.4 vs 3.6：$p = 0.01$），QOLが低下するほど積極的な医療処置数は増えていた．同様の報告が別のグループから最近も出ている[9]．積極的治療の有無と介護者との関係を見ると，積極的治療を受けた患者の介護者は，積極的治療を受けなかった患者の介護者と比較して有意に，うつになったり（adjusted OR 3.37：95％ CI 1.12-10.13），後悔していたり（$p = 0.01$），患者の死に対する準備ができていないと感じていた（$p < 0.001$）．

そのほか，診断早期より最期のときまでを見据えた緩和ケア介入を通常のがん治療に上乗せした複数の無作為化試験において，早期よりの介入が患者の生存期間やうつ状態，患者やその介護者のQOLなどに悪影響はない，もしくは改善させたという結果が出ている[10]．死期予測には指数が確立されており，話し合いには参考になりうる〔palliative prognostic score：PPS（表1）やpalliative prognostic index：PPI（表2）で，いずれもperformance scaleを用いる〕．どのスコアや因子が予後を反映するかは今後の研究によって変化してくるかもしれない．

❸ EOLについていつ話し合うか？

診断がつき，患者にがん告知をした直後に，EOLの話をするのは困難であると感じるかもしれない．しかし，**患者やその介護者にとって，これから先のことが見えないということはどれだけ不安かということを考えれば，上記の文献の結果を考え合わせ，EOLについても化学療法などの治療の話と同様に，診断がついたらできるだけ早期に行うべきである**と考える．これは海外のガ

表2 palliative prognostic index（PPI）

合計得点が6より大きい場合，患者が3週間以内に死亡する確率は感度80％，特異度85％，陽性反応適中度71％，陰性反応適中度90％である．

palliative performance scale	10〜20 30〜50 ≧60	4 2.5 0
経口摂取量*	著明に減少（数口以下） 中程度減少（減少しているが数口よりは多い） 正常	2.5 1.0 0
浮腫	あり なし	1.0 0
安静時呼吸困難	あり なし	3.5 0
せん妄	あり（原因が薬物単独，臓器障害に伴わないものは含めない） なし	4.0 0

＊消化器閉塞のため高カロリー輸液を施行している場合は0点とする．
文献12より引用

イドラインでも推奨している[10,13〜15]．EOLについての考えを決めるのは，患者にとって人生が終わりに近づいていることを認識することであり，時間がかかる[16〜18]．話をするのが遅れれば，医学的な患者の状態が増悪している場合があり，実際のところ，増悪してからEOLの話をする医師を時折見かける．そうではなく，**患者自身で選択困難ではあるものの非常に大切なEOLの希望に，できるだけ長く患者やその介護者が向き合う時間をもってもらうために，診断がついたらできるだけ早い時期にEOLについて話し合うべきである**．その話の選択肢のなかに，治療と同様にホスピスや緩和医療の話は当然入れなくてはならない．

　もう少し実体験を加えて述べてみる．具体的には，どんなに医師が診断早期よりEOLまで含めた話をしても，患者自身が楽観的な考えに沿うようにしか理解してくれなかったり，「EOL＝悲惨なもの」との考えでそのような話をしないでほしいと介護者より言われたりというようなことは経験すると思う．このような場合，医師はできるだけ早く，医師自身の理想に沿った結論を患者からもらいたいあまり，「説き伏せ」ようとする傾向があるように思う．しかし，**毎日生命に向き合う医師とは違い，患者や介護者は突然自分の身に起こったことに戸惑い混乱する可能性があり，自分の状況を受容するのに時間がかかるかもしれない，具体的に想像することができないかもしれない，説明した内容が盛りだくさんすぎないか，理解困難な言葉が多くないか，などを考える必要がある**．話し方にはいろいろあると思うが，忙しさのあまり焦らないこと（話し合いに十分な時間をとること），患者や介護者の顔や目を見ること，医師が話した内容についてどのようにどれぐらい理解しているのか確認しながら話すこと，理解が困難な様子があれば数回に分けて話をすること，ネガティブな情報のみならず，それに対して自分たちに何ができるのか（医療的にもほかの精神面や社会的な情報支援など）を話すこと，もし可能なら患者の生き方，人生観などに触れるようなことができるような会話があると，私達がより患者を理解できるとも思う．私見を次ページの専門医のクリニカルパールに示す．

　医療としてのゴール目標設定，症状緩和対策，治療や処置のリスク・ベネフィット，ある程度の予後予測などオープンで正直な会話を誠実に行うことが何よりも大切だと思う．

●専門医のクリニカルパール
EOLなど伝えることが困難な事項を話すときに気をつけるべきこと

- 話し合う場所や距離には適切な所を選ぶ．話には十分な時間をとり，できれば初対面ではいきなり予後のことは話さない．
- できれば患者1人には話さない．家族など一緒に話を聞いてくれる人と同席で面談する．
- 話すときの声のトーンは落ち着いた感じで，相手が理解しているか確かめるために間をきちんとおきながら話す．相手の顔や目を見て相槌をうつと，相手がきちんと自分を理解してくれていると感じる．
- 悪い知らせであっても，原則として正直に，明確にわかりやすく丁寧に伝える．患者の納得が得られるように，患者が受け入れられる状態にあるかどうかを確認しながら説明する．
- 悪い知らせを伝える面談時に，その後，今後の治療方針のみでなく日常生活への病気の影響などについても話し，患者が相談や関心事を打ち明けることができる雰囲気をつくる．
- 悪い知らせを伝えるが，そのことに対して医療側の人間としてマイナスの面ばかりでなく，何ができるのか，何をしようとしているのかを話し，前を向いた予後について話す．看護師，ソーシャルワーカーなどが同席してくれると具体的な話が進むこともある．
- 患者の人生の話や家族のことなど，できるならでよいが少し個人的なことを話題にすると，距離が縮まることがある．しかし，無理強いされるのを拒否されることもあるので，これは相手によると思う（人間同士としてのお付き合い，つながりの重視）．

2. いつ紹介するのか？

そもそも，ホスピスケアを受けている患者は生命予後が短くなると考えている医師が多いと考えられるが，そのような考えはエビデンスに乏しい．文献的には，高齢肺がん患者においてホスピスケアをした患者がより生存期間が長かったという報告[19]や，最期2週間以内の化学療法は生存期間を短縮しホスピスへの登録を遅らせたという報告がある[20]．どの文献もホスピスにより生存期間が短くなったとの報告はないし，ホスピスにより介護者の生存期間が延長したとの報告もある[21]．

さらに，先に述べた文献によると[8]，2カ月以上ホスピスに登録されている患者は，ホスピスを受診しなかったおよび1週間以下しか登録しなかった患者と比較してQOLが良かったと報告されていた（平均スコア5.6 vs 6.9：$p=0.01$）．また，がん患者のQOLが良いほど介護者のQOLや（$p=0.001$），介護者自身の健康状態が良く（$p=0.004$，身体機能については$p=0.02$，精神面については$p=0.04$），死への準備ができ（$p=0.002$），後悔を感じにくい（$p<0.001$）という結果であった．このように死前の患者と介護者のQOLには関連があった．

前項「1．いつ話すか？」や本項に述べた結果を考慮すると，**患者自身やその介護者までのQOLを保つという点で，できるだけ早い時期に紹介するのがよいと考える**．具体的にいつ紹介するかについては私見を述べる．診断直後から前述の**専門医のクリニカルパール**に示したことに準拠してEOLの話をすると，患者や介護者はそれに向き合いどうしたいかという意志をもつと考える．その結論を聞くということも含めて，遅くとも化学療法を行っている場合なら何らかの理由

で治療を変更するとき，もしくは中止するときに紹介できることを説明する．化学療法を行っていない場合には，診断直後のEOLの話の後にホスピスへの紹介の選択肢もあることを話しておくことが役立つと考える．このいずれの場合も，患者の全身状態が悪化しない間がタイミングとして重要である．性急に事を進めていると思われたり，日常の苦痛・身体的な行動制限が増悪していると患者が感じているときの転院相談などは「見放された」という不満が募るのみとなる．ホスピスしか選択肢がないような話やホスピスに過大な期待を抱かせる話にならないように注意する．化学療法を施行する，しないにかかわらず，治療専門の医師とホスピス医とのかけ持ち受診（2人主治医とでもいう状態）ということが，進行がん患者と介護者のために有用であると考える．もちろん患者ごとの受け入れの差もあるので，このコンセプトに関して，今後検証する必要がある．

おわりに

　悪い知らせを伝えることは，患者にとっても医師にとっても非常に負担であることは間違いない．しかし，例え悪い知らせだとしても早期から真実を誠実に伝えることと，患者と向き合って話をすることで，患者が最期に真に有意義な時間を過ごすことができることを忘れないようにしたい．

文献・参考文献

1) Temel, J. S., et al.: Early palliative care for patients with metastatic non-small-cell lung cancer. N Engl J Med, 363: 733-742, 2010
2) Earle, C. C., et al.: Trends in the aggressiveness of cancer care near the end of life. J Clin Oncol, 22: 315-321, 2004
3) Glare, P., et al.: A systematic review of physicians' survival predictions in terminally ill cancer patients. BMJ, 327: 195-198, 2003
4) Panagopoulou, E., et al.: Concealment of information in clinical practice: Is lying less stressful than telling the truth? J Clin Oncol, 26: 1175-1177, 2008
5) Matsuyama, R., et al.: Why do patients choose chemotherapy near the end of life? A review of the perspective of those facing death from cancer. J Clin Oncol, 24: 3490-3496, 2006
6) Mack, J. W., et al.: Reasons why physicians do not have discussions about poor prognosis, why it matters, and what can be improved. J Clin Oncol, 30: 2715-2717, 2012
7) Hashimoto, K., et al.: Factors that affect the duration of the interval between the completion of palliative chemotherapy and death. Oncologist, 14: 752-759, 2009
8) Wright, A. A., et al.: Associations between end-of-life discussions, patient mental health, medical care near death, and caregiver bereavement adjustment. JAMA, 300: 1665-1673, 2008
9) Mack, J. W., et al.: Association between end-of-life discussion characteristics and care received near Death: A prospective cohort study. J Clin Oncol, 30: 4387-4395, 2012
10) Smith, T. J., et al.: American Society of Clinical Oncology Provisional Clinical Opinion: The integration of palliative care into standard oncology care. J Clin Oncol, 30: 880-887, 2011
11) Pirovano, M., et al.: A new palliative prognostic score: a first step for the staging of terminally ill cancer patients. Italian Multicenter and Study Group on Palliative Care. J Pain Symptom Manage, 17: 231-239, 1999
12) Morita, T., et al.: The palliative prognostic index: a scoring system for survival prediction of terminally ill cancer patients. Support Care Cancer, 7: 128-133, 1999
13) Peppercorn, J. M., et al.: American Society of Clinical Oncology Statement: Toward Individualized Care for Patients With Advanced Cancer. J Clin Oncol, 29: 755-760, 2011
14) National Comprehensive Cancer Network: Practice guidelines in oncology: Palliative care.: http://www.nccn.org/professionals/physician_gls/f_guidelines.asp

15) National Consensus Project for Quality Palliative Care：Clinical practice guidelines for quality palliative care.：http://www.nationalconsensusproject.org/Guidelines_Download2.aspx
16) Quill, T. E.：Perspectives on care at the close of life：Initiating end-of-life discussions with seriously ill patients-Addressing the "elephant in the room." JAMA, 284：2502-2507, 2000
17) Block, S.：Psychological considerations, growth, and transcendence at the end of life. JAMA, 285：2898-2905, 2001
18) Lamont, E. B, & Christakis, N. A.：Prognostic disclosure to patients with cancer near the end of life. Ann Intern Med, 134：1096-1105, 2001
19) Saito, A. M., et al.：Hospice care and survival among elderly patients with lung cancer. J Palliat Med, 14：929-939, 2011
20) Saito, A. M., et al.：The effect on survival of continuing chemotherapy to near death. BMC Palliat Care, 10：14, 2011
21) Christakis, N. A., et al.：The health impact of health care on families：A matched cohort study of hospice use by decedents and mortality outcomes in surviving, widowed spouses. Soc Sci Med, 57：465-475, 2003

プロフィール

市川靖子（Yasuko Ichikawa）
帝京大学医学部内科学講座講師　腫瘍内科
帝京大学医学部附属病院外来化学療法室
専門：肺がん，腫瘍内科全般，緩和医療
がん患者さんの診断から最期まで，医療から精神面までを全般にサポートできること，がんサバイバーに対する支援も含め，がん患者さんに寄り添う医療を，科学的にも人間的にも実践できる医師になりたい．

江口研二（Kenji Eguchi）
帝京大学医学部内科学講座教授　腫瘍内科

第5章　患者さんへの接し方

3. 末期がん患者へ「あなたの余命は半年です」と言った方がよい？ 言わない方がよい？

野﨑善成

Point

- 余命を伝える際には患者の意向の確認が必要！
- 余命を正確に予測することは意外に難しい
- 余命の長さそのものではなく患者の気持ちや意向に焦点をあてたコミュニケーションを！

はじめに

　がん患者に余命を伝えることは多くの医療者にとって気が重い仕事である．患者に余命を問われ，困った経験をもつ医師も多いのではないだろうか．ここでは進行・終末期がん患者への余命告知にまつわる問題点と余命を伝える際の具体的な対応法について考えてみたい．

1. 余命を伝えることの意義は？

　余命を知ることで患者は残された時間をどう過ごすか具体的な計画を立てることができる．医師が患者と予後について率直に話し合うことは，例えそれが患者にとって悪い知らせであったとしても，結果的には医師と患者の関係を強固にし，患者・家族と医療者間の協力関係を育む[1]．

2. すべての患者が自分の余命を知りたいと思っているか？

　自分が予想していたよりも短い余命を伝えられることはとてもつらいことであろう．わが国のがん患者を対象とした意向調査によれば，余命を伝えられることを望むと答えた患者は約50％，望まないと答えた患者は約30％であった[2]．がんの進行の時期によって意向は変化しうるが，余命の告知に関しては患者によって意向が異なることを念頭におく必要がある．したがって患者から求められないのに医師から一方的に余命を伝えることは避けた方がよい．

表1　ECOGのPSと予後の中央値

score	定義	予後の中央値
0	全く問題なく活動できる 発病前と同じ日常生活が制限なく行える	
1	肉体的に激しい活動は制限されるが，歩行可能で，軽作業や座っての作業は行うことができる 例：軽い家事，事務作業	
2	歩行可能で自分の身の回りのことはすべて可能だが作業はできない 日中の50％以上はベッド外で過ごす	
3	限られた自分の身の回りのことしかできない 日中の50％以上をベッドか椅子で過ごす	3カ月未満
4	全く動けない．自分の身の回りのことは全くできない 完全にベットか椅子で過ごす	1カ月未満
5	死亡	

文献1を和訳して引用

3. その"半年"，本当ですか？
～余命はどのくらい正確に予測できるのか？～

余命の予測には以下のものを参考にすることが多い．

1 がんの進行度や症状

がんの病期別の生存期間中央値は疫学的調査で明らかにされているが，それはあくまでも"中央値"であり，個々の患者の余命の推定にはあまり役立たない．また高カルシウム血症，脳転移，悪性胸水などの臨床所見は抗がん治療中の患者の予後予測因子になりうるが[3〜5]，治療や患者の全身状態の影響を受けやすく，これらをもとに正確な余命を推定することは難しい．

2 医師の臨床的予後予測

医師の臨床経験と直感に基づく進行がんの余命予測は一般的にあまり正確ではなく，医師は余命を長く見積もる傾向があることが明らかになっている[6]．

3 Performance status（PS）

Performance status はがん患者の全身の機能的状態を表す尺度であり，KarnofskyのスコアやECOG（Eastern Cooperative Oncology Group）のPSスコア（表1）は予後との相関が示されている[1, 7〜9]．しかしこれらは主に予想される余命が3カ月前後での予測に有用であるとされており[8, 10]，抗がん治療継続中の患者に適応するのは難しい．

このようにがん患者，特に抗がん治療中の患者の予命を予測することには限界がある．

4. 患者は正確な"数字"を知りたいのか？

患者から「後どのくらい生きられるのですか？」と聞かれたら，どう答えればよいのだろうか．

表2　余命を伝える際に必要なコミュニケーションスキル

SHAREの要素	
S：場の設定	プライバシーが保たれる環境を設定する
H：悪い知らせの伝え方	余命告知に関する患者の意向を確認する
	余命を知りたい理由を探索し明らかにする
	余命は幅をもって伝える
A：付加的情報	求められればなるべく正確な余命を伝える
	患者の気がかりや懸念について具体的に話し合う
RE：安心感と情緒的サポートの提供	患者の気持ちに配慮する
	患者の感情を受け止める言葉をかける
	患者の気がかりや懸念を聞く
	患者が希望を失わないよう配慮する
	家族に対しても患者と同じように配慮する

S：supportive environment, H：how to deliver the bad news, A：additional information, RE：reassurance and emotional support
文献11を参考に作成

　患者は本当に"数字"を求めているのであろうか．病状が進行している，治療が奏功していない，といった悪い知らせがすでに伝えられていれば，「後どのくらい…」という言葉は悪い知らせによって生じた患者の不安や恐れの表れと考えることはできないだろうか．

　また，余命を知りたいとしても，患者にとって余命の長さそのものが最大の関心事なのであろうか．さすがに「○カ月です」と即答することはないにしても，医師はとかく"数字"にこだわる説明をしがちである．これは患者にとってしばしば受け入れられない．**余命に関する質問をした理由を尋ね，余命の長さそのものではなく，患者の感情や意向に焦点をあてることが重要である**．もし患者が余命の長さそのものに関心がある場合の対応は後述する．

5. 余命を伝える際のコミュニケーションスキル
〜SHAREプロトコールの活用〜

　余命を伝える際には，悪い知らせを伝える際のコミュニケーションスキルをまとめたSHAREプロトコールが大いに参考になる．詳細は別稿第5章-1および成書に譲るが，このプロトコールでは悪い知らせによって生じた患者の感情に気づき，共感的に対応することの重要性が強調されている[11]．余命を伝える際に必要なコミュニケーションスキルを示す（表2）．

■1 共感的対応を！ ―SHAREの"RE"重要性―

　患者の感情に気づいたら，①**まずひとこと患者の感情を受け止める言葉**をかけるとよい（後述の例文は，文字だけを見ると少々不自然な感じがするかもしれないが，面談のなかでは意外にしっくりくることが多い）．②**患者が余命について気にしていることを理解し，患者の懸念を当方が理解したことを示す**ことも重要である．

　余命を問われたときの対応で最も重要なのが，③**患者が余命を知りたい理由を探索し明らかにする**ことである．"開かれた質問"[*1]を用いて質問し，患者の意向や関心事を具体化する．④具

体化した内容に対しておおまかな見通しをお話しする．

＊1：「はい」「いいえ」だけでは答えられない質問

> **患者との会話例1（予想される余命が6カ月程度の場合）**
> 患者：「あとどのくらい生きられるのですか？」
> 医師：「私の今までの話で不安になられたのですか？」（①：RE）
> 患者：「…」
> 医師：「これからのことが気になるのですね」（②：RE，基本的なスキル＊2）
> 患者：「はい」
> 医師：「あとどのくらい生きられるのか，と仰いましたが，何か気がかりなことはありますか？ よかったら私に教えていただけませんか？」（③：RE，H）
> 患者：「娘の結婚式を3カ月後に控えているのですが，それまで元気でいられるかどうか心配です」
> 医師：「3カ月後にどうこうということはないかとは思いますが，お気にされているように今よりも体力が落ちている可能性はありますので，できることがあれば先にしておかれた方がよいかもしれません．」（④：A）

＊2：一般的な医療面接に必要なスキル．環境設定，応答するスキル，質問するスキル，共感するスキルなどがあげられる[12, 13]．ここでの表現は応答するスキルに該当する．

2 余命の長さの伝え方

余命の長さそのものに関心がある場合には，まず，⑤患者自身がどれくらいと感じているかを確認したうえで，どの程度具体的に伝えてほしいのかを確認するのがよい．

なるべく率直に正確な予後を伝えるように心がけるべきであるが，前述のとおり予後の予測には限界があるので，⑥患者に伝える際にも断定的な言い方を避け，幅をもって伝えるようにする．また⑦予測の不確実性についても言及する．

> **患者との会話例2（予想される予後が2，3カ月の場合）**
> 医師：「余命の具体的な長さについて知りたいとお考えなのですね」（基本的なスキル）
> 患者：「はい」
> 医師：「ご自分ではどのくらいとお考えですか？」（⑤：H）
> 患者：「半年ほどでしょうか？」
> 医師：「半年ほどとお感じなのですね．医師にも先のことを正確に予測することはなかなか難しいのですが，ある程度の見通しを具体的にお話した方がよろしいですか？」（⑤・⑦：H）
> 患者：「お願いします」
> 医師：「今の病状ですと，だいたい月の単位を考えます」（⑥：H，A）

3 余命を伝えた後のフォロー

余命の告知は告知後のフォローなしには考えられない．特に患者が考えていたよりも予想され

る予後が短い場合には，⑧**患者が希望を失わないような配慮が必要**である．また，医療者として今後も患者とともに"最善の経過をたどることを期待しつつ，最悪の事態に備える"ことを保証する．筆者は常々「**一緒に**」がキーワードであると考えている．

> **患者との会話例2（前の例文2の続き）**
> 患者：「そうですか…」
> 医師：「月の単位というと1カ月1カ月の積み重ねです．6回積み重なれば半年です．今後も一緒にやっていきましょう．」（⑧：RE）

Advanced Lecture

■ 患者と家族の意向が合わない場合

わが国においては患者のみならず家族への配慮も重要であるが[2]，患者と家族の意向が異なる場合，例えば患者は余命を知りたがっているが，家族はそれを望まない場合にはどうすればよいだろうか．このような場合はまず，家族がなぜ患者への余命告知を望まないのかをよく聞いてみることである．予想しうる理由かもしれないし，意外な理由かもしれない．家族の懸念を具体化し，それについて話し合うことで，患者と家族の意向の不一致が解消されることがある．

おわりに

患者に悪い知らせや余命を伝えることは医師にとって気が重い仕事だ．しかし，気が重いと感じることは人間としての思いやりをもっていることの証しだと思う．ただし，われわれ医師には好むと好まざるとにかかわらず，この気が重い仕事を請け負う義務がある．この際，ぜひ活用したいのが本章で紹介したコミュニケーションスキルである．これは患者を説き伏せる小手先の話術ではなく，**医療者としての思いやりを伝え，患者を援助するためのツール**なのである．コミュニケーション技術研修会[14]などへの参加はスキル習得のための早道になるかもしれない．

文献・参考文献

1) EPEC-O Self-Study：Module 8 – Clarifying Diagnosis and Prognosis：
http://www.cancer.gov/cancertopics/cancerlibrary/epeco/selfstudy/module-8/EPECO_module8_PDF
2) Fujimori, M., et al.：Preference of cancer patients regarding the disclosure of bad news. Psychooncology, 16：573-581, 2007
3) Ralston, S. H., et al.：Cancer-associated hypercalcemia：morbidity and mortality, clinical experience in126 treatment patients. Ann Intern Med, 112：499-504, 1999
4) Gaspar, L., et al.：Recursive partitioning analysis (RPA) of prognostic factors in three Radiation Therapy Oncology Group (RTOG) brain metastases trials. Int J Radiat Oncol Biol Phys, 37：745-751, 1997
5) Burrows, C. M., et al.：Predicting survival in patients with recurrent symptomatic malignant pleural effusions：an assessment of the prognostic values of physiologic, morphologic, and quality of life measures of extent of disease. Chest, 117：73-78, 2000
6) Glare, P., et al.：A systematic review of physicians' survival predictions in terminally ill cancer patients. BMJ, 327：195-200, 2003

7) Yates, J. W., et al.：Evaluation of patients with advanced cancer using the Karnofsky performance status. Cancer, 45：2220-2224, 1980
8) Vigano, A., et al.：Survival prediction in terminal cancer patients：a systematic review of the medical literature. Palliat Med, 14：363-374, 2000
9) Oken, M. M., et al.：Toxicity And Response Criteria Of The Eastern Cooperative Oncology Group. Am J Clin Oncol, 5：649-655, 1982
10) Miller, R. J., et al.：Predicting survival in the advanced cancer patients. Henry Ford Hosp Med, 39：81-84, 1991
11)「がん診療におけるコミュニケーションスキル」(内富庸介, 藤森麻衣子／編), 医学書院, 2007
12)「臨床面接技法」(Billings, J. A. & Stoeckle, J. D.／著, 日野原重明, 福井次矢／監訳), 医学書院, 2001
13)「真実を伝える」(Buckman, R.／著, 恒藤暁／監訳), 診断と治療社, 2000
14) 日本サイコオンコロジー学会主催　がん診療に携わる医師のためのコミュニケーション技術研修会：http://www.jpos-society.org/cst/

プロフィール

野﨑善成（Zensei Nozaki）
富山赤十字病院外科
乳腺疾患を中心に, 外科一般を幅広く診療しています.
座右の銘は「鬼手仏心」. 外科医をやればやるほど深い言葉だと思うようになりました.

第6章 がんについてもっと勉強したい

1. 分子標的治療でがんは治るようになる？ならない？

鳥居芳太郎，倉田宝保

◉Point◉

- 分子標的治療薬とはどんな薬なのか，抗がん剤とは異なるのかを理解する
- 分子標的治療薬はどのような症例に投与すべきなのかを理解する
- がんの生物学的特性を理解し，今後の治療の発展につなげていく

はじめに

　近年のがん治療では従来から使われている抗がん剤に加えて，細胞の増殖，浸潤，進展，転移といったがん細胞の生物学的特徴と関連した遺伝子および蛋白をターゲットにして開発された分子標的治療薬が多くのがん種で注目を浴びている．特にがん化や増殖において"driver mutation"といわれる遺伝子異常に依存した状態（oncogene addiction）の症例においてはその遺伝子異常を阻害する分子標的治療薬が著効することが知られてきた．このような"driver mutation"の存在はこれまで通り一遍の治療スタイルから個別化医療への変革をもたらすことが可能となった．"driver mutation"に対する阻害薬として，有名な遺伝子異常である非小細胞肺がんに対する**上皮成長因子受容体チロシンキナーゼ阻害薬（EGFR-TKI）**および**EML4-ALK チロシンキナーゼ阻害薬（EML4-ALK -TKI）**，悪性黒色腫に対する**BRAF阻害薬**など知られているが，本稿では，非小細胞肺がんにおけるEGFR-TKIおよびEML4-ALK TKIを例にとり，これらの分子標的治療薬の最新情報と今後の展望について論じ，分子標的治療薬でがんを治癒させることが可能であるかどうか考察する．

1. EGFR-TKI

1 上皮成長因子受容体（EGFR）

　上皮成長因子受容体（epidermal growth factor：EGFR）はすべての上皮細胞に存在する膜貫通型受容体型チロシンキナーゼである．リガンドが結合すると2量体を形成し，細胞内ドメイン内のチロシン残基にアデノシン三リン酸（ATP）が結合することで自己リン酸化が生じ，複数のシグナル伝達を介し，細胞増殖やアポトーシスの抑制などが起こる．

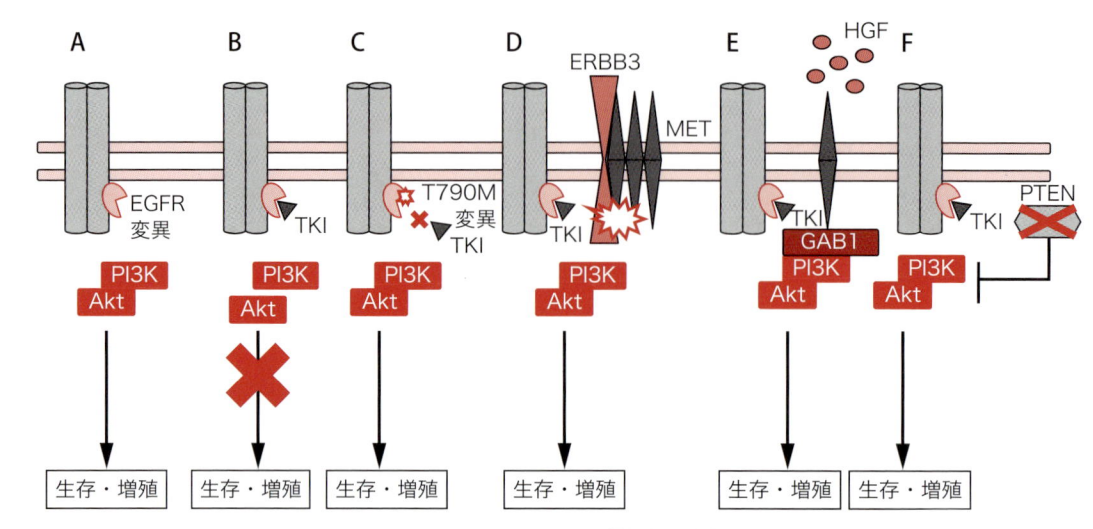

図1　EGFR-TKIの耐性獲得機序

*EGFR*遺伝子変異陽性肺がんでは，リガンドなしでも，恒常的にシグナル伝達が活性化されている（A）．EGFR-TKIは，EGFRのチロシンリン酸化酵素のATP結合部位にATPと競合的に結合し，がんの病勢進行を制御する（B）．二次的な変異（T790M変異）が起こると，ATP結合部位にEGFR-TKIが結合できなくなり，耐性を獲得する（C）．*MET*遺伝子の増幅が起こると，EGFR-TKIによる抑制が維持されていても，増幅したMETからERBB3を介して生存・増殖シグナルが伝わるため耐性となる（D）．HGFが過剰発現すると，METからGAB1を介して細胞内に生存・増殖シグナルが伝わるために耐性となる（E）．PI3K-AKT経路を抑制しているPTENの発現低下があると，同経路が活性化し耐性となる（F）．
PI3K：phosphatidylinositol 3 kinase
AKT：protein kinase related to protein kinase A and C
ERBB3：epidermal growth factor receptor like B protein 3
GAB1：GRB2-associated binding protein 1
PTEN：phosphatase and tensin homolog
文献2より引用

2 EGFR-TKIと*EGFR*遺伝子変異の関係

　第Ⅱ相臨床試験の報告から，EGFR-TKIの治療効果は，女性，非喫煙者，腺癌，東洋人に良好であったが，これらの集団にEGFRの遺伝子変異の頻度が高く，愛知県がんセンターの検討では，*EGFR*遺伝子変異に関与するのは喫煙と組織型であると報告された[1]．*EGFR*遺伝子変異陽性肺がんでは，リガンドなしでも，恒常的にシグナル伝達が活性化されているが（図1 A），EGFR-TKIは，EGFRのチロシンリン酸化酵素のATP結合部位にATPと競合的に結合し，がんの病勢進行を制御する（図1 B）．

3 *EGFR*遺伝子変異とEGFR-TKIの感受性

　2004年に肺がんにおいて*EGFR*遺伝子変異が発見された．*EGFR*遺伝子変異のうち最多は，エクソン19のコドン746-750を中心とする部位の欠失変異（del）（48％）と，エクソン21のコドン858がロイシンからアルギニンに変化する（L858R）点突然変異（43％）であり，この両者で90％以上を占める[3]．次に多いのはコドン719の点突然変異（G719X：アミノ酸がシステイン，セソン，アラニンの場合が同程度ずつあり，まとめてXと表す）と，エクソン20の挿入変異でそれぞれ3～4％程度を占めている．このほかに稀な点突然変異が少数認められ，いくつかの複数の変異を同時に認める例もある．変異の種類によってEGFR-TKIの奏効率が異なり，エクソン19のdelでは81％，L858Rでは71％であり，G719Xでは56％である．注目すべきはエクソン20

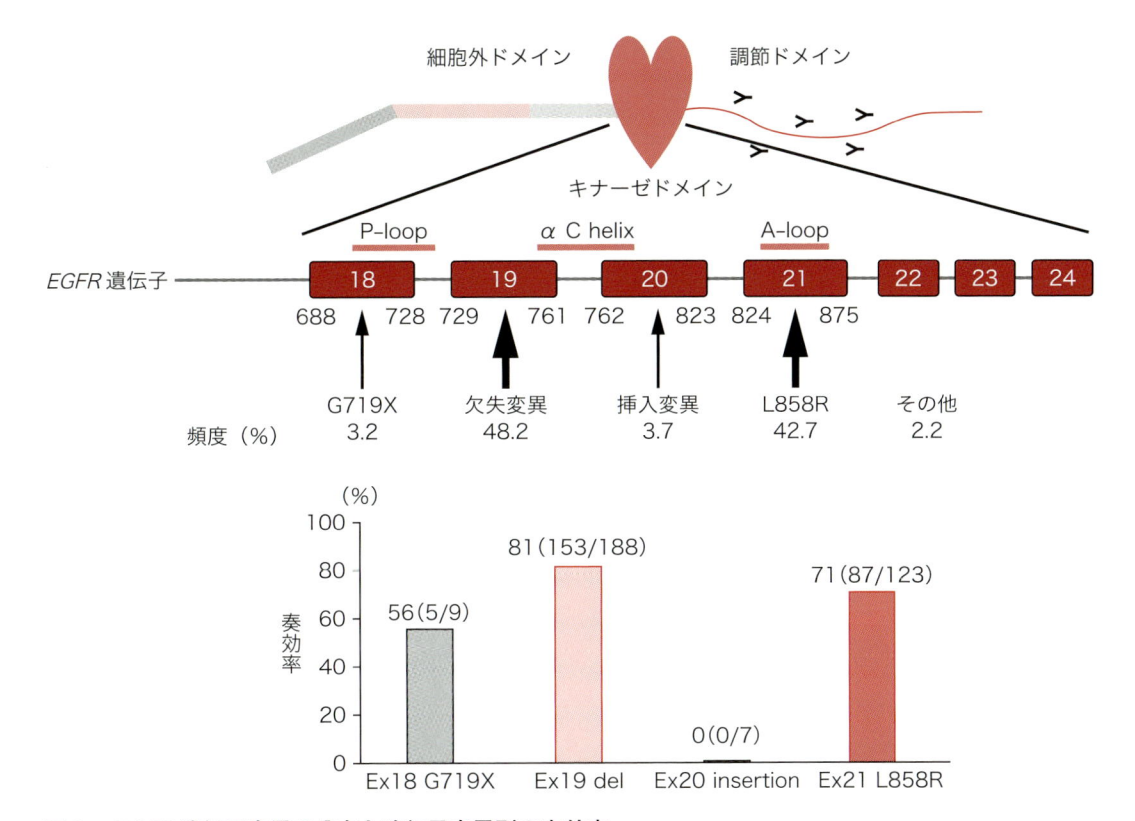

図2　*EGFR*遺伝子変異の分布と遺伝子変異別の奏効率
Ex：エクソン
文献4より改変して転載

の挿入変異では奏効例がないことである（図2）．*EGFR*遺伝子変異陽性の肺がん患者に絞り，初回治療としてのEGFR-TKIとプラチナ併用化学療法の無増悪生存期間（progression-free survival：PFS）を比較する4つの第Ⅲ相試験が行われた．その結果，EGFR-TKIの奏効率は55～83％，PFSは9.2～13.1カ月であることがわかり，PFSについては，プラチナ併用療法よりも有意に延長させることが示された[5〜8]（表1）．この結果から，EGFR-TKIが*EGFR*遺伝子変異陽性の肺がんの初回治療の標準治療の1つに君臨するようになった．

4 EGFR-TKIへの耐性獲得

　肺がん治療において初期に劇的な治療効果が認められても，約1年以内に耐性を獲得することが臨床上問題である．この耐性の機序は①EGFRの二次的な変異（T790M変異，図1C）[9]，②*MET*遺伝子増幅（図1D）[10]，③肝細胞増殖因子（hepatocyte growth factor：HGF）の過剰発現（図1E）[11]，④PTEN発現低下（図1F）[12]などが報告されている．さらに*MET*遺伝子増幅によるEGFR-TKI耐性獲得の症例では，本来阻害されるべきERBB3/PI3K/Aktのシグナル伝達が活性されたままとなるが（図1D），ここへMET阻害薬を用い，gefitinibを併用すると，gefitinibの感受性が回復することが報告された[10]．また最近では，Fasリガンドの発現亢進によるNF-κB経路の活性化[13]や*CRKL*遺伝子増幅[14]が，関与していることも報告されている．

　耐性獲得機序のうち，最多はT790M変異である．この変異は，*EGFR*遺伝子のエクソン20の

表1 EGFR遺伝子変異陽性症例を対象とした主な第Ⅲ相臨床試験のまとめ

臨床試験	n	EGFR-TKI プラチナ併用療法	ORR (%)	PFS (カ月)	HR for PFS (95%CI)
NEJ002（日本）	228	gefitinib CBDCA/PTX	73.7 30.7	10.8 5.4	0.30（0.22〜0.41）
WJTOG3405（日本）	172	gefitinib CDDP/DOC	62.1 32.2	9.2 6.3	0.489（0.336〜0.710）
OPTIMAL（中国）	154	erlotinib CBDCA/GEM	83 36	13.1 4.6	0.16（0.10〜0.26）
EURTAC（欧州）	174	erlotinib Platinum-based	54.5 10.5	9.7 5.2	0.37（0.25〜0.54）

ORR：objective response ratio（奏効率）
HR：hazard ratio（危険率）
CI：cofidance interval（信頼区間）
CBDCA：カルボプラチン
PTX：パクリタキセル
CDDP：シスプラチン
GEM：ゲムシタビン

790番目にあるスレオニンがメチオニンに変わる点突然変異である．この変異ではEGFRとATPの結合親和性が高まり，相対的にEGFR-TKIが結合しにくくなる（図1C）．この耐性獲得では，がん細胞のEGFRへの依存性は保たれており，この変異でも結合できる不可逆的EGFR-TKIの臨床応用が進んでいる．

5 不可逆的EGFR-TKI（第2世代EGFR-TKI）

本薬剤は共有結合によってEGFRに不可逆的に結合する．このうちafatinib（アファチニブ），PF-299804〔dacomitinib（ダコミチニブ）〕では複数の臨床試験が行われているが，EGFR-TKIの治療後に増悪をきたした患者を対象にafatinibとプラセボを比較したLux-Lung1試験では，afatinib群でPFSの有意な延長を認めたものの（3.3カ月vs 1.1カ月），全生存期間（overall survival：OS）の延長を得ることはできなかった（10.8カ月vs 12.0カ月）[15]．またin vitroの系において，gefitinib（ゲフィチニブ）によってT790M変異細胞株を形成し，PF-299804を投与すると，T790Mの増幅が起こり，PF-299804に対しても耐性となることが示され，これら単剤のみでの克服は難しいことが示唆された．

一方，in vitroの系であるが，T790Mを有する肺がんマウスモデルで，afatinibと抗EGFR抗体薬であるcetuximab（セツキシマブ）の併用療法で，著明な腫瘍縮小効果が報告[16]された．この結果から，耐性獲得後の患者にこの併用療法の臨床試験が行われ，T790M変異の有無にかかわらず良好な治療効果が確認され，注目を集めている．

6 第3世代EGFR-TKI

第2世代EGFR-TKIは，野生型のEGFRにも強力に結合し，皮疹や下痢などの有害事象が高頻度に認められる．この改善のために，変異型EGFRには親和性が高く，野生型EGFRには低くなるように設計されたT790M特異的EGFR-TKI（第3世代EGFR-TKI）の開発も進んでいる．

7 EGFR-TKIの有害事象

EGFR-TKIの有害事象として最も多いのは皮疹であり，以下，下痢，肝障害，間質性肺炎の順

表2 ALK陽性肺がんの特徴

	Inamura[20]	Wong[21]	Kudo[22]	Shaw[23]
検出方法	PCR	PCR	IHC	FISH
全症例数	221	266	492	484
ALK陽性数	5	13	10	47
割合（%）	3.4	5	2	9.7
年齢	59.4	59	53	54
性別（男性/女性）	2/3	5/8	3/7	23/24
喫煙歴（非喫煙者/喫煙者）	3/2	12/1	8/2	37/10
組織型（腺癌/その他）	5/0	11/2	10/0	43/4
EGFR遺伝子変異（+）	0	0	0	0

文献20〜23を参考に作成

でみられ，特に間質性肺炎は致死率が高く，注意を要する．

2. EML4-ALK-TKI

1 EML4-ALK融合遺伝子の発見

　2007年に肺がんにおいてEML4-ALK融合遺伝子が発見された[17]．ALK遺伝子とEML4遺伝子は，第2染色体短腕の近傍に反対向きに位置し，**両遺伝子を挟む領域が，転座を形成し，逆位に融合することでEML4-ALK融合遺伝子となる**．その結果，活性型融合キナーゼである受容体型EML4-ALKキナーゼ（ALK酵素）が産生される．ALK酵素はリガンドなしで，2量体化し，常に活性化され，非常に強いがん化能を獲得する[17, 18]．ALK酵素を肺胞上皮特異的に発現するトランスジェニックマウスでは，生後すぐに無数の肺腺がんを発症したが，ALK阻害薬投与にてわずか1カ月で消失した[19]．この結果から，ALK阻害薬は非常に注目された．

2 ALK陽性肺がんの特徴

　ALK陽性肺がんの頻度は，肺がん全体の5％程度とされている（**表2**）．患者背景としては，若年者，女性，非（軽）喫煙者に多く，**病理学的には99％が腺癌で**，acinar adenocarcinoma（腺房腺癌）やsignet ring cell carcinoma（印環細胞癌）が多い傾向にある．また，遺伝子学的にはEGFR遺伝子変異やKRAS遺伝子変異とは同時に認められず相互排他的と考えられている[20〜23]．

3 ALK陽性肺がんの治療

　最初に承認されたcrizotinib（クリゾチニブ）のこれまでの第Ⅰおよび第Ⅱ相試験で，奏効率50〜60％，PFSが10カ月，OSが16〜18カ月と優れた結果であった[24]．現在，従来の抗がん剤との比較試験が進行中であるが，初回治療のプラチナ製剤を含む化学療法に無効となった，ALK融合遺伝子変異陽性非小細胞肺がん（non-small-cell lung cancer：NSCLC）を対象としたdocetaxel（ドセタキセル）もしくはpemetrexed（ペメトレキセド）単剤と比較した第Ⅲ相試験において，crizotinibの優れた効果が報告され，2番目の治療としての標準的治療に君臨した．初回治療におけるプラチナを含む化学療法との比較試験（PROFILE1014試験）も現在行われており，

結果が待たれるが，米国癌情報ネットワーク（National Comprehensive Cancer Network：NCCN）ガイドライン[25]では，すでに初回化学療法でのcrizotinib投与を推奨している．

4 crizotinibの耐性獲得機序

crizotinibにおいても，やはり耐性が問題となる．耐性獲得機序の1つとして，キナーゼ領域にC1156Y（システイン→チロシンに置換）とL1196M（ロイシン→メチオニンに置換）の二次的変異が報告された[26]．またL1196Mは，EGFR-TKIのT790Mによる耐性，imatinibに対するBCR-ABL融合蛋白のT315Iによる耐性と同様で，ゲートキーパー残基の変異である．ただしL1196Mに有効な阻害薬は，すでにいくつか報告されている[27〜29]．

耐性獲得機序としては上記の，①ALKキナーゼ領域の二次的変異や*ALK*融合遺伝子のコピー数増加といったALK優位な耐性が約50％，残りの半分は，②*KRAS*遺伝子変異（G12C, G12V, G13D）や*EGFR*遺伝子変異（L858R）などのほかの遺伝子変異である[30]．これらを克服する第2世代のEML4-ALK-TKIが注目されている．その1つであるCH5424802の特徴は，ALKに対し高いキナーゼ選択性をもっており，二次的変異のL1196Mのみならず，C1156Yに対しても，強力な酵素阻害を示すことである．

5 crizotinibの有害事象

頻度が高いものは視覚障害と消化器症状である．次に肝障害があり，頻度は低いが間質性肺炎もあり，EGFR-TKIと同様注意を要する．

3. 分子標的治療でがんは治るか？

がん化や増殖・転移に関連する"driver mutation"を阻害することで治癒にまでもち込めることを期待するわけであるが，EGFR阻害薬やALK阻害薬の効果は確かに良好ではあるが，多くは部分寛解（partial response：PR）であり，完全奏効（complete response：CR）の症例は少なく，答えはノーと言わざるを得ない．その理由として3つの可能性があると思われる．

1 治療薬への耐性の獲得

分子標的治療薬は，"oncogene addiction"という現象に基づき，1つの分子異常を抑えることで，より選択的かつ効率的に腫瘍縮小効果を示すが，がん細胞は，分子標的治療薬にも，耐性を獲得することが知られている．特に1つの分子異常を抑えることで別の分子異常もしくは別の増殖経路が活性化される，いわゆる"獲得耐性"の存在が明らかにされている．これらが起こる理由は不明であるが，がん細胞の多様性なのかあるいは現在の分子標的治療薬の効果がまだまだ不十分なのかは全くわかっていない．

2 がん細胞のheterogeneity

がんは突然変異や選択をくり返す**多クローン性のヘテロな集団である**．"oncogene addiction"の状態はその患者のすべてのがん細胞にあてはまるのではなく，あくまで大部分の細胞があてはまるためにCRが得られないと考えられている．

3 がん幹細胞

　がん組織では，組織幹細胞の性質を有する少数のがん幹細胞が存在し，従来の化学療法では大部分のがん細胞は死滅する一方で，細胞周期の停止したG₀期に存在するがん幹細胞は残存し，強い自己複製能，多分化能，腫瘍形成能を有し，加えてさまざまな治療に対して抵抗性がある．分子標的治療薬も同様にこのような細胞には効かないと考えられている．

4. 今後の展望

　従来の治療法に加え，より強力な分子標的治療薬の開発と，2013年3月にCancer Cellに報告されたように，がん幹細胞の静止期の維持に必要な蛋白Fbxw7を無力化する，静止期追い出し療法などのがん幹細胞への克服がなされれば，がんが治る時代が到来する可能性はある[31]．また昨今，ipilimumab（イピリムマブ）や抗PD-1，抗PD-L1抗体などが開発され，免疫療法も脚光を浴びるようになってきている．分子標的治療薬，従来の抗がん剤およびこれら免疫療法をどのように組み合わせていくべきか，今後，問われていくものと思われる．

文献・参考文献

1) Kosaka, T., et al.：Mutations of the epidermal growth factor receptor gene in lung cancer：biological and clinical implications. Cancer Res, 64：8919-8923, 2004
2) 須田健一，光冨徹哉：非小細胞肺がんの分子分類とEGFR変異肺がん．最新医学，67：2104-2115, 2012
3) Mitsudomi, T., et al.：Mutations of the epidermal growth factor receptor gene and related genes as determinants of epidermal growth factor receptor tyrosine kinase inhibitors sensitivity in lung cancer. Cancer Sci, 98：1817-1824, 2007
4)「肺癌患者におけるEGFR遺伝子変異検査の解説」（日本肺癌学会），2009
5) Maemondo, M., et al.：Gefitinib or chemotherapy for non-small-cell lung cancer with mutated EGFR. N Engl J Med, 362：2380-2388, 2010
6) Mitsudomi, T., et al.：Gefitinib versus cisplatin plus docetaxel in patients with non-small-cell lung cancer harbouring mutations of the epidermal growth factor receptor（WJTOG 3405）：an open label, randomized phase 3 trial. Lancet Oncol, 11：121-128, 2010
7) Zhou, C., et al.：Erlotinib versus chemotherapy as first-line treatment for patients with advanced EGFR mutation-positive non-small-cell lung cancer（OPTIMAL, CTONG-0802）：a multicenter, open-label, randomized, phase 3 study. Lancet Oncol, 12：735-742, 2011
8) Rosell, R., et al.：Erlotinib versus standard chemotherapy as first-line treatment for European patients with advanced EGFR mutation-positive non-small-cell lung cancer（EURTAC）：a multicenter, open label, randomized phase 3 trial. Lancet Oncol, 13：239-246, 2012
9) Kobayashi, S., et al.：EGFR mutation and resistance of non-small-cell lung cancer to gefitinib. N Engl J Med, 352：786-792, 2005
10) Engelman, J. A., et al.：MET amplification leads to gefitinib resistance in lung cancer by activating ERBB3 signaling. Science, 316：1039-1043, 2007
11) Yano, S., et al.：Hepatocyte growth factor expression in EGFR mutant lung cancer with intrinsic and acquired resistance to tyrosine kinase inhibitors in a Japanese cohort. J Thorac Oncol, 6：2011-2017, 2011
12) Uramoto, H., et al.：Expression of selected gene for acquired drug resistance to EGFR-TKI in lung adenocarcinoma. Lung cancer, 73：361-365, 2011
13) Bivona, T. G., et al.：FAS and NF-κB signalling modulate dependence of lung cancers on mutant EGFR. Nature, 471：523-526, 2011
14) Cheung, H. W., et al.：Amplification of CRKL induces transformation and epidermal growth factor receptor inhibitor resistance in human non-small-cell lung cancers. Cancer Discov, 1：608-625, 2011
15) Miller, V. A., et al.：Afatinib versus placebo for patients with advanced, metastatic non-small-cell lung cancer after failure of erlotinib, gefitinib, or both, and one or two lines of chemotherapy（LUX-Lung 1）：a phase 2b/3 randomised trial. Lanset Oncol, 13：528-538, 2012

16) Regales, L., et al.：Dual targeting of EGFR can overcome a major drug resistance mutation in mouse models of EGFR mutant lung cancer. J Clin Invest, 119：3000-3010, 2009
17) Soda, M., et al.：Identification of the transforming EML4-ALK fusion gene in non-small-cell lung cancer. Nature, 448：561-566, 2007
18) Mano, H., et al.：Non-solid oncogenes in solid tumors：EML4-ALK fusion genes in lung cancer. Cancer Sci, 99：2349-2355, 2008
19) Soda, M., et al.：A mouse model for EML4-ALK-positive lung cancer. Proc Natl Acad Sci USA, 105：19893-19897, 2008
20) Inamura, K., et al.：EML4-ALK lung cancers are characterized by rare other mutations, a TTF-1 cell lineage, an acinar histology, and young onset. Mod Pathol ,22：508-515, 2009
21) Daisy, Wing-Sze Wong., et al.：The EML4-ALK Fusion Gene Is Involved in Various Histologic Types of Lung Cancers From Nonsmokers With Wild-type EGFR and KRAS. Cancer, 115：1723-1733, 2009
22) Kubo, K., et al.：Immunohistochemical screening of ALK lung cancer with biopsy specimens of advanced lung cancer. J Clin Oncol , 28：15s, 2010
23) Shaw, A. T., et al.：Clinical features and outcome of patients with non-small-cell lung cancer who harbor EML4-ALK. J Clin Oncol ,27：4247-4253, 2009
24) Kwak, E. L., et al.：Anaplastic lymphoma kinase inhibition in non-small-cell lung cancer. N Engl J Med, 363：1693-1703, 2010
25) NCCN Guidelines for Treatment of Cancer by Site, 2012：http://www.nccn.org/professionals/physician_gls/f_guidelines.asp#site
26) Choi, Y. L., et al.：EML4-ALK mutations in lung cancer that confer resistance to ALK inhibitors. N Engl J Med, 363：1734-1739, 2010
27) Sakamoto, H., et al.：CH5424802, a selective ALK inhibitor capable of blocking the resistant gatekeeper mutant. Cancer Cell, 19：679-690, 2011
28) Lovly, C. M., et al.：Insights into ALK-driven cancers revealed through development of novel ALK tyrosine kinase inhibitors. Cancer Res, 71：4920-4931, 2011
29) Katayama, R., et al.：Therapeutic strategies to overcome crizotinib resistance in non-small-cell lung cancers harboring the fusion oncogene EML4-ALK. Proc Natl Acad Sci USA, 108：7535-7540, 2011
30) Doebele, R. C., et al. ASCO 2012 Abstract 7504
31) Takeishi, S., et al.：Ablation of Fbxw7 Eliminates Leukemia-Initiating Cells by Preventing Quiescence. Cancer cell, 23：362-375, 2013

プロフィール

鳥居芳太郎（Yoshitaro Torii）
関西医科大学内科学第一講座
関西医科大学附属枚方病院呼吸器腫瘍内科
専門：肺がん
がんの克服を目指し，当科は診療，教育，研究に精魂を傾けております．より多くの情熱にあふれた力の結集を目指しており，興味のある方は，お気軽にご連絡ください．

倉田宝保（Takayasu Kurata）
関西医科大学内科学第一講座
関西医科大学附属枚方病院呼吸器腫瘍内科
専門：肺がん，腫瘍内科
予後不良である肺がんに対して，標準的治療の実践，さらには新しい有望な治療の開発をめざした研究，そしてそれらを通じ腫瘍学の発展，腫瘍医の育成をめざし日々努力しております．

第6章 がんについてもっと勉強したい

2. がん薬物療法専門医（腫瘍内科医）になろう！

石黒 洋

Point

- 悪性腫瘍は the most common disease である
- 腫瘍内科は内科のサブスペシャリティである
- その役割は「がん予防」から「終末期ケア」までを含む
- 腫瘍内科医は人生という舞台最終章の上手な幕引きをサポートできる
- 新しい治療法を開発するのも腫瘍内科医の使命である

1. 腫瘍内科とは

1 悪性腫瘍は the most common disease である

　1981年に悪性腫瘍がわが国における死亡原因第1位となって以降も，悪性腫瘍による死亡者数は増え続け，死亡原因の1/3を占めている．悪性腫瘍は全人口の半数近くが一生のうちに1度は罹患する the most common disease であるため，プライマリケア医にとっても必須の研修領域である．さらに，どの専門領域であっても悪性腫瘍を罹患した患者にかかわらずにすむことはあり得ない．

2 腫瘍内科は内科では最も大きな専門領域の1つである

　腫瘍内科とは，消化器内科や呼吸器内科などと同様に，内科学サブスペシャリティの1つとして欧米ではすでに確立した領域である．腫瘍内科が血液内科と臨床薬理学をその起源とした領域であることから血液内科と合同の診療科となっていることが多く，循環器内科と並び最も大きな内科系専門診療科である．一般内科における必須の研修領域でもあり，例えば米国の内科専門医試験では7％の設問が腫瘍内科領域，そして7％が血液内科領域から出題され，悪性腫瘍に関する設問は循環器疾患の出題割合である14％に次いで多い．そして遺伝性悪性腫瘍の予防に関しての出題も一般内科専門医試験の範囲である（後述の症例問題を参照）．

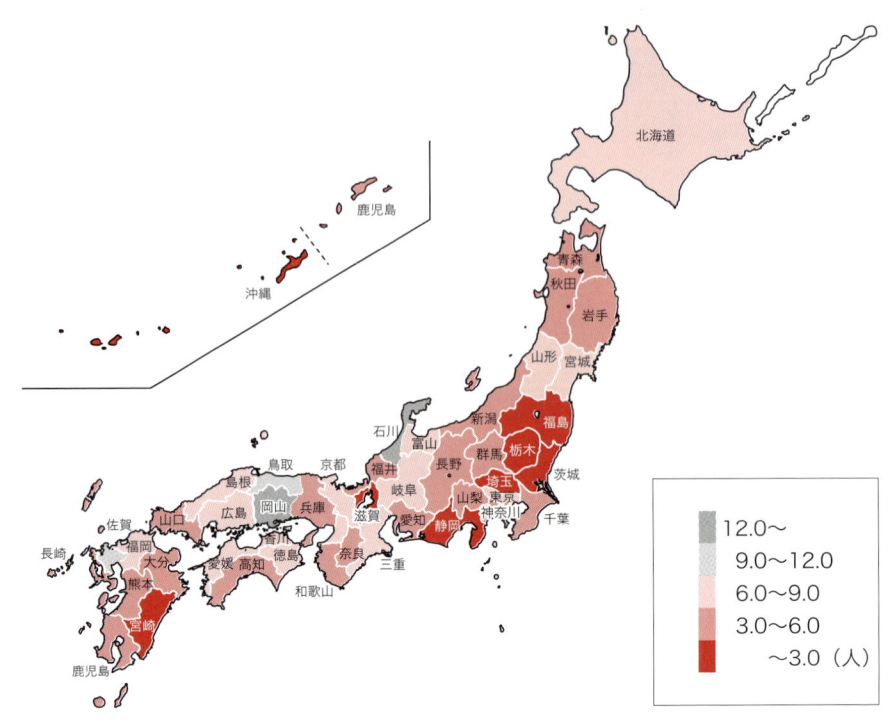

図1　人口100万人当りの「がん薬物療法専門医数」（2012年6月時点）
文献1より引用

症例問題：米国一般内科専門医試験の例

35歳のAさんは，2人の幼い子供を抱えるシングルマザーである．近親者に若年性乳がんが多いため遺伝性乳がんの検査を行ったところ BRCA1 遺伝子異常が見つかった．子供達のため必要なことはすべて検討しようと考え，腫瘍内科を受診した．腫瘍内科医の対応として正しいものを選べ（複数）．

① エコー検査と血清CA125測定を含む婦人科検診を半年ごとに受ければ，予防的両側卵管卵巣摘出術は不要である．
② 早期に予防的両側卵管卵巣摘出術を行うことも重要な選択肢となる．
③ マンモグラフィーによる乳がん検診を毎年受診することを勧める．
④ 両側予防的乳房切除術についてもオプションとして提示する．
⑤ 乳がん予防のために経口避妊薬を処方する．

解説

正解は②と④である．予防的両側卵管卵巣摘出術によって，卵巣がんによる死亡のみならず乳がん死亡や全死亡をも減らせることが報告されている．両側予防的乳房切除術も乳がん発症リスクを大幅に低下させることが報告されている．CA125測定を含む婦人科検診によって卵巣がん死亡を減らせるという根拠はない．BRCA1 遺伝子キャリアーにおけるスクリーニング・マンモグラフィーの感度は十分に高いとは言えない．経口避妊薬が卵巣がん発症リスクを軽減する可能性が示唆されているが，乳がんリスクに対する影響については不明である．

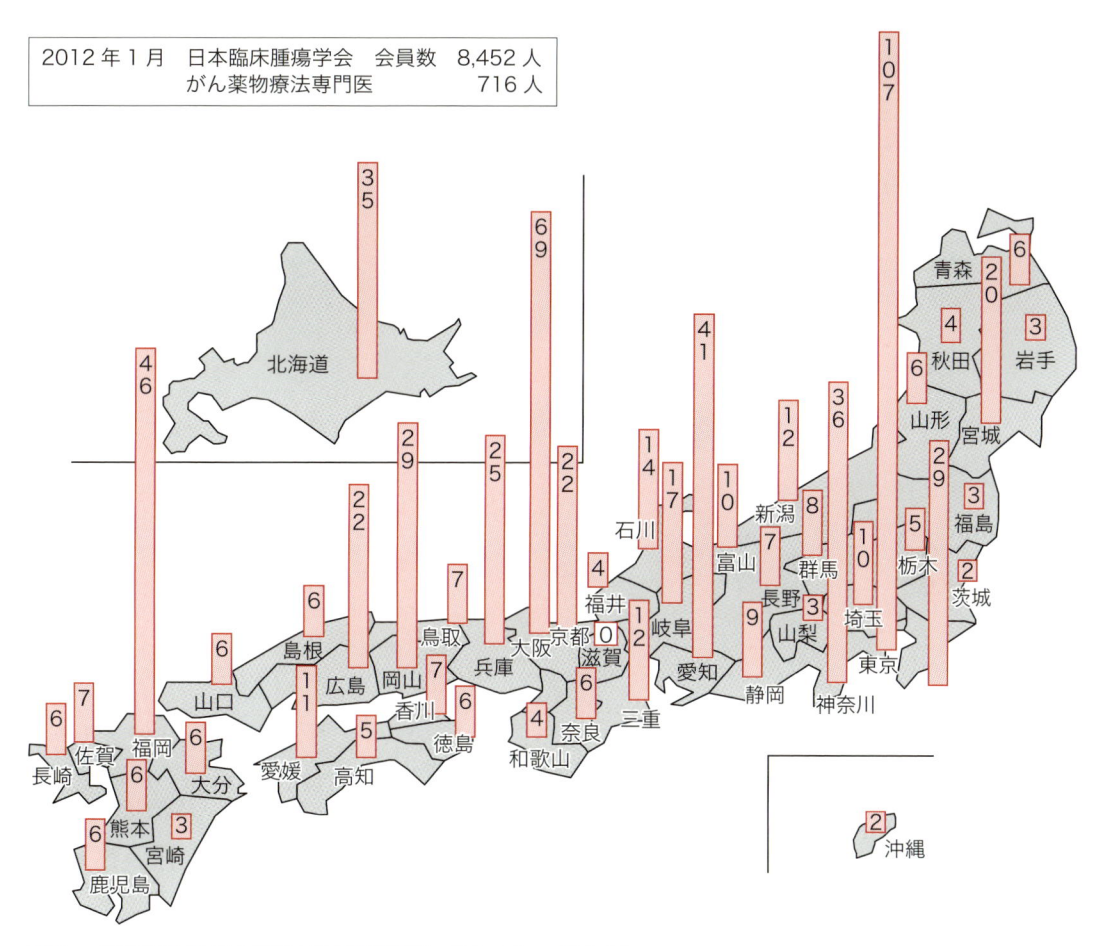

図2　都道府県別がん薬物療法専門医数（2012年1月時点）
文献2より引用

3 腫瘍内科医の数は非常に不足している

　米国において腫瘍内科専門医の育成が始まったのは1960年代後半から1970年代にかけてであり，現在1万人以上の腫瘍内科専門医が活躍している．一方，日本で専門医（日本臨床腫瘍学会がん薬物療法専門医）認定が始まったのは2006年であり，現時点の専門医数（2013年4月時点で871名，人口100万人あたり約7人弱）は人口あたりで考えても米国（人口100万人あたり40人弱）の1/5にも満たない状況で，まだまだ不足している．専門医数の地域間における偏りも大きな問題である（図1，2）．今後，少なくとも各地のがん拠点病院に，専門的ながん薬物療法の知識を有するがん薬物療法専門医が適正に配置されていくことが期待される．

2. 腫瘍内科医の役割

1 腫瘍内科医は予防から終末期までプライマリケア医としてかかわる

　日本臨床腫瘍学会では学会が認定する専門医に対して「がん薬物療法専門医」という名称を使

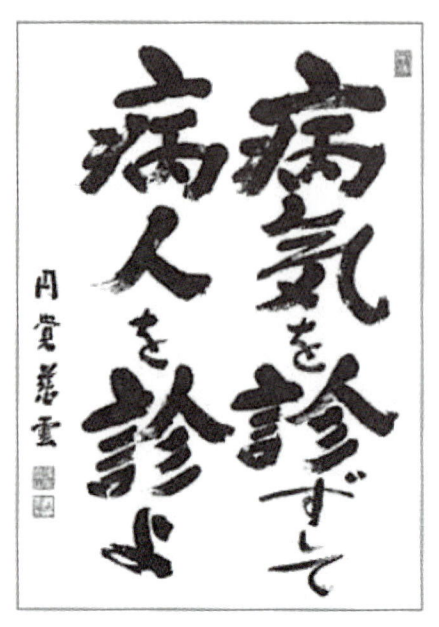

図3　東京慈恵会医科大学創設者の高木兼寛が後世に残した精神
東京慈恵会医科大学所蔵

用しているが，悪性腫瘍に対し薬物を用いて治療するだけの専門領域ではない．腫瘍内科医の守備範囲には，悪性腫瘍の診断がついてから終末期までプライマリケア医としての役割も含まれる．自らが手術や放射線治療を施すわけではないが，それぞれの適応と合併症などに関する知識をもって種々の治療をコーディネートする司令塔として機能しなければならない．ときには，複数の異なる悪性腫瘍（重複がん）に罹患している患者も存在する．悪性腫瘍に対する薬物療法のみならず緩和支持療法も腫瘍内科医が行う．さらには，遺伝性の悪性腫瘍患者に対する二次発がんやその家族における一次発がんの予防もプライマリケア医としての腫瘍内科医の仕事である．また，多くの悪性腫瘍患者が高齢化していくなかで，患者はさまざまな慢性疾患や合併症を抱えている．プライマリケア医として，悪性腫瘍の治療に関する知識のみならず一般的な内科疾患を管理できる能力が求められる（図3）．

2 治癒が期待できない患者にこそ腫瘍内科医のやりがいがある

　抗がん薬のみで根治が見込めるがん腫は，血液腫瘍と精巣腫瘍のような一部の固形がんのみである．大多数の固形がんでは，根治をめざした場合の主たる治療は手術（がん腫と病期によっては放射線治療）であり，抗がん薬は補助療法として使用される．そして多くの進行・転移性固形がんにおいては，抗がん薬による治癒は期待できない．抗がん薬治療の目的は，生活の質（QOL）を保ちながらの延命が中心となる．患者の病気を治して患者やその家族に喜んでもらいたいと思ってこの専門職を志した多くの医師は，治癒する見込みのない悪性腫瘍患者とかかわることにストレスを感じるであろう．しかし，すべての命は有限であり，どんなに優れた医療でも変えることはできない．"Death is the destination we all share" とは，アップル創設者の1人であり前CEOの故スティーブ・ジョブズ氏が残した言葉である．われわれ医療者が関与できるのは，患者が人生の最終章をどのように幕引きできるか，ということだけであると言っても過言ではない．死を迎える直前まで治療と仕事を両立させ，自らの死を「人生における早期リタイア制度」と称し，多くから惜しまれながら悪性腫瘍で亡くなられたジャーナリストもいる．生前中に自ら葬儀など

の準備を行ったそうである．悪性腫瘍は事故や心血管障害と異なり，人生の最後の舞台を自ら演出する猶予を与えてくれる．人生最後の瞬間まで一生懸命に生きようとする悪性腫瘍患者に深くかかわることができる腫瘍内科医の仕事は，何事にも代えることができない人生の経験である．

　根治が見込めない状況における悪性腫瘍の治療は，目的ではなく手段である．治療法を求め医療機関をさまよう「がん難民」として人生最後の時間を費やすことが，患者本人や家族が本当に心から望んでいることであろうか．患者が**残された時間のなかで，何をしたいのか，何を社会や家族に残したいのか？　それを最大限にサポートすることが腫瘍内科医の努めであり，やりがい**でもある．

❸ 新規治療法の臨床開発も腫瘍内科医が主導して行う

　より有効な，または副作用の少ない新規治療法の臨床開発にかかわり，保険承認という形で医療現場に還元することも腫瘍内科医の使命である．

　日本においては，海外ですでに承認されている薬剤の国内承認までの遅れ（ドラッグ・ラグ）が社会問題となっている．日本の新薬審査が欧米よりも厳しいということではない．有効性を検証する試験を海外で施行していればよいという厚生労働省の基準は，欧米と比較すると甘い．それでも新薬の承認が遅いことの要因の1つに，腫瘍内科医不足も含め臨床医の治験に対するかかわりの低さがある．未承認または適応外の抗がん薬は，そもそも保険診療では使用できず混合診療も認められないため，全医療費の自費負担という扱いになる．仮にその治療成績を報告したとしても承認申請のためのデータとしては取り扱われない．そこには，さまざまなバイアス（より有効であること，より副作用が少ないことを示したいという意識的・無意識的行動によるもの）が存在するからである．薬事法下で行われる治験によって得られたデータのみが承認申請の主要データとなる．新規抗がん薬の承認には治験で有効性が検証されることが不可欠で，日本国内で治験を行わずに承認される新規薬剤はない（昔から使われてきた薬剤で保険適用が広げられる場合はある）．これまでは国内で治験を行う体制が不十分であり，海外で有効性が証明されてから国内治験計画が始まったことも少なくなく，海外では使える標準的治療薬が国内では何年も使えないといったこと（ドラッグ・ラグ）が多々あった（**図4A**）．このドラッグ・ラグをできるだけ解消するため，最近は治験を外国と共同で行うことが推奨されている（**図4B**）．

　これまでは，効果に関する情報が乏しい段階での早期治験（第Ⅰ相または Ⅱ相治験）は主に海外で行われてきたが，海外での共同治験に参加するためには国内においても早期治験への患者の参加が期待されている．近年は，トラスツズマブ（ハーセプチン®）など，個々の患者のがんの特性に合わせて使われる薬剤（分子標的薬）が増えてきた．従来の殺細胞性抗がん薬と，これらの分子標的薬をうまく使いこなすことで治療成績の向上が期待されており，分子標的薬の治験が増えてきている．腫瘍内科医は，その中心的な役割を担うことが求められている．

3. 腫瘍内科医になるには

❶ 日本で腫瘍内科医になるには

　現時点（2013年6月）において日本で腫瘍内科専門医（がん薬物療法専門医）になるために必要な条件はおおよそ以下の通りである．

① 内科認定医など，基本となる領域における認定医・専門医の資格

A）これまでの治験

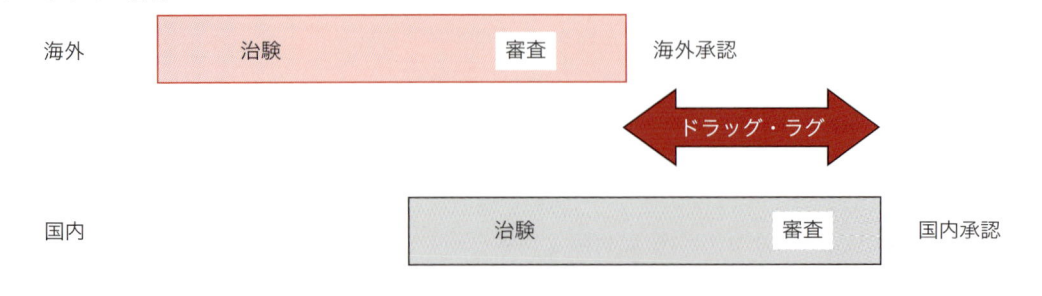

海外　治験　審査　海外承認

ドラッグ・ラグ

国内　治験　審査　国内承認

B）これからの治験

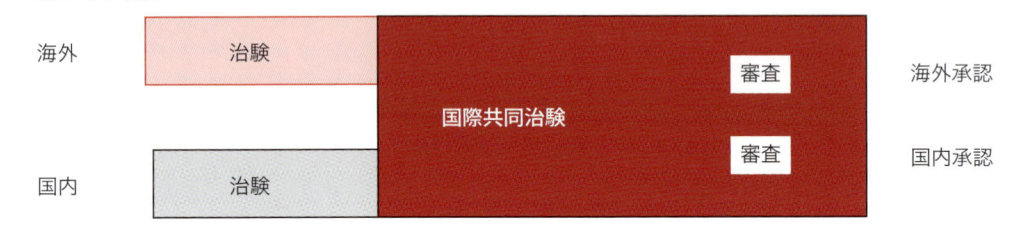

海外　治験　国際共同治験　審査　海外承認

国内　治験　審査　国内承認

図4　これまでの治験（A）とこれからの治験（B）

② 日本臨床腫瘍学会の会員になり教育セミナーに参加
③ 5年以上（初期研修を含まず）のがん治療経験
④ そのうちの2年間は，認定研修施設における研修（造血器，呼吸器，消化器，乳房領域の研修は必須）
⑤ 日本臨床腫瘍学会での発表と臨床腫瘍学に関連する論文をそれぞれ1編ずつ（共著も可）
⑥ あらゆる臨床腫瘍学の領域についての知識を習得して，がん薬物療法専門医試験に合格

　日本臨床腫瘍学会はテキストとして「新臨床腫瘍学－がん薬物療法専門医のために－改訂第3版」（南江堂）[3]，学生向けに「入門腫瘍内科学」（篠原出版）[4] を監修・出版している．

2 米国で腫瘍内科医になるには

　参考までに米国で腫瘍内科専門医を取得する方法を簡単に紹介する．まず，日本での医師国家試験に相当する United States Medical Licensing Examination（USMLE）に合格する．ただし受験するのであれば確実に高得点をとることが重要である．USMLEの点数はその後の研修に影響し再受験も許されない．その後マッチングで，Accreditation Council for Graduate Medical Education（ACGME）から承認されている内科レジデンシーのプログラムに入る．内科レジデンシーのプログラムは3年で，一般内科全領域における一定の臨床能力が身につくような教育システムになっている．内科レジデンシープログラム修了後に進む腫瘍内科・血液内科のクリニカルフェローシップ（3年間の研修）も近年はマッチングが採用されている．内科レジデンシー修了後に受験する内科専門医試験に合格し，腫瘍内科・血液内科クリニカルフェローシップを修了すると，腫瘍内科および血液内科専門医試験受験資格が与えられる．内科，腫瘍内科そして血液内科専門医のいずれも10年ごとの更新が必要である．

文献・参考文献

1) 日本医療政策機構　がん政策情報センター（2013年5月閲覧）：http://ganseisaku.net/gap/data/gan/prefectures/doctor/doctor_yakubutsu/
2) 田村和夫：がん薬物療法専門医制度の展望．クリニシアン，609：467-472，2012
3) 「新臨床腫瘍学－がん薬物療法専門医のために－改訂第3版」（日本臨床腫瘍学会/編），南江堂，2012
4) 「入門腫瘍内科学」（日本臨床腫瘍学会/監），篠原出版，2009

プロフィール

石黒　洋（Hiroshi Ishiguro）
京都大学医学部附属病院外来がん診療部
がん診療の司令塔としての役割を担う腫瘍内科医には，他診療科の医師やチーム医療として薬剤師や看護師などと良好なコミュニケーションをとれる能力が必要である．また，リスクの高い抗がん薬をより有効にかつ安全に使用するために患者・家族の協力は必須であり，その場合にも高いコミュニケーション能力が求められる．

付録 抗がん剤ごとの適応と副作用一覧

木庭尚哉，津端由佳里，礒部　威

本稿では抗がん剤を種類別に，下記の9つの項目に分類し，それぞれの薬剤の適応，副作用，注意事項を一覧にした．ぜひ現場で役立てていただきたい．
1 白金製剤（p. 216），**2** アルキル化剤（p. 217），**3** 代謝拮抗薬（p. 218，219），**4** ホルモン剤（p. 220，221），**5** 分子標的薬（p. 222～225），**6** 抗がん剤性抗生物質（p. 225，226），**7** 微小管阻害薬（p. 226，227），**8** トポイソメラーゼ阻害薬（p. 227，228），**9** そのほか（p. 229）

参考文献：各添付文書

重大	重大な副作用
禁忌	禁忌
原禁	原則禁忌

1 白金製剤

一般名：略号（商品名）	適応	副作用/有害事象	注意事項/対策（支持療法など）
オキサリプラチン：L-OHP（エルプラット®）	治癒切除不能な進行・再発の結腸・直腸がん，結腸がんにおける術後補助化学療法	下痢，悪心・嘔吐，食欲不振，口内炎，便秘，腹痛，疲労 **重大** 末梢神経症状，ショック・アナフィラキシー様症状，間質性肺炎，骨髄機能抑制，HUS，薬剤誘発性血小板減少症，溶血性貧血，視野欠損，血栓塞栓症，心筋梗塞，肝静脈閉塞症，急性腎不全，白質脳症，高アンモニア血症，横紋筋融解症	感覚障害がほぼ全例に出現する．低温への曝露を避ける **禁忌** 機能障害を伴う重度の感覚異常または知覚不全のある患者，本剤の成分またはほかの白金を含む薬剤に対し過敏症の既往歴のある患者
カルボプラチン：CBDCA（パラプラチン®，ほか）	頭頸部がん，肺小細胞がん，睾丸腫瘍，卵巣がん，子宮頸がん，悪性リンパ腫，非小細胞肺がん，乳がん 他剤との併用：小児悪性固形腫瘍（神経芽腫・網膜芽腫・肝芽腫・中枢神経系胚細胞腫瘍，再発または難治性のEwing肉腫ファミリー腫瘍・腎芽腫）	悪心・嘔吐，食欲不振，全身倦怠感，脱毛，発熱，ALT（GPT）上昇，AST（GOT）上昇，BUN上昇，クレアチニン・クリアランス値低下，血清クレアチニン上昇 **重大** 骨髄抑制，ショック・アナフィラキシー様症状，間質性肺炎，急性腎不全，肝不全，消化管壊死，出血性腸炎，麻痺性イレウス，脳梗塞，血栓塞栓症，心筋梗塞，HUS，ARDS，DIC，急性膵炎，難聴	**禁忌** 重篤な骨髄抑制のある患者，本剤またはほかの白金を含む薬剤に対し，重篤な過敏症の既往歴のある患者
シスプラチン：CDDP, DDP（ランダ®，ほか）	睾丸腫瘍，膀胱がん，腎盂・尿管腫瘍，前立腺がん，卵巣がん，頭頸部がん，非小細胞肺がん，食道がん，子宮頸がん，神経芽細胞腫，胃がん，小細胞肺がん，骨肉腫，胚細胞腫瘍（精巣腫瘍，卵巣腫瘍，性腺外腫瘍），悪性胸膜中皮腫，胆道がん 他剤との併用：悪性骨腫瘍，子宮体がん（術後化学療法，転移・再発時化学療法），再発・難治性悪性リンパ腫，小児悪性固形腫瘍（横紋筋肉腫，神経芽腫，肝芽腫そのほか肝原発悪性腫瘍，髄芽腫など）	悪心・嘔吐，食欲不振，全身倦怠感，脱毛，BUN上昇，クレアチニン・クリアランス値低下，血清クレアチニン上昇 **重大** 急性腎不全，骨髄抑制，ショック・アナフィラキシー様症状，聴力低下，うっ血性心筋，脳梗塞，HUS，心筋梗塞，溶血性貧血，間質性肺炎，SIADH，劇症肝炎，消化管出血，急性膵炎，高血糖，横紋筋融解症，白質脳症	腎機能障害時は十分な補液を行う **禁忌** 重篤な腎機能障害のある患者，本剤またはほかの白金を含む薬剤に対し過敏症の既往歴のある患者
ネダプラチン：245-S（アクプラ®）	頭頸部がん，肺小細胞がん，肺非小細胞がん，食道がん，膀胱がん，精巣（睾丸）腫瘍，卵巣がん，子宮頸がん	悪心・嘔吐，食欲不振，脱毛，嘔吐，BUN上昇，血清クレアチニン上昇，肝機能異常はAST（GOT）上昇，ALT（GPT）上昇 **重大** ショック，アナフィラキシー様症状，骨髄抑制，腎不全，Adams-Stokes発作，難聴・聴力低下，間質性肺炎，SIADH	腎機能障害に対して十分に補液を行う **禁忌** 重篤な骨髄抑制のある患者，重篤な腎機能障害のある患者，本剤またはほかの白金を含む薬剤に対し重篤な過敏症の既往歴のある患者

2 アルキル化剤

一般名：略号（商品名）	適応	副作用/有害事象	注意事項/対策（支持療法など）
イホスファミド：IFM, IFX, IFO（イホマイド®）	肺小細胞がん，前立腺がん，子宮頸がん，骨肉腫，再発または難治性の胚細胞腫瘍（精巣腫瘍，卵巣腫瘍，性腺外腫瘍），悪性リンパ腫 他剤との併用：悪性骨・軟部腫瘍，小児悪性固形腫瘍（Ewing肉腫ファミリー腫瘍，横紋筋肉腫，神経芽腫，網膜芽腫，肝芽腫，腎芽腫など）	食欲不振，悪心などの消化器系障害，白血球減少，出血性膀胱炎，排尿障害などの泌尿器系障害 **重大** 骨髄抑制，Fanconi症候群，意識障害，脳症，間質性肺炎，心筋障害，SIADH，急性膵炎	出血性膀胱炎予防のために投与後24時間は150 mL/時の尿量を保つために1日3L以上の輸液が必要．メスナの併用も行う **禁忌** ペントスタチン投与中の患者，腎または膀胱に重篤な障害のある患者
シクロホスファミド水和物：CPA, CPM, CY（エンドキサン®）	多発性骨髄腫，悪性リンパ腫（Hodgkinリンパ腫，リンパ肉腫，細網肉腫），肺がん，乳がん，急性白血病，真性多血症，子宮頸がん，子宮体がん，卵巣がん，神経腫瘍（神経芽腫，網膜芽腫），骨腫瘍 他剤と併用時：慢性リンパ性白血病，慢性骨髄性白血病，咽頭がん，胃がん，膵がん，肝がん，結腸がん，睾丸腫瘍，絨毛性疾患（絨毛がん，破壊胞状奇胎，胞状奇胎），横紋筋肉腫，悪性黒色腫	悪心・嘔吐，脱毛，血小板減少，下痢，口内炎 **重大** ショック・アナフィラキシー様症状，骨髄抑制，出血性膀胱炎，排尿障害，イレウス，胃腸出血，間質性肺炎，心不全，SIADH，肝機能障害，TEN，急性腎不全	出血性膀胱炎予防のために投与後24時間は150 mL/時の尿量を保つために1日3L以上の輸液が必要．メスナの併用も行う **禁忌** ペントスタチン投与中，重症感染症
ダカルバジン：DTIC, DIC（ダカルバジン）	悪性黒色腫，Hodgkinリンパ腫，褐色細胞腫	悪心・嘔吐，血管痛，肝機能障害，食欲不振 **重大** アナフィラキシーショック，骨髄抑制，肝静脈血栓症および肝細胞壊死を伴う重篤な肝機能障害	水痘患者へは慎重投与．性腺への影響あり
テモゾロミド：TMZ（テモダール®）	悪性神経膠腫	リンパ球減少，好中球減少，便秘，白血球減少，悪心，血小板減少，ALT（GPT）上昇 **重大** 骨髄機能抑制，ニューモシスチス肺炎，間質性肺炎，脳出血，アナフィラキシー様症状，肝機能障害・黄疸，TEN	カプセル剤による治療後に，MDSや骨髄性白血病を含む二次性悪性腫瘍の報告あり
ニムスチン塩酸塩：ACNU（ニドラン®）	脳腫瘍，消化器がん（胃がん，肝臓がん，結腸・直腸がん），肺がん，悪性リンパ腫，慢性白血病	悪心・嘔吐，食欲不振 **重大** 骨髄抑制，間質性肺炎	長期投与時にMDS，急性白血病などの二次発がんの報告あり **禁忌** 骨髄機能抑制のある患者
ブスルファン：BUS, BU（ブスルフェクス®, マブリン®）	内服：慢性骨髄性白血病（CML），真性多血症 点滴：同種造血幹細胞移植の前治療，Ewing肉腫ファミリー腫瘍，神経芽細胞腫における自家造血幹細胞移植の前治療	口内炎・舌炎，悪心・嘔吐，食欲不振，下痢，倦怠感，γ-GTP上昇，ALT上昇，発熱性好中球減少症，血糖上昇，血清カリウム低下，血圧上昇，血清アルブミン低下，発熱 **重大** 静脈閉塞性肝疾患，感染症，出血，ショック・アナフィラキシー様症状，痙攣，肺出血，間質性肺炎，心筋症，胃腸障害	痙攣を起こす可能性があるために抗痙攣薬などで適切に処置する．静脈閉塞性肝疾患に注意し体重増加や黄疸などを観察する **禁忌** 重症感染症
メルファラン：L-PAM（アルケラン®）	白血病，悪性リンパ腫，多発性骨髄腫，小児固形腫瘍	下痢，口内炎，悪心・嘔吐，AST・ALT上昇 **重大** 感染症，出血，ショック・アナフィラキシー様症状，胃腸障害，肝機能障害，心筋症，間質性肺炎，溶血性貧血	**禁忌** 重症感染症
ラニムスチン：MCNU（サイメリン®）	膠芽腫，骨髄腫，悪性リンパ腫，慢性骨髄性白血病，真性多血症，本態性血小板増多症	食欲不振，悪心・嘔吐，ALT（GPT）上昇，AST（GOT）上昇 **重大** 骨髄抑制，間質性肺炎	二次性の悪性腫瘍（MDS，急性白血病，骨髄線維症，慢性骨髄性白血病）の報告あり

3 代謝拮抗薬

一般名:略号（商品名）	適応	副作用/有害事象	注意事項/対策（支持療法など）
エノシタビン:BH-AC, BHAC（サンラビン®）	急性白血病	悪心・嘔吐，食欲不振，肝機能障害，貧血，発熱 **重大** ショック，重篤な過敏症，血液障害	ショックなどの重篤な過敏反応の出現あり
カペシタビン:Xeloda（ゼローダ®）	手術不能または再発乳がん，結腸がんにおける術後補助化学療法，治癒切除不能な進行・再発の結腸・直腸がん，治癒切除不能な進行・再発の胃がん	手足症候群，悪心，食欲不振，赤血球数減少，下痢，白血球数減少，血中ビリルビン増加，口内炎，リンパ球数減少 **重大** 脱水症状，手足症候群，心障害，肝機能障害・黄疸，腎機能障害，骨髄抑制，口内炎，間質性肺炎，重篤な腸炎，白質脳症，血栓塞栓症，Stevens-Johnson症候群	ワルファリンカリウムとの併用で凝固能異常，出血の報告あり．性腺への影響あり **禁忌** テガフール・ギメラシル・オテラシルカリウム配合剤投与中の患者および投与中止後7日以内の患者，重篤な腎機能障害のある患者
クラドリビン:2-CdA（ロイスタチン®）	ヘアリーセル白血病，再発・再燃または治療抵抗性の低悪性度またはろ胞性B細胞性非Hodgkinリンパ腫，マントル細胞リンパ腫	感染症，悪心，発疹（皮膚障害），頭痛，体重減少，発熱，ALT（GPT）上昇，IgM減少，好酸球増多，蛋白尿，AST（GOT）上昇，総蛋白減少，IgG減少，アルブミン低下，ALP上昇，IgA減少 **重大** 骨髄抑制，重症日和見感染，消化管出血，重篤な神経毒性	遷延性のリンパ球減少（特にCD4陽性リンパ球の減少）により，重症の免疫不全が増悪または発現することがある．性腺に影響あり．
ゲムシタビン塩酸塩:GEM（ジェムザール®）	非小細胞肺がん，膵がん，胆道がん，尿路上皮がん，手術不能または再発乳がん，がん化学療法後に増悪した卵巣がん，再発または難治性の悪性リンパ腫	倦怠感，脱毛，悪心，食欲不振，血管障害，関節痛，感覚鈍麻，味覚異常，筋痛 **重大** 骨髄抑制，間質性肺炎，アナフィラキシー様症状，心筋梗塞，うっ血性心不全，肺水腫，気管支痙攣，ARDS，腎不全，HUS，皮膚障害，肝機能障害・黄疸	**禁忌** 高度な骨髄抑制のある患者，胸部単純X線写真で明らかで，かつ臨床症状のある間質性肺炎または肺線維症のある患者，胸部への放射線療法を施行している患者，重症感染症を合併している患者
テガフール・ウラシル配合剤:UFT（ユーエフティ®）	頭頸部がん，胃がん，結腸・直腸がん，肝臓がん，胆のう・胆管がん，膵臓がん，肺がん，乳がん，膀胱がん，前立腺がん，子宮頸がん	食欲不振，悪心・嘔吐，下痢，肝機能障害，色素沈着 **重大** 骨髄抑制・溶血性貧血，劇症肝炎，肝硬変，脱水症状，重篤な腸炎，白質脳症，狭心症・心筋梗塞，急性腎不全，嗅覚脱失，間質性肺炎，急性膵炎，重篤な口内炎・消化管潰瘍，Stevens-Johnson症候群	腸炎により脱水症状が現れたときは補液による適切な処置を行う **禁忌** 重篤な骨髄抑制のある患者，重篤な下痢のある患者，重篤な感染症を合併している患者，テガフール・ギメラシル・オテラシルカリウム配合剤投与中の患者および投与中止後7日以内の患者
テガフール・ギメラシル・オテラシルカリウム配合剤:TS-1, S-1（ティーエスワン®）	胃がん，結腸・直腸がん，頭頸部がん，非小細胞肺がん，手術不能または再発乳がん，膵がん，胆道がん	AST（GOT）上昇，ALT（GPT）上昇，食欲不振，悪心・嘔吐，下痢，色素沈着，発疹 **重大** 骨髄抑制・溶血性貧血，DIC，劇症肝炎，脱水症状，重篤な腸炎，間質性肺炎，心筋梗塞・狭心症・心不全，重篤な口内炎・消化管潰瘍，急性腎不全，TEN，白質脳症，急性膵炎，横紋筋融解症，嗅覚脱失，涙道閉塞	食後投与を行う **禁忌** 重篤な骨髄抑制のある患者，重篤な腎機能障害のある患者，重篤な肝機能障害のある患者，ほかのフッ化ピリミジン系抗悪性腫瘍薬（これらの薬剤との併用療法を含む）を投与中の患者，フルシトシンを投与中の患者
ネララビン（アラノンジー®）	T細胞急性リンパ性白血病，T細胞リンパ芽球性リンパ腫	傾眠，悪心，AST（GOT）上昇，ALT（GPT）上昇，尿潜血陽性 **重大** 神経系障害，血液障害，錯乱状態，感染症，腫瘍崩壊症候群，横紋筋融解症	重度の不可逆性の神経障害の報告があるために投与後は慎重に経過観察する
ヒドロキシカルバミド:HU（ハイドレア®）	慢性骨髄性白血病，本態性血小板血症，真性多血症	発疹・皮疹，悪心・嘔吐，ALT（GPT）上昇，AST（GOT）上昇，ALP上昇，ビリルビン上昇，クレアチニン上昇 **重大** 骨髄抑制，間質性肺炎，皮膚潰瘍	感染症，出血傾向

次ページへ続く

3 代謝拮抗薬（続き）

一般名：略号 （商品名）	適応	副作用/有害事象	注意事項/対策（支持療法など）
フルオロウラシル ：5-FU （**5-FU**）	胃がん，肝がん，結腸・直腸がん，乳がん，膵がん，子宮頸がん，子宮体がん，卵巣がん 放射線もしくは他剤との併用：食道がん，肺がん，頭頸部腫瘍 他剤との併用：頭頸部がん，結腸・直腸がん	食欲不振，下痢・軟便，全身けん怠感，悪心・嘔吐，白血球減少，口内炎，色素沈着，脱毛 **重大** 脱水症状，腸炎，骨髄機能抑制，ショック・アナフィラキシー様症状，白質脳症，うっ血性心不全，急性腎不全，間質性肺炎，肝機能障害，消化管潰瘍，急性膵炎，高アンモニア血症，肝・胆道障害，手足症候群，嗅覚障害	腸炎により脱水症状をきたすことがある **禁忌** テガフール・ギメラシル・オテラシルカリウム配合剤投与中の患者および投与中止後7日以内の患者
フルダラビンリン酸エステル ：F-ara-A （**フルダラ**®）	貧血または血小板減少症を伴う慢性リンパ性白血病，再発または難治性の低悪性度B細胞性非Hodgkinリンパ腫，マントル細胞リンパ腫 同種骨髄細胞移植の前治療：急性骨髄性白血病，骨髄異形成症候群，慢性骨髄性白血病，慢性リンパ性白血病，悪性リンパ腫，多発性骨髄腫	発熱，悪心・嘔吐，疲労，脱力感 **重大** 骨髄抑制，間質性肺炎，精神神経障害，腫瘍崩壊症候群，日和見感染，自己免疫性溶血性貧血，自己免疫性血小板減少症，赤芽球癆，脳出血，肺出血，消化管出血，出血性膀胱炎，皮膚障害，心不全，PML	**禁忌** 重篤な腎機能障害のある患者，ペントスタチンを投与中の患者，フルダラビンリン酸エステルにより溶血性貧血を起こしたことのある患者
ペメトレキセドナトリウム水和物 ：PEM （**アリムタ**®）	悪性胸膜中皮腫，切除不能な進行・再発の非小細胞肺がん	悪心・嘔吐，食欲不振，倦怠感，AST（GOT）上昇，発疹，ALT（GPT）上昇，LDH上昇 **重大** 骨髄抑制，感染症，間質性肺炎，ショック・アナフィラキシー様症状，重度の下痢，脱水，腎不全，TEN	本剤投与時には葉酸およびビタミンB_{12}の投与を行う． 胸水・腹水などの体液貯留症例では副作用の増強に注意する． 間質性肺炎の報告あり． 腎機能障害では慎重投与 **禁忌** 高度の骨髄抑制のある患者
ホリナートカルシウム（ロイコボリンカルシウム） ：LV （**ロイコボリン**®）	内服：結腸・直腸がんに対するテガフール・ウラシルの抗腫瘍効果増強 点滴：葉酸代謝拮抗剤の毒性軽減	下痢，食欲不振，倦怠感，ALT（GPT）上昇，口内炎，悪心，色素沈着，AST（GOT）上昇，総ビリルビン上昇 **重大** 骨髄抑制・溶血性貧血，劇症肝炎，肝硬変，脱水症状，重篤な腸炎，白質脳症，狭心症・心筋梗塞・不整脈，急性腎不全，嗅覚脱失，間質性肺炎，急性膵炎，口内炎・消化管潰瘍，Stevens-Johnson症候群，ショック・アナフィラキシー様症状	**禁忌** 重篤な骨髄抑制のある患者，下痢（水様便）のある患者，重篤な感染症を合併している患者，テガフール・ギメラシル・オテラシルカリウム配合剤投与中の患者および投与中止後7日以内の患者
メトトレキサート ：MTX （**メソトレキセート**®）	内服：急性白血病，慢性リンパ性白血病，慢性骨髄性白血病，絨毛性疾患（絨毛がん，破壊性胞状奇胎，胞状奇胎） 点滴：肉腫（骨肉腫，軟部肉腫など），急性白血病の中枢神経系および睾丸への浸潤，悪性リンパ腫の中枢神経系への浸潤	食欲不振，悪心・嘔吐，口内炎，ALT（GPT）上昇，AST（GOT）上昇 **重大** ショック・アナフィラキシー様症状，骨髄抑制，感染症，劇症肝炎・肝不全，急性腎不全，間質性肺炎TEN，出血性腸炎，膵炎，骨粗鬆症，脳症	消化管障害が問題となるため口内炎などにも注意する．メトトレキサート・ロイコボリン救援療法時は頻回にメトトレキサートの血中濃度を測定する **禁忌** 肝機能障害のある患者，腎機能障害のある患者，胸水・腹水などのある患者
メルカプトプリン水和物：6-MP （**ロイケリン**®）	急性白血病，慢性骨髄性白血病	食欲不振，下痢，口内炎，悪心・嘔吐，発疹 **重大** 骨髄抑制，二次性白血病，ショック，肝機能障害	**禁忌** フェブキソスタットを投与中の患者，生ワクチンの接種は行わない

4 ホルモン剤

一般名：略号（商品名）	適応	副作用/有害事象	注意事項/対策（支持療法など）
アナストロゾール：ANA（アリミデックス®）	閉経後乳がん	関節痛，ほてり，発疹 **重大** Stevens-Johnson症候群，アナフィラキシー様症状，肝機能障害，間質性肺炎，血栓塞栓症	閉経前の患者へは使用は避ける．骨粗鬆症・骨折のリスクが増加 **禁忌** 授乳婦
エキセメスタン：EXE（アロマシン®）	閉経後乳がん	ほてり，多汗，悪心，高血圧，疲労，めまい **重大** 肝炎，肝機能障害	腎機能障害・肝機能障害を有する患者へは慎重投与 **禁忌** 授乳婦
エストラムスチンリン酸エステルナトリウム水和物：EP（エストラサイト®，ピアセチル®，プロエスタ®）	前立腺がん	女性化乳房，食欲不振，浮腫，貧血，悪心・嘔吐，消化不良，腹痛，下痢 **重大** 血栓塞栓症，心筋梗塞，心不全，血管浮腫，胸水，肝機能障害	**禁忌** 本剤，エストラジオールまたはナイトロジェンマスタードに過敏症の既往歴のある患者，血栓性静脈炎，脳血栓，肺塞栓などの血栓塞栓性障害，虚血等の重篤な冠血管疾患またはその既往歴のある患者，重篤な肝機能障害のある患者，重篤な血液障害のある患者，消化性潰瘍のある患者
ゴセレリン酢酸塩デポ：ZOL（ゾラデックス®）	子宮内膜症，前立腺がん，閉経前乳がん	のぼせ・ほてり，肩こり，頭痛，筋骨格硬直（肩こり），性器出血，LDH上昇，ALP上昇，トリグリセリド上昇，コレステロール上昇，頭重感 **重大** アナフィラキシー，肝機能障害，血栓塞栓症，前立腺がん随伴症状の増悪，間質性肺炎，糖尿病の発症または増悪，心不全	代謝性骨疾患を増悪させる可能性あり **禁忌** 診断のつかない異常性器出血の患者，授乳中の婦人，本剤の成分またはLH-RH作動薬に対して過敏症の既往歴のある患者
タモキシフェンクエン酸塩：TAM（ノルバデックス®，アドパン®，エマルック®）	乳がん	無月経，月経異常，悪心・嘔吐，食欲不振 **重大** 無顆粒球症，骨髄抑制，視力異常，血栓塞栓症，劇症肝炎，高カルシウム血症，子宮筋腫，間質性肺炎，アナフィラキシー様症状，Stevens-Johnson症候群，膵炎	本剤の投与により子宮体がん，子宮肉腫，子宮内膜ポリープ，子宮内膜増殖症，子宮内膜症がみられることがあるので，本剤投与中および投与終了後の患者は定期的に検査を行うことが望ましい
デキサメタゾン：DEX（レナデックス®） デキサメタゾンリン酸エステルナトリウム（オルガドロン®） デキサメタゾンプロピオン酸エステル（メサデルム®）	多発性骨髄腫	不眠症，無力症，疲労，錯感覚，筋痙攣，高血糖 **重大** 誘発感染症，続発性副腎皮質機能不全，消化性潰瘍，精神変調，骨粗鬆症，ミオパシー，緑内障，血栓塞栓症	離脱症状出現する可能性あり．本剤投与中は生ワクチン接種しない **原禁** 有効な抗菌剤の存在しない感染症，全身の真菌症の患者，消化性潰瘍の患者，精神病の患者，結核性疾患の患者，単純疱疹性角膜炎の患者，後嚢白内障の患者，緑内障の患者，高血圧症の患者，電解質異常のある患者，血栓症の患者，最近行った内臓の手術創のある患者，急性心筋梗塞を起こした患者，コントロール不良の糖尿病の患者
ビカルタミド（カソデックス®）	前立腺がん	乳房腫脹，乳房圧痛，ALP上昇，LDH上昇，ほてり，γ-GTP上昇，総コレステロール上昇，勃起力低下 **重大** 劇症肝炎，肝機能障害，黄疸，白血球減少，血小板減少，間質性肺炎，心不全，心筋梗塞	肝機能障害のある患者では血中濃度が上昇するおそれがある．本剤は主として肝代謝酵素CYP3A4を阻害する **禁忌** 小児，女性

次ページへ続く

4 ホルモン剤（続き）

一般名：略号（商品名）	適応	副作用/有害事象	注意事項/対策（支持療法など）
フルタミド（オダイン®, フルタミド, マイラン）	前立腺がん	女性型乳房, 食欲不振, 下痢, 悪心・嘔吐, γ-GTP上昇, LDH上昇, ALP上昇, 赤血球減少, ヘモグロビン値低下, ヘマトクリット値低下 **重大** 重篤な肝機能障害, 間質性肺炎, 心不全, 心筋梗塞	ワルファリンカリウムの効果増強される可能性あり **禁忌** 肝機能障害のある患者
プレドニゾロンコハク酸エステルナトリウム（プレドニン®, プレドニゾロン）	悪性リンパ腫（リンパ肉腫症, 細網肉腫症, Hodgkinリンパ腫, 皮膚細網症, 菌状息肉症）および類似疾患（近縁疾患）, 多発性骨髄腫, 好酸性肉芽腫, 乳がんの再発転移	満月様顔貌, 多毛, 不眠, うつ, 高血糖 **重大** 誘発感染症, 続発性副腎機能不全, 消化管潰瘍, 膵炎, 精神変調, 骨粗鬆症, 緑内障, 白内障, 血栓症, 心筋梗塞, 脳梗塞, 硬膜外脂肪腫, 腱断裂	**原禁** 有効な抗菌薬の存在しない感染症, 全身の真菌症の患者, 消化性潰瘍の患者, 精神病の患者, 結核性疾患の患者, 単純疱疹性角膜炎の患者, 後嚢白内障の患者, 緑内障の患者, 高血圧症の患者, 電解質異常のある患者, 血栓症の患者, 最近行った内臓の手術創のある患者, 急性心筋梗塞を起こした患者
ミトタン（オペプリム®）	副腎がん, 手術適応とならないCushing症候群	食欲不振, 悪心, γ-GTP上昇, 血清コレステロール上昇 **重大** 胃潰瘍, 紅皮症, 認知障害, 副腎不全, 低血糖, 腎機能障害, 肝機能障害	肝疾患がある患者では本薬剤が蓄積する可能性あり **禁忌** 重篤な外傷のある患者, スピロノラクトン・ペントバルビタールを投与中の患者
メドロキシプロゲステロン酢酸エステル：MPA（ヒスロン®H）	乳がん, 子宮体がん（内膜がん）	体重増加, 満月様顔貌, 子宮出血, 浮腫, 月経異常 **重大** 血栓症, うっ血性心不全, アナフィラキシー様症状, 乳頭水腫	**禁忌** 血栓症を起こすおそれの高い次の患者, 手術後1週間以内の患者, 脳梗塞・心筋梗塞・血栓静脈炎などの血栓性疾患またはその既往歴のある患者, 動脈硬化症の患者, 心臓弁膜症・心房細動・心内膜炎・重篤な心不全などの心疾患のある患者, ホルモン剤（黄体ホルモン・卵胞ホルモン・副腎皮質ホルモンなど）を投与されている患者, 診断未確定の性器出血・尿路出血・乳房病変のある患者, 重篤な肝機能障害のある患者, 高カルシウム血症の患者
リュープロレリン酢酸塩（リュープリン®）	前立腺がん, 閉経前乳がん, 子宮内膜症	発汗・多汗, ほてり, 発疹, 湿疹, 皮膚炎, 注射部位硬結, 注射部疼痛性硬結, 赤血球・ヘモグロビン・ヘマトクリット値減少, ALP上昇, LDH上昇, 食欲減退, 勃起障害, 体重増加, 注射部位紅斑, 注射部位腫脹, 注射部位疼痛, 熱感・のぼせ, 頭痛・頭重, 発汗・寝汗, 悪心・嘔吐, γ-GTP上昇 **重大** 間質性肺炎, アナフィラキシー様症状, 肝機能障害, 糖尿病の発症または増悪, 下垂体卒中, 心筋梗塞, 血栓塞栓症, うつ状態, 骨疼痛の一過性増悪, 心不全	徐放剤であり12週に1回の用法を遵守する. 長期投与時の骨病変に注意 **禁忌** 本剤の成分または合成LH-RH・LH-RH誘導体に対して過敏症の既往歴のある患者, 授乳中の患者
レトロゾール（フェマーラ®）	閉経後乳がん	ほてり, 頭痛, 関節痛, 悪心, 発疹, そう痒症, 浮動性めまい, 血中コレステロール増加, γ-GTP上昇 **重大** 血栓症, 塞栓症, 心不全, 狭心症, 肝機能障害, TEN	本剤は肝代謝酵素CYP3A4およびCYP2A6で代謝される **禁忌** 授乳婦

5 分子標的薬

一般名：略号（商品名）	適応	副作用/有害事象	注意事項/対策（支持療法など）
イブリツモマブチウキセタン（ゼヴァリン®イットリウム，ゼヴァリン®インジウム）	CD20陽性の再発または難治性の低悪性度B細胞性非Hodgkinリンパ腫，マントル細胞リンパ腫	倦怠感，頭痛，便秘，口内炎，発熱，悪心，下痢，食欲不振，胃不快感，皮下出血，鼻咽頭炎，LDH上昇，血中ビリルビン上昇，ALT上昇，AST上昇，尿中血陽性 **重大** 骨髄抑制，重篤な皮膚障害，感染症	**禁忌** 本品の成分，マウスタンパク質由来製品またはリツキシマブ（遺伝子組換え）に対する重篤な過敏症の既往歴のある患者
イマチニブメシル酸塩（グリベック®）	慢性骨髄性白血病，KIT（CD117）陽性消化管間質腫瘍，フィラデルフィア染色体陽性急性リンパ性白血病，FIP1L1-PDGFRα陽性の好酸球増多症候群，慢性好酸球性白血病	悪心・嘔吐，発疹，眼瞼浮腫，筋痙攣，血清リン低下，血糖値上昇，血清カリウム減少，ALP上昇，表在性浮腫，筋痙直，下痢，皮膚炎，体重増加，疲労感，関節痛，腹痛，消化不良，筋骨格痛，筋肉痛，頭痛 **重大** 骨髄抑制，出血，消化管穿孔，肝機能障害，重篤な体液貯留，感染症，重篤な腎機能障害，間質性肺炎，重篤な皮膚障害，ショック・アナフィラキシー様症状，心膜炎，脳浮腫，麻痺性イレウス，血栓症，横紋筋融解症，肺高血圧症	体液貯留が現れることがある． 肝機能障害の出現． 消化管間質腫瘍では消化管穿孔をきたす可能性あり．
エベロリムス（アフィニトール®）	根治切除不能または転移性の腎細胞がん，膵神経内分泌腫瘍，結節性硬化症に伴う腎血管筋脂肪腫，結節性硬化症に伴う上衣下巨細胞性星細胞腫	口内炎，発疹，疲労，下痢，無力症，食欲減退，高コレステロール血症，悪心・嘔吐，粘膜の炎症，末梢性浮腫，高トリグリセリド血症，咳嗽，そう痒症，皮膚乾燥，鼻出血，呼吸困難，味覚異常，頭痛，体重減少，高血糖，爪の障害，肺臓炎，発熱，ざ瘡，LDH上昇 **重大** 間質性肺疾患，感染症，腎不全，高血糖，骨髄抑制，口内炎，アナフィラキシー様症状，ARDS，肺塞栓症，悪性腫瘍（二次発がん），PML，BKウイルス腎症，血栓性微小血管障害，肺胞蛋白症，心嚢液貯留	食後に本剤を投与した場合，CmaxおよびAUCが低下するとの報告がある． 間質性肺炎発症する可能性あり． 適切に対応する． **禁忌** 本剤の成分またはシロリムス誘導体に対し過敏症の既往歴のある患者
エルロチニブ塩酸塩（タルセバ®）	切除不能な再発・進行性で，がん化学療法施行後に増悪した非小細胞肺がん，膵臓がん	発疹，皮膚乾燥，そう痒症，ざ瘡様皮疹 **重大** 間質性肺疾患，肝機能障害，重度の下痢，急性腎不全，Stevens-Johnson症候群，消化管穿孔，角膜潰瘍	間質性肺炎が発症する可能性がある． 肝機能障害の増悪． 消化管潰瘍の増悪． 肝チトクロームP450（主にCYP3A4，CYP1A2）によって代謝される．
ゲフィチニブ（イレッサ®）	EGFR遺伝子変異陽性の手術不能または再発非小細胞肺がん	発疹，皮膚乾燥，ざ瘡 **重大** 急性肺障害・間質性肺炎，重度の下痢，脱水，TEN，肝炎，肝機能障害，血尿，出血性膀胱炎，急性膵炎，消化管穿孔	間質性肺炎が発症する可能性がある． 肝機能障害の増悪． 下痢や皮膚症状が現れる可能性あり． 無酸症では本剤の血中濃度が低下． 無力症の報告あり． QT延長の可能性が示唆される．
ゲムツズマブオゾガマイシン（マイロターグ®）	再発または難治性のCD33陽性の急性骨髄性白血病	発熱，悪心，LDH上昇，倦怠感，食欲不振，フィブリンDダイマー増加，嘔吐，悪寒，フィブリン分解産物増加，ALP上昇，頭痛，血中フィブリノゲン増加，高血糖，血中アルブミン低下，鼻出血，体重減少，APTT延長，頻脈，血中ビリルビン増加 **重大** 急性輸液反応，重篤な過敏症，血液障害，感染症，出血，DIC，口内炎，肝機能障害，腎機能障害，腫瘍崩壊症候群，肺機能障害，間質性肺炎	急性輸液反応の可能性あり． 高尿酸血症を予防するために必ず適切な処置（水分補給またはアロプリノール投与など）を行う． 本剤の投与にあたっては孔径1.2μm以下の蛋白結合性の低いメンブランフィルター（ポリエーテルスルフォン製など）を用いたインラインフィルターを通し末梢静脈または中心静脈ラインを使用し，同一の点滴ラインでほかの薬剤を使用しない． 静脈内への急速投与は行わない． 本剤は3回以上投与した場合の有効性・安全性は確立していない．

次ページへ続く

5 分子標的薬（続き）

一般名：略号（商品名）	適応	副作用/有害事象	注意事項/対策（支持療法など）
スニチニブリンゴ酸塩（**スーテント®**）	イマチニブ抵抗性の消化管間質腫瘍，根治切除不能または転移性の腎細胞がん，膵神経内分泌腫瘍	皮膚変色，手足症候群，食欲不振，疲労，下痢，γ-GTP上昇 **重大** 骨髄抑制，感染症，高血圧，出血，消化管穿孔，QT間隔延長，心不全，肺塞栓症，血栓性微小血管症，一過性脳虚血発作，DIC，てんかん様発作，急性膵炎，甲状腺機能障害，肝不全，間質性肺炎，急性腎不全，ネフローゼ症候群，横紋筋融解症，副腎機能不全，腫瘍崩壊症候群，Stevens-Johnson症候群	本剤はCYP3A4によって代謝される．高血圧や出血，不整脈に注意する **原禁** QT間隔延長またはその既往歴のある患者はQT間隔延長が悪化もしくは再発するおそれがある
セツキシマブ（**アービタックス®**）	EGFR陽性の治癒切除不能な進行・再発の結腸・直腸がん 放射線療法もしくは他剤との併用：頭頸部がん	ざ瘡，皮膚乾燥，発疹，爪囲炎，そう痒症 **重大** 重度の急性輸液反応，重度の皮膚症状，間質性肺炎，心不全，重度の下痢，血栓塞栓症，感染症	急性輸液反応を軽減させるため，本剤の投与前に抗ヒスタミン剤の前投薬を行う．また副腎皮質ホルモン剤も考慮する
ソラフェニブトシル酸塩（**ネクサバール®**）	根治切除不能または転移性の腎細胞がん，切除不能な肝細胞がん	リパーゼ上昇，アミラーゼ上昇，発疹，脱毛，下痢，高血圧，疲労，食欲不振，そう痒症，体重減少，嗄声 **重大** 手足症候群，TEN，出血，肝機能障害，間質性肺炎，高血圧クリーゼ，可逆性後白質脳症，心筋虚血，うっ血性心不全，消化管穿孔，出血性腸炎，骨髄抑制，膵炎，腎不全，ネフローゼ症候群，低ナトリウム血症，ショック・アナフィラキシー，横紋筋融解症	高脂肪食の食後に本剤を投与した場合，血漿中濃度が低下するとの報告があるため高脂肪食摂取時には食事の1時間前から食後2時間までの間を避けて服用する
ダサチニブ（**スプリセル®**）	慢性骨髄性白血病，再発または難治性のフィラデルフィア染色体陽性急性リンパ性白血病	下痢，頭痛，胸水 **重大** 骨髄抑制，出血，体液貯留，感染症，間質性肺疾患，腫瘍崩壊症候群，心電図QT延長，心不全，急性腎不全，肺動脈性肺高血圧症	イマチニブと同様の副作用が出現する可能性あり．CYP3A4を時間依存的に阻害し，CYP3A4で主に代謝される薬剤の代謝クリアランスを低下させる可能性がある
タミバロテン（**アムノレイク®**）	再発または難治性の急性前骨髄球性白血病	血中トリグリセリド上昇，発疹，血中コレステロール上昇，LDH増加，骨痛，AST上昇，ALP上昇，発熱，ALT上昇，ヘモグロビン減少，皮膚乾燥 **重大** レチノイン酸症候群，感染症，白血球増加症，間質性肺疾患，縦隔炎，横紋筋融解症	末梢血中の「芽球および前骨髄球」の和が1,000/μLを超える場合には，化学療法により「芽球および前骨髄球」の和を1,000/μL以下にしてから本剤を投与する **禁忌** ビタミンA製剤を投与中の患者，ビタミンA過剰症の患者 **原禁** 妊娠する可能性のある婦人
トラスツズマブ（**ハーセプチン®**）	HER2過剰発現が確認された乳がん，HER2過剰発現が確認された治癒切除不能な進行・再発の胃がん	発熱，嘔吐，悪寒 **重大** 心不全，アナフィラキシー様症状，間質性肺炎，骨髄抑制，肝機能障害，腎機能障害，脳血管障害	投与が1週間以上遅れたときは初回投与量と同用量で投与再開する．急性輸液反応を起こす可能性がある **原禁** 重篤な心障害のある患者
パニツムマブ（**ベクティビックス®**）	KRAS遺伝子野生型の治癒切除不能な進行・再発の結腸・直腸がん	ざ瘡，皮膚乾燥，発疹，そう痒症，爪囲炎，疲労，口内炎，食欲不振，紅斑 **重大** 重度の皮膚障害，間質性肺疾患，重度の急性輸液反応，重度の下痢，低マグネシウム血症	本剤の投与にあたっては，インラインフィルター（0.2または0.22μm）を使用する．急性輸液反応を起こす可能性あり．本剤は，60分以上かけて点滴静注すること．ただし，1回投与量として1,000 mgを超える場合は，日局生理食塩液で希釈し約150 mLとし，90分以上かけて点滴静注する

次ページへ続く

5 分子標的薬（続き）

一般名：略号 （商品名）	適応	副作用／有害事象	注意事項／対策（支持療法など）
ベバシズマブ （アバスチン®）	治癒切除不能な進行・再発の結腸・直腸がん，扁平上皮がんを除く切除不能な進行・再発の非小細胞肺がん，手術不能または再発乳がん	高血圧，鼻出血，脱毛症，神経毒性，関節痛，末梢性ニューロパシー **重大** ショック・アナフィラキシー様症状，消化管穿孔，瘻孔，創傷治癒遅延，出血，血栓塞栓症，高血圧性脳症・クリーゼ，可逆性後白質脳症症候群，ネフローゼ症候群，骨髄抑制，うっ血性心不全，間質性肺炎	初回投与時は90分かけて投与．忍容性がよければ2回目は60分，3回目以降は30分で投与可能． 脳転移を有する症例で脳出血の可能性あり．高血圧が増悪することがある．急性輸液反応が起こることがある．蛋白尿の出現に注意． **禁忌** 喀血（2.5 mL以上の鮮血の喀出）の既往のある患者
ボルテゾミブ （ベルケイド®）	多発性骨髄腫	食欲不振，下痢，発疹，便秘，悪心・嘔吐，LDH上昇，CRP上昇，発熱，体重減少，末梢性ニューロパシー，低ナトリウム血症，ALP上昇，倦怠感，高血糖，高カリウム血症，感覚減退，帯状疱疹，神経痛 **重大** 肺障害，心障害，末梢神経障害，骨髄抑制，イレウス，肝機能障害，低血圧，腫瘍崩壊症候群，Stevens-Johnson症候群，発熱，可逆性後白質脳症症候群，PML	間質性肺炎を発症する可能性あり．感覚障害による末梢性ニューロパシーが主に認められる **禁忌** ボルテゾミブ，マンニトールまたはホウ素に対して過敏症の既往歴のある患者
ラパチニブトシル酸塩水和物 （タイケルブ®）	HER2過剰発現が確認された手術不能または再発乳がん	発疹（ざ瘡様皮膚炎を含む），口内炎 **重大** 肝機能障害，間質性肺疾患，心障害，下痢，QT間隔延長	カペシタビンと併用する． 肝機能障害，間質性肺炎，心不全の増悪，無症候性の駆出率低下を認める． 無症候性の駆出率低下を認めた時は添付文書に従い減量する．
リツキシマブ （リツキサン®）	CD20陽性B細胞性非Hodgkinリンパ腫，セヴァリンインジウム（¹¹¹In）注射液およびセヴァリンイットリウム（⁹⁰Y）注射液投与の前投与	発熱，悪寒，そう痒症，頭痛，ほてり，血圧上昇，頻脈，多汗，発疹 **重大** アナフィラキシー様症状，肺障害，腫瘍崩壊症候群，B型肝炎ウイルスによる劇症肝炎，肝機能障害，皮膚粘膜症状，骨髄抑制，感染症，PML，間質性肺炎，心障害，腎機能障害，消化管穿孔，血圧下降	HBs抗体陽性患者に本剤を投与した後，HBs抗体が陰性の急性B型肝炎を発症した例が報告されている．急性輸液反応が発生することがあり，前投薬として抗ヒスタミン薬などを使用する **禁忌** 本剤の成分またはマウスタンパク質由来製品に対する重篤な過敏症またはアナフィラキシー反応の既往歴のある患者
トレチノイン：ATRA （ベサノイド®）	急性前骨髄性白血病	トリグリセリド上昇，ALT（GPT）上昇，AST上昇，発熱 **重大** レチノイン酸症候群，白血球増多症，血栓，血管炎，感染症，錯乱	本剤の投与は次の正常な生理周期の2日または3日目まで開始しない．本剤の投与開始前2週間以内の妊娠検査が陰性であるとの結果を確認する **禁忌** 肝機能障害のある患者，腎機能障害のある患者，ビタミンA製剤を投与中の患者，ビタミンA過剰症の患者
パゾパニブ塩酸塩 （ヴォトリエント®）	悪性軟部腫瘍	下痢，疲労，悪心・嘔吐，毛髪変色，食欲減退，体重減少，味覚異常 **重大** 肝不全，高血圧，心機能障害，QT間隔延長，動静脈血栓性事象，出血，消化管穿孔，甲状腺機能障害，ネフローゼ症候群，感染症，創傷治癒遅延，間質性肺炎，血栓性微小血管症，可逆性後白質脳症症候群，膵炎	重篤な肝機能障害による死亡例もあり，定期的に肝機能検査行う． 食後に投与した場合にCmaxおよびAUCの上昇の報告あり．食前1時間前もしくは食後2時間後に投与する． 臨床試験では中等度以上の肝機能障害を有する患者の最大耐用量は200 mgである． 併用注意：プロトンポンプ阻害薬，CYP3A4阻害薬，CYP3A4誘導薬，パクリタキセル，ラパチニブ，シンバスタチン

次ページへ続く

5 分子標的薬（続き）

一般名：略号（商品名）	適応	副作用/有害事象	注意事項/対策（支持療法など）
アキシチニブ（インライタ®）	根治切除不能または転移性の腎細胞がん	下痢，疲労，食欲減退，発声障害，手足症候群，無力症，悪心・嘔吐，体重減少，粘膜の炎症，口内炎，発疹，便秘，頭痛，蛋白尿，皮膚乾燥，味覚異常，鼻出血，関節痛，ALP上昇，腹痛，LDH上昇，倦怠感，咳嗽，胸痛，血小板数減少，浮腫 **重大** 高血圧，動静脈血栓症，出血，消化管穿孔，甲状腺機能障害，創傷治癒遅延，可逆性後白質脳症候群，肝機能障害	脳転移を有する患者には慎重投与．CYP3A4/5で代謝されるためCYP3A4/5阻害薬および誘導薬との併用注意．
クリゾチニブ（ザーコリ®）	ALK融合遺伝子陽性の切除不能な進行・再発の非小細胞肺がん	悪心・嘔吐，視力障害，下痢，便秘，末梢性浮腫 **重大** 間質性肺炎，肝不全，QT間隔延長，血液障害	間質性肺疾患および肝不全によりそれぞれ死亡に至った例が報告されている
テムシロリムス（トーリセル®）	根治切除不能または転移性の腎細胞がん	発疹，口内炎，高コレステロール血症，高トリグリセリド血症，食欲不振，ALT（GPT）上昇，無力症，貧血，悪心，粘膜症 **重大** 間質性肺炎，重度の急性輸液反応，静脈血栓塞栓症，腎不全，消化管穿孔，心嚢液貯留，胸水，痙攣，脳出血，高血糖，感染	間質性肺炎により死亡に至った例が報告されている． 肝炎ウイルスキャリアの患者への投与期間中に肝炎ウイルスの再活性化から肝不全に至り死亡した症例が報告されている． **禁忌** 本剤の成分またはシロリムス誘導体に対し重度の既往歴のある患者

6 抗がん剤性抗生物質

一般名：略号（商品名）	適応	副作用/有害事象	注意事項/対策（支持療法など）
アクチノマイシンD：ACT-D, ACD（コスメゲン®）	Wilms腫瘍，絨毛上皮腫，破壊性胞状奇胎 他剤との併用：小児悪性固形腫瘍（Ewing肉腫ファミリー腫瘍，横紋筋肉腫，腎芽腫そのほか腎原発悪性腫瘍）	食欲不振，悪心・嘔吐，口内炎，脱毛，色素沈着，全身倦怠感，神経過敏 **重大** 骨髄抑制，アナフィラキシー様症状・呼吸困難，肝静脈閉塞症，DIC，TEN	本剤による治療中に生ワクチンの接種は行わない．本剤とほかの抗悪性腫瘍薬・放射線照射を併用した患者に，二次性悪性腫瘍（白血病を含む）が現れることがある． 性腺に影響あり． **禁忌** 水痘または帯状疱疹の患者
ブレオマイシン塩酸塩：BLM（ブレオ）	点滴：皮膚がん，頭頸部がん（上顎がん，舌がん，口唇がん，咽頭がん，喉頭がん，口腔がんなど），肺がん（特に原発性および転移性扁平上皮がん），食道がん，悪性リンパ腫，子宮頸がん，神経膠腫，甲状腺がん，胚細胞腫瘍（精巣腫瘍，卵巣腫瘍，性腺外腫瘍） 軟膏：皮膚悪性腫瘍	皮膚の硬化・色素沈着，発熱・悪寒，脱毛，食欲不振・体重減少，全身倦怠感，悪心・嘔吐，口内炎，爪の変化 **重大** 間質性肺炎・肺線維症，ショック，出血	間質性肺炎発症時は副腎皮質ホルモンおよび二次感染に対して抗菌薬治療を行う． ペプロマイシンおよびほかのブレオマイシン製剤の投与を受けた患者に本剤を投与した場合に毒性が相加することが考えられる． 性腺に対する影響あり． **禁忌** 重篤な肺機能障害， 胸部X線写真上びまん性の線維化病変および著明な病変を呈する患者， 重篤な腎機能障害のある患者， 重篤な心疾患のある患者， 胸部およびその周辺部への放射線照射を受けている患者， 本剤の成分および類似化合物（ペプロマイシン）に対する過敏症の既往歴のある患者

次ページへ続く

6 抗がん剤性抗生物質（続き）

一般名：略号（商品名）	適応	副作用/有害事象	注意事項/対策（支持療法など）
マイトマイシンC：MMC（マイトマイシン）	慢性リンパ性白血病，慢性骨髄性白血病，胃がん，結腸・直腸がん，肺がん，膵がん，肝がん，子宮頸がん，子宮体がん，乳がん，頭頸部腫瘍，膀胱腫瘍	食欲不振，悪心・嘔吐，全身倦怠感，体重減少，出血傾向 【重大】HUS，急性腎不全，骨髄抑制，間質性肺炎・肺線維症，ショック・アナフィラキシー様症状，肝胆道障害（胆のう炎や胆管壊死）	本剤とほかの抗悪性腫瘍薬を併用した患者に，急性白血病やMDSが発生することがある．性腺への影響あり
ミトキサントロン塩酸塩：MIT, MXT, DHAD（ノバントロン®）	急性白血病（慢性骨髄性白血病の急性転化を含む），悪性リンパ腫，乳がん，肝細胞がん	悪心・嘔吐，食欲不振 【重大】うっ血性心不全・心筋障害・心筋梗塞，骨髄抑制，ショック，間質性肺炎	本剤とほかの抗悪性腫瘍薬や放射線療法を併用した患者に，急性白血病（前白血病相を伴う場合もある），MDSが発生することがある．本剤投与中に生ワクチン接種は行わない 【禁忌】心機能異常またはその既往歴のある患者

7 微小管阻害薬

一般名：略号（商品名）	適応	副作用/有害事象	注意事項/対策（支持療法など）
ドセタキセル水和物：DTX, TXT, DOC（タキソテール®，ワンタキソテール®）	乳がん，非小細胞肺がん，胃がん，頭頸部がん，卵巣がん，食道がん，子宮体がん，前立腺がん	食欲不振，脱毛，全身倦怠感，悪心・嘔吐 【重大】骨髄抑制，ショック・アナフィラキシー様反応，肝不全，急性腎不全，間質性肺炎，心不全，DIC，腸管穿孔，イレウス，ARDS，急性膵炎，Stevens-Johnson症候群，心タンポナーデ，心筋梗塞，感染症，SIADH	過敏症状が起こる可能性があるため初回および2回目までは観察を十分に行う．性腺に対して影響あり 【禁忌】重篤な骨髄抑制のある患者，感染症を合併している患者，発熱を有し感染症の疑われる患者，本剤またはポリソルベート80含有製剤に対し重篤な過敏症の既往歴のある患者
パクリタキセル：PTX, TAX, TXL, PAC（タキソール®）	卵巣がん，非小細胞肺がん，乳がん，胃がん，子宮体がん，再発または遠隔転移を有する頭頸部がん，再発または遠隔転移を有する食道がん，血管肉腫，進行または再発の子宮頸がん，再発または難治性の胚細胞腫瘍（精巣腫瘍，卵巣腫瘍，性腺外腫瘍）	関節痛，筋肉痛，悪心・嘔吐，脱毛，発熱，BUN上昇 【重大】ショック・アナフィラキシー様症状，骨髄抑制，末梢神経障害，間質性肺炎，ARDS，心筋梗塞，肺塞栓，脳卒中，肺水腫，難聴，消化管壊死，重篤な腸炎，腸管閉塞，肝機能障害，膵炎，急性腎不全，TEN，DIC	本剤投与時には，0.22μm以下のメンブランフィルターを用いたインラインフィルターを通して投与する．点滴用セットなどで本剤の溶解液が接触する部分に，可塑剤としてDEHP〔di-（2-ethyl-hexyl）phthalate：フタル酸ジ-（2-エチルヘキシル）〕を含有しているものの使用を避ける．本剤投与による重篤な過敏症状の発現を防止するため，本剤投与前に必ず前投薬を行う． 【禁忌】重篤な骨髄抑制のある患者，感染症を合併している患者，本剤またはポリオキシエチレンヒマシ油含有製剤（シクロスポリン注射液など）に対し過敏症の既往歴のある患者，次の薬剤を投与中の患者：ジスルフィラム，シアナミド，カルモフール，プロカルバジン塩酸塩
パクリタキセル（アルブミン懸濁型）：Nab-PTX, TAX（アブラキサン®）	乳がん，胃がん，非小細胞肺がん	脱毛，関節痛，筋肉痛，発疹，食欲不振，悪心，口内炎 【重大】骨髄抑制，末梢神経障害，脳神経麻痺，ショック・アナフィラキシー，間質性肺炎，ARDS，心筋梗塞，脳卒中，肺水腫，難聴，消化性壊死，重篤な腸炎，腸管閉塞，肝機能障害，膵炎，急性腎不全，TEN，DIC	末梢神経障害が高頻度に起こる．過敏反応が起こる可能性あり．刺激伝導障害，関節痛や筋肉痛，発熱などが起こることがあるため慎重に観察する 【禁忌】重篤な骨髄抑制のある患者，感染症を合併している患者，本剤またはパクリタキセル，アルブミンに対し過敏症の既往歴のある患者

次ページへ続く

7 微小管阻害薬（続き）

一般名：略号（商品名）	適応	副作用/有害事象	注意事項/対策（支持療法など）
ビノレルビン酒石酸塩：VNB, VNR, NVB（ナベルビン®）	非小細胞肺がん，手術不能または再発乳がん	食欲不振，全身倦怠感，脱毛，悪心・嘔吐，発熱，静脈炎，口内炎，便秘，下痢，知覚異常・腱反射減弱，発熱 **重大** 汎血球減少，間質性肺炎，気管支痙攣，麻痺性イレウス，心不全・心筋梗塞，SIADH，急性腎不全，急性膵炎	**禁忌** 骨髄機能低下の著しい患者，重篤な感染症を合併している患者，本剤およびほかのビンカアルカロイド系抗悪性腫瘍薬の成分に対し重篤な過敏症の既往歴のある患者，髄空内投与
ビンクリスチン硫酸塩：VCR（オンコビン®）	白血病（急性白血病，慢性白血病の急性転化時を含む），悪性リンパ腫（細網肉腫，リンパ肉腫，Hodgkinリンパ腫），小児腫瘍（神経芽腫，Wilms腫瘍，横紋筋肉腫，睾丸胎児性がん，血管肉腫など） 他剤との併用：多発性骨髄腫，悪性星細胞腫，乏突起膠腫成分を有する神経膠腫，褐色細胞腫	しびれ感，脱毛，下肢深部反射減弱・消失，倦怠感，四肢疼痛，筋萎縮，めまい，排尿困難 **重大** 末梢神経障害，骨髄抑制，昏睡，イレウス，消化管出血，SIADH，アナフィラキシー様症状，心筋虚血，脳梗塞，難聴，呼吸困難および気管支痙攣，間質性肺炎，肝機能障害	用量依存毒性は神経毒性のため十分に観察して投与する．腫瘍崩壊症候群を伴うことがあるため尿量の確保や尿のアルカリ化などで対応する．非可逆的な性腺障害あり **禁忌** 脱髄性Charcot-Marie-Tooth病の患者，髄空内投与
ビンデシン硫酸塩：VDS（フィルデシン®）	急性白血病（慢性骨髄性白血病の急性転化を含む），悪性リンパ腫，肺がん，食道がん	知覚異常，脱毛 **重大** 骨髄抑制，SIADH，麻痺性イレウス，間質性肺炎，心筋虚血，脳梗塞，神経麻痺，アナフィラキシー様症状	**禁忌** 髄空内投与
ビンブラスチン硫酸塩：VLB, VBL（エクザール®）	悪性リンパ腫，絨毛性疾患（絨毛がん，破壊胞状奇胎，胞状奇胎），再発または難治性の胚細胞腫瘍（精巣腫瘍，卵巣腫瘍，性腺外腫瘍），Langerhans細胞組織球症	イレウス，消化管出血 **重大** 骨髄抑制，知覚異常，末梢神経炎，痙攣，イレウス，ショック・アナフィラキシー様症状，心筋虚血，脳梗塞，難聴，呼吸困難および気管支痙攣，SIADH	悪性リンパ腫，絨毛性疾患に対して，本剤の投与量の決定にあたっては，白血球数を指標として1週間間隔で段階的に増量し，至適投与量に到達させる **禁忌** 髄空内投与

8 トポイソメラーゼ阻害薬

一般名：略号（商品名）	適応	副作用/有害事象	注意事項/対策（支持療法など）
イリノテカン塩酸塩水和物：CPT-11（カンプト®，トポテシン）	小細胞肺がん，非小細胞肺がん，子宮頸がん，卵巣がん，胃がん（手術不能または再発），結腸・直腸がん（手術不能または再発），乳がん（手術不能または再発），有棘細胞がん，悪性リンパ腫（非Hodgkinリンパ腫），小児悪性固形腫瘍	悪心・嘔吐，食欲不振，腹痛，腸管麻痺，消化管出血 **重大** 骨髄抑制，重症感染症，DIC，重度な下痢，腸管穿孔，間質性肺炎，ショック・アナフィラキシー様症状，肝機能障害，急性腎不全，肺塞栓症，脳梗塞，心筋梗塞，心室性期外収縮	重篤な過敏反応が現れることがある．重篤な下痢にはロペラミド塩酸塩の投与を行う．先天性黄疸の患者には副作用が増強する可能性がある．治療前にUGT1A1を測定し*6, *28の遺伝子変異をいずれもヘテロでもっている患者は重篤な副作用の発現の報告あり． **禁忌** 骨髄機能抑制のある患者，感染症を合併している患者，下痢（水様便）のある患者，腸管麻痺・腸閉塞のある患者，間質性肺炎または肺線維症の患者，多量の腹水・胸水のある患者，黄疸のある患者，アタザナビル硫酸塩を投与中の患者

次ページへ続く

8 トポイソメラーゼ阻害薬（続き）

一般名：略号（商品名）	適応	副作用/有害事象	注意事項/対策（支持療法など）
エトポシド：VP-16, ETP（ベプシド®, ラステット®）	肺小細胞がん, 悪性リンパ腫, 急性白血病, 睾丸腫瘍, 膀胱がん, 絨毛性疾患, 胚細胞腫瘍（精巣腫瘍, 卵巣腫瘍, 性腺外腫瘍） 他剤との併用：小児悪性固形腫瘍（Ewing肉腫ファミリー腫瘍, 横紋筋肉腫, 神経芽腫, 網膜芽腫, 肝芽腫そのほか肝原発悪性腫瘍, 腎芽腫そのほか腎原発悪性腫瘍など） 内服：小細胞肺がん, 悪性リンパ腫, 子宮頸がん, がん化学療法後に増悪した卵巣がん	脱毛, 食欲不振, 悪心・嘔吐, 倦怠感, 口内炎, 発熱 **重大** 骨髄抑制, ショック・アナフィラキシー様症状, 間質性肺炎	本剤の投与にあたってはG-CSF製剤などの適切な使用に関しても考慮する. 本剤とほかの抗悪性腫瘍薬の併用により, 急性白血病（前白血病相を伴う場合もある）, 骨髄異形成症候群（MDS）が発生したとの報告がある. 本剤とほかの抗悪性腫瘍薬, 放射線照射の併用により, 肝中心静脈閉塞症（VOD）が発症したとの報告がある. **禁忌** 重篤な骨髄抑制のある患者
ダウノルビシン塩酸塩：DNR, DM（ダウノマイシン®）	急性白血病（慢性骨髄性白血病の急性転化を含む）	発熱, 悪寒, 倦怠感, 胸内苦悶, 脱毛, 発疹, 頻脈, 血管炎, 血管痛, 骨髄組織障害, 肝機能障害, 腎機能障害 **重大** 心筋障害, 心不全, 骨髄抑制, ショック, ネフローゼ症候群	アントラサイクリン系薬剤未治療例で, 本剤の総投与量が25 mg/kgを超えると重篤な心筋障害を起こすことが多くなる **禁忌** 心機能異常またはその既往歴のある患者
ドキソルビシン塩酸塩：DXR, ADM（アドリアシン®）	悪性リンパ腫（細網肉腫, リンパ肉腫, Hodgkinリンパ腫）, 肺がん, 消化器がん（胃がん, 胆のう・胆管がん, 膵臓がん, 肝がん, 結腸がん, 直腸がんなど）, 乳がん, 膀胱腫瘍, 骨肉腫 他剤との併用：乳がん（手術可能例における術前あるいは術後化学療法）, 子宮体がん（術後化学療法, 転移・再発時化学療法）, 悪性骨・軟部腫瘍, 悪性骨腫瘍, 多発性骨髄腫, 小児悪性固形腫瘍（Ewing肉腫ファミリー腫瘍, 横紋筋肉腫, 神経芽腫, 網膜芽腫, 肝芽腫, 腎芽腫など）	脱毛, 悪心・嘔吐, 食欲不振, 口内炎, 心電図異常, 膀胱刺激症状, 発熱, 残尿感 **重大** 心筋障害, 骨髄抑制, ショック, 間質性肺炎, 萎縮膀胱	アントラサイクリン系薬剤未治療例で, 本剤の総投与量が500 mg/m²を超えると重篤な心筋障害を起こすことが多くなる. 胸部あるいは腹部に放射線療法を受けた患者では心筋障害が増強されるおそれがある. 本剤とほかの抗悪性腫瘍薬を併用した患者に二次性白血病, MDSが発生することがある. 24時間持続静脈内注射を実施する場合, 直接末梢静脈に投与すると薬液の漏出による局所の組織障害を起こすおそれがあるので, 中心静脈カテーテルを留置して中心静脈より投与する. **禁忌** 心機能異常またはその既往歴のある患者
ドキソルビシン塩酸塩リポソーム封入体：DXR, ADM（ドキシル®）	がん化学療法後に増悪した卵巣がん, エイズ関連カポジ肉腫	悪心・嘔吐, 血中LDH上昇, 食欲不振, 発疹, 血中アルブミン低下, 疲労, 体重減少, 無力症, 低色素性貧血, 発熱, 脱毛症, ALP上昇, 下痢, 口内炎, 口腔モニリア症 **重大** 心筋障害, 骨髄抑制, 急性輸液反応, 手足症候群, 口内炎, 肝機能障害, 間質性肺疾患, 肺塞栓症, 深部静脈血栓症	急性の急性輸液反応の発生あり. 二次性急性骨髄性白血病が報告されている **禁忌** 従来のドキソルビシン塩酸塩製剤または本剤の成分に対して過敏症の既往歴のある患者
ノギテカン塩酸塩：TOP, TPT（ハイカムチン®）	小細胞肺がん, がん化学療法後に増悪した卵巣がん	悪心・嘔吐, 食欲不振, 脱毛, 発熱, 易疲労感 **重大** 骨髄抑制, 消化管出血, 間質性肺炎, 肺塞栓症	易疲労感が発現した場合には, 自動車の運転または機械の操作に注意させる **禁忌** 重篤な骨髄抑制のある患者, 重篤な感染症を合併している患者, 授乳中の患者

9 そのほか

一般名:略号 (商品名)	適応	副作用/有害事象	注意事項/対策(支持療法など)
L-アスパラギナーゼ :L-ASP (ロイナーゼ®)	急性白血病(慢性白血病の急性転化例を含む),悪性リンパ腫	悪心・嘔吐,食欲不振,発熱 **重大** ショック・アナフィラキシー,脳出血,脳梗塞,急性膵炎,高アンモニア血症,昏睡,肝不全,脳の器質的障害,骨髄抑制,肺炎	凝固異常が起こることがあるためフィブリノーゲン,プラスミノーゲン,AT-Ⅲ,プロテインCなどの検査を行う
プロカルバジン塩酸塩 :PCZ (塩酸プロカルバジン)	悪性リンパ腫(Hodgkinリンパ腫,細網肉腫,リンパ肉腫) 他剤との併用:悪性星細胞腫,乏突起膠腫成分を有する神経膠腫	食欲不振,白血球減少,悪心 **重大** 痙攣発作,間質性肺炎	**禁忌** アルコール(飲酒)を摂取中の患者

HUS:hemolytic uremic syndrome(溶血性尿毒症症候群)
DIC:disseminated intravascular coagulation(播種性血管内凝固症候群)
ARDS:acute respiratory distress syndrome(急性呼吸窮迫症候群)
SIADH:syndrome of inappropriate secretion of ADH(抗利尿ホルモン不適合分泌症候群)
TEN:toxic epidermal necrolysis(中毒性表皮壊死融解症)
MDS:myelodysplastic syndromes(骨髄異形成症候群)
PML:progressive multifocal leukoencephalopathy(進行性多巣発白質脳症)

プロフィール

木庭尚哉(Naoya Koba)
島根大学医学部附属病院呼吸器・化学療法内科
専門:呼吸器学,腫瘍学
呼吸器内科としては3年目であり,勉強していかなけらばならないことばかりです.最近では分子標的薬がどの分野でも出てきており,今後も次々に出てくることと思われます.分子標的薬といえば間質性肺炎などの副作用が重要であり,そのマネージメントも呼吸器内科としてしていかなければなりません.レジデントのうちにいろいろな分野のいろいろな治療に関わることが重要だったと痛感しております.常に勉強させていただく気持ちで謙虚な姿勢を忘れないよう努力してください.

津端由佳里(Yukari Tsubata)
島根大学医学部内科学講座呼吸器・臨床腫瘍学

礒部 威(Takeshi Isobe)
島根大学医学部内科学講座呼吸器・臨床腫瘍学
専門:臨床腫瘍,呼吸器
がん対策基本法,がんプロフェッショナル養成プランを推進しはや6年が経過しました.日本中のがん患者さんが安心して満足のできる治療が提供できるように,島根で頑張っています.多くの研修医の先生がメディカルオンコロジストを目指してくれることを期待しています.

索引 Index

数 字

5-HT₂受容体	75
5-HT₃受容体	76
5-HT₃受容体拮抗薬	75

欧 文

A〜C

advance care planning	149
AFP	102
best supportive care	188
BSC	188
CA125	102, 126
CA15-3	102
CA19-9	100, 102
CA27.29	102
CAF療法	96
CEA	102, 125
chemotherapy induced nausea and vomiting	75
CINV	75
CK（サイトケラチン）プロファイル	109
CT	124
CT検査	112

D〜F

D₂受容体	75, 76
driver mutation	201
EBM	51, 55, 58, 135
ECOG（Eastern Cooperative Oncology Group）のPSスコア	196
EGFR遺伝子変異	202
EML4-ALK融合遺伝子	205
end of life	188
EOL	188
evidence-based medicine	55, 135
favorable subset	107, 114, 119
FDA	143
FDG-PET	124
febrile neutropenia	10, 81
FN	10, 81
Food and Drug Administration	143

G〜I

G-CSF	14, 81
G-CSF製剤	22
granulocyte colony-stimulating factor	14, 81
H₁受容体	75
HEC	76
hematopoietic stem cell transplantation	92
HHM	43
high emetogenic chemotherapy	77
home parenteral nutrition	176
HPN	176
HSCT	92
humoral hyper caxlcemia of malignancy	43
IDSA	89
immune checkpoint inhibitor	143
Infectious Disease Society of America	89
intravenous patient controlled analgesia	158
IVPCA	158

K〜M

Karnofsky performance scale	176
Karnofsky performance status	33
LEC	77
LOH	42
low emetogenic chemotherapy	77
M₁受容体	75
MAH	41, 43
malignancy associated hypercalcemia	41
malignant spinal cord compression	24
MASCCスコア	12
MEC	77
minimal emetogenic chemotherapy	77
moderate emetogenic chemotherapy	77
MSCC	24

N〜P

NK₁受容体	76
oncogene addiction	201
oncologic emergency	150
palliative performance scale	177
palliative prognostic index	177
palliative prognostic score	176
PD-L1抗体	143
performance status	47, 175, 196
PET-CT	102
PET検診	128, 132
PPI	190
PPS	190
prostate-specific antigen	101, 131
PS	47
PSA	101
PSA検診	131
PTH関連性	41
PTH非関連性	41

Q〜W

QOL	62
RE	185, 186
recursive partitioning analysis	33
RPA	33
SHARE	183, 197
SHAREプロトコール	184, 197
surgery	34
unfavorable subset	107, 119
WBRT	34

和 文

あ行

相手に与える印象	184
悪性黒色腫	116
悪性腫瘍	209
悪性腫瘍関連性高カルシウム血症	41, 42
悪性リンパ腫	116
アセスメント	156
アプレピタント	75
アミノグリコシド系抗菌薬	20
アルブミン	162
アロママッサージ	135
安心感と情緒的サポート	185
安全キャビネット	64
胃がん検診	130
意向	185
意思決定	185
一次予防投与	82
遺伝子異常に依存した状態	201
遺伝子発現プロファイル	120

医療ソーシャルワーカー	64	コミュニケーション技術研修会	187, 199	生命予後	168, 175
液性高カルシウム血症	44	コミュニケーションスキル	183, 197	脊髄圧迫症候群	24
エビデンス	51	コンサルト	155	脊髄不安定性	26
エビデンスレベル	56			説明	182
エンピリックセラピー	13			セロトニン受容体	75
嘔気・嘔吐	66			腺癌	107, 117
悪心・嘔吐	75			全身状態	168
オピオイド	162			セントラルファーマシー	63

か行

		さ行			
介護者	190	最小度催吐性薬剤	77	全脳照射	33
外出制限	91	在宅経静脈	176	専門的緩和ケア	147
ガイドライン	49, 58, 166	在宅ホスピス	189	前立腺がん	117
外来化学療法	61	サイトケラチン	117	前立腺がん検診	131
科学的根拠に基づいた医療	135	催吐性リスク	77	相互排他的	205
顆粒球コロニー刺激因子	14, 81	サテライトファーマシー	63	ソーシャルワーカー	192
がん検診	128	サバイバーシップ	124	組織型	48
看護師	192	サプリメント	134		
がん腫	116	三段論法	59	た行	
がん性髄膜炎	32	子宮頸がん検診	131	耐性を獲得する	203
がん性腹水	114, 161	子宮頸部擦過細胞診	131	大腸がん	117
がん性腹膜炎	175	自己効力感	183	大腸がん検診	130
がん特異的抗原ペプチドワクチン	144	シスプラチン	66	チーム医療	63, 155
がん薬物療法	95	事前ケア計画	149	チームスタッフ間での意思統一	159
がんワクチン療法	144	室内換気	92	遅発性CINV	76
緩和ケア	147	シャント	164	中心静脈カテーテル	163
緩和ケア外来	150	十分な情報交換	158	中等度催吐性薬剤	77
緩和ケア研修会	187	終末期がん患者	179	治療関連死	47
緩和ケアチーム	148, 149, 156	手指衛生	92	治療計画	156
緩和ケア病棟	152	手術適応	26	治療抵抗性	168
急性CINV	76	樹状細胞ワクチン	144	治療的投与	82
強制利尿	69	術後サーベイランス	122	鎮静	166, 167, 168
局所溶骨性Ca血症	42	術後フォローアップ	122	定位手術的照射	33
苦痛緩和	166, 167	腫瘍性硬膜外脊髄圧迫症候群	24	低菌食	90
経静脈的自己調節鎮痛法	158	腫瘍内科	209	低マグネシウム血症	69
軽度催吐性薬剤	77	腫瘍マーカー	100	デキサメタゾン	75
血液培養	12	症状緩和	111	同種造血幹細胞移植	92
血漿イオン化カルシウムの増多	40	上皮性癌	116	動物	93
結腸・直腸がん	124	食事制限	90	投与経路変更	158
健康食品・サプリメント	134, 135	植物	92	突出性悪心・嘔吐	79
検診	100	腎機能障害	69	ドパミン受容体	75, 76
原発巣	115	鍼灸	135	ドラッグ・ラグ	213
原発不明がん	104, 107, 114, 115	神経内分泌癌	107	ドレナージ	163
抗CTLA-4抗体	143	進行がん	182		
抗PD-1抗体	143	進行期メラノーマ患者	143	な行	
抗悪性腫瘍薬	96	滲出性腹水	162	肉腫	116
高カルシウム血症	40, 41, 44	浸透圧利尿薬	37	二次予防投与	82
抗痙攣薬	37	診療ガイドライン	56	乳がん	96, 118, 123, 210
好中球減少	17, 89, 95	推奨グレード	57	乳がん検診	129
高度催吐性薬剤	77	スクリーニング検査	108	ニューキノロン系抗菌薬	20
告知	181	ステロイド	37	ニューロキニン受容体	75
骨シンチグラム	124	ステロイド療法	26	認識	184
骨髄抑制	95	生活の質	62	脳転移	32
		生検	109	脳浮腫	34
		生存期間の延長	111		
		制吐薬	70		
		制吐療法	75, 77		

は行

肺がん 117
肺がん検診 128
発熱 16
発熱性好中球減少症
.... 10, 16, 18, 81
ヒスタミン受容体 75
皮膚・口腔ケア 92
病理組織学的診断 108
非劣性試験 58
腹水 161
腹水穿刺 163
腹部膨満 161
腹部膨満感 161
婦人科検診 124
プライマリケア医 124
プロバイオティクス 135
米国感染症学会 89
米国食品医薬局 143
便潜血 101
便潜血化学法・免疫法 130
扁平上皮癌 107

放射線壊死 34
放射線治療 27
補液 163
補完代替医療 134
ホスピス 147, 152, 189

ま行

マネージメント 156
マンモグラフィー（マンモグラフィ）
.... 101, 123, 129
未分化癌 107
無菌食 90
ムスカリン受容体 75
免疫細胞療法 145
免疫チェックポイント 142
免疫チェックポイント分子阻害薬 143
面会者 93
面談 181
目標設定 155

や行

薬剤師 64

薬剤の投与経路 158
薬物相互作用 137
輸液 164, 175
輸液療法 179
予期性悪心・嘔吐 77, 79
予後予測因子 196
予防投与 82
余命 195

ら行

卵巣がん 118, 126
ランダム化比較試験 57
リスク・ベネフィット 191
利尿薬 162
臨床試験 164
臨床的予後予測 196
リンパ節腫大 107
レジメン 47, 49
漏出性腹水 162

わ行

悪い知らせ 182, 183, 197

■執筆者一覧

■編　集

勝俣範之	日本医科大学武蔵小杉病院腫瘍内科

■執筆（掲載順）

酒井　瞳	日本医科大学武蔵小杉病院腫瘍内科	森　雅紀	聖隷浜松病院緩和医療科
山﨑美佐子	諏訪中央病院化学療法部	赤羽日出男	日本医科大学武蔵小杉病院麻酔科・緩和医療科
松田正典	社会福祉法人恩賜財団済生会宇都宮病院	横山太郎	横浜市立市民病院緩和ケア内科
高瀬直人	兵庫県立がんセンター腫瘍内科	島田直樹	東京大学医科学研究所附属病院緩和医療科
松本光史	兵庫県立がんセンター腫瘍内科	岩瀬　哲	東京大学医科学研究所附属病院緩和医療科
門倉玄武	日本医科大学武蔵小杉病院腫瘍内科	鈴木規仁	日本医科大学付属病院緩和ケア科・麻酔科
森　竜久	帝京大学医学部内科学講座腫瘍内科	高橋通規	国立病院機構仙台医療センター緩和ケア内科/緩和ケアチーム
関　順彦	帝京大学医学部内科学講座腫瘍内科	市川靖子	帝京大学医学部内科学講座　腫瘍内科 帝京大学医学部附属病院外来化学療法室
新野祐樹	東京大学医学部附属病院呼吸器内科		
後藤　悌	東京大学医学部附属病院呼吸器内科	江口研二	帝京大学医学部内科学講座　腫瘍内科
原野謙一	日本医科大学武蔵小杉病院腫瘍内科	野﨑善成	富山赤十字病院外科
堀之内秀仁	国立がん研究センター中央病院呼吸器内科	鳥居芳太郎	関西医科大学内科学第一講座 関西医科大学附属枚方病院呼吸器腫瘍内科
峯岸裕司	日本医科大学付属病院呼吸器内科・化学療法科	倉田宝保	関西医科大学内科学第一講座 関西医科大学附属枚方病院呼吸器腫瘍内科
土井美帆子	県立広島病院臨床腫瘍科		
山中康弘	栃木県立がんセンター腫瘍内科 化学療法部	石黒　洋	京都大学医学部附属病院外来がん診療部
谷岡真樹	兵庫県立がんセンター腫瘍内科	木庭尚哉	島根大学医学部附属病院呼吸器・化学療法内科
篠崎勝則	県立広島病院臨床腫瘍科	津端由佳里	島根大学医学部内科学講座呼吸器・臨床腫瘍学
鶴谷純司	近畿大学医学部腫瘍内科		
久保絵美	国立がん研究センター中央病院内科	礒部　威	島根大学医学部内科学講座呼吸器・臨床腫瘍学
大野　智	帝京大学医学部臨床研究医学講座 早稲田大学先端科学・健康医療融合研究機構		
多田耕平	国立がん研究センター中央病院造血幹細胞移植科		
平家勇司	国立がん研究センター中央病院造血幹細胞移植科		

編者プロフィール

勝俣範之（Noriyuki Katsumata）

日本医科大学武蔵小杉病院　腫瘍内科　教授

1988年富山医科薬科大学医学部卒業，1988年より徳洲会病院にて研修を開始．1988年大隅鹿屋病院で研修，鹿児島の離島医療研修も経験する．1989年より茅ヶ崎徳洲会病院内科レジデントとして内科各科を研修．1992年より国立がんセンター中央病院内科レジデントとなる．当時は，各科ローテーションの制度はなかったが，自ら内科各科を研修，血液腫瘍，骨髄移植，婦人科化学療法にも従事する．1997年国立がんセンター中央病院内科スタッフとなる．JCOG臨床試験に関与するようになる．2004年ハーバード大学生物統計学教室に短期留学，ダナファーバーがん研究所，ECOGデータセンターで研修を受ける．その後，国立がんセンター医長を経て，2011年10月より，日本医科大学武蔵小杉病院腫瘍内科教授として赴任．腫瘍内科を立ち上げ，今日に至る．

専門：内科腫瘍学全般，化学療法の支持療法，原発不明がん，婦人科がん，乳がん，臨床試験，EBM，がん患者とのコミュニケーション，がんサバイバー支援など．

腫瘍内科医とは，抗がん剤を投与するだけの専門医であってはなりません．がんの診断・予防から，治療，緩和ケアに至るまで，総合的にコーディネートし，対応できる「がんの総合内科医」となることが腫瘍内科医のミッションです．そんな臓器にとらわれない真の腫瘍内科医の育成をめざしています．ぜひ，われわれと一緒に勉強していきましょう！

レジデントノート　Vol.15　No.11（増刊）

担当医が絶対知っておきたい　がん診療のキホン

がん患者の診かた・支え方，化学療法の副作用対策や緩和医療，緊急事態への対応がわかる！

編集／勝俣範之

レジデントノート

2013年10月10日発行〔第15巻　第11号（増刊）〕

Vol.15　No.11（増刊）　2013〔通巻177号〕

ISBN978-4-7581-0556-9

定価（本体4,500円＋税）（送料実費別途）

発行人　一戸裕子

発行所　株式会社　羊　土　社
〒101-0052
東京都千代田区神田小川町2-5-1
TEL　03（5282）1211
FAX　03（5282）1212
E-mail　eigyo@yodosha.co.jp
URL　http://www.yodosha.co.jp/

© YODOSHA CO., LTD. 2013
Printed in Japan
郵便振替　00130-3-38674

装幀　野崎一人
印刷所　広研印刷株式会社
広告申込　羊土社営業部までお問い合わせ下さい．

本誌に掲載する著作物の複製権・上映権・譲渡権・公衆送信権（送信可能化権を含む）は（株）羊土社が保有します．
本誌を無断で複製する行為（コピー，スキャン，デジタルデータ化など）は，著作権法上での限られた例外（「私的使用のための複製」など）を除き禁じられています．研究活動，診療を含み業務上使用する目的で上記の行為を行うことは大学，病院，企業などにおける内部的な利用であっても，私的使用には該当せず，違法です．また私的使用のためであっても，代行業者等の第三者に依頼して上記の行為を行うことは違法となります．

JCOPY　＜（社）出版者著作権管理機構　委託出版物＞
本誌の無断複写は著作権法上での例外を除き禁じられています．複写される場合は，そのつど事前に，（社）出版者著作権管理機構（TEL 03-3513-6969，FAX 03-3513-6979，e-mail：info@jcopy.or.jp）の許諾を得てください．

がん診療に役立つおすすめ書籍

がん診療パーフェクト
基礎知識から診断・治療の実際まで

編集／佐々木常雄

がん診療の基本知識,各がん腫の診断・治療がマスターできる入門書.
実臨床で役立つ知識と各がんのケーススタディを解説.がん治療認定医試験の学習にも最適な内容.

- 定価(本体6,500円+税)
- B5判　391頁
- ISBN978-4-7581-0682-5

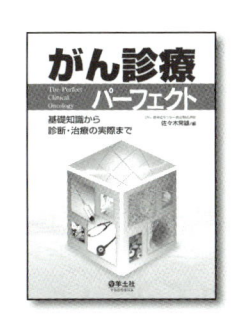

がん化学療法 副作用対策ハンドブック
副作用の予防・治療から,抗がん剤の減量・休薬の基準,外来での注意点まで

編集／岡元るみ子,佐々木常雄

がん治療に携わるすべてのスタッフ必携！
副作用症状の頻度・発現時期とともに予防・治療を解説.さらに抗がん剤の減量・中止の基準,外来での注意点,患者へのセルフケア指導まで網羅！

- 定価(本体4,200円+税)
- B6変型判　375頁
- ISBN978-4-7581-1700-5

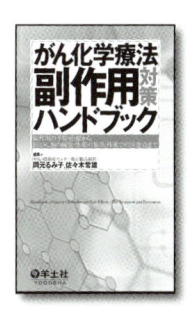

あらゆる「痛み」を診る力がつく 緩和医療レッスン
患者ケア、疼痛管理、症状緩和の基本がわかる

著／沢村敏郎

「緩和医療」の基本的な考え方から実践までが,16のレッスンで身につく.がんによる身体と心の痛みを診たい・治したい方必読.今日から使える手技や好感度アップのコミュニケーション法が満載です.

- 定価(本体3,800円+税)
- A5判　197頁
- ISBN978-4-7581-0648-1

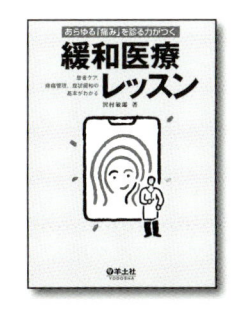

がんの分子標的と治療薬事典

編集／西尾和人,西條長宏

70を超えるがん治療のターゲットをカテゴリー別に整理し,研究の経緯やがんとの関わりなどを詳説.さらに分子標的治療薬についても薬剤ごとに標的から適応・治験の最新データまで一目瞭然！

- 定価(本体7,600円+税)
- B5判　347頁
- ISBN978-4-7581-2016-6

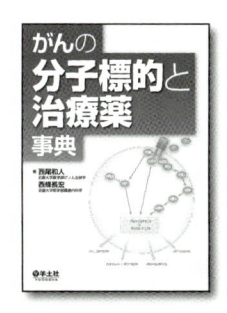

発行　羊土社 YODOSHA
〒101-0052　東京都千代田区神田小川町2-5-1　TEL 03(5282)1211　FAX 03(5282)1212
E-mail：eigyo@yodosha.co.jp
URL：http://www.yodosha.co.jp/

ご注文は最寄りの書店,または小社営業部まで

日常診療に役立つおすすめ書籍

本当に使える！抗菌薬の選び方・使い方ハンドブック

具体的な処方例から代替薬、フォローアップ、効果がなかった場合の対応まで

編集／戸塚恭一

薬剤ごとの解説に加え、病原微生物・感染部位別に抗菌薬の選び方と使い方が探せる！すぐに役立つ具体的な処方例や、代替薬、フォローアップ、効果がないときの対応など、知りたいことがハンディサイズで一目瞭然！

- 定価（本体3,800円＋税）
- B6変形判　388頁
- ISBN978-4-7581-1740-1

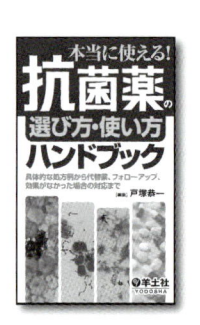

レジデントノート別冊
できる！見える！活かす！グラム染色からの感染症診断

検体採取・染色・観察の基本とケースで身につく診断力

著／田里大輔，藤田次郎

感染症診断に必須のグラム染色がまるごとわかる、医師のための入門実践書！検体の取扱い・染色の原理・方法から、各感染症の診断での活かし方まで、豊富な画像・図表とともに基本からやさしく解説します。

- 定価（本体3,300円＋税）
- B5判　151頁
- ISBN978-4-7581-1739-5

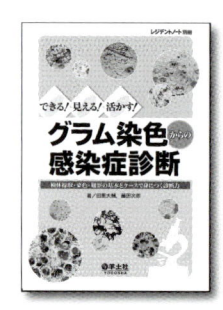

レジデントノート別冊
各科研修シリーズ
呼吸器内科必修マニュアル 改訂版

編集／山口哲生，小倉高志，樫山鉄矢

ローテートに欠かせない呼吸器内科の定番書．「どの検査？」「画像はどう読む？」「咳の鑑別は？」など初めての不安を解消できる基本的内容を網羅！「入院患者が肺炎に」「救急に喘息の患者さん」など、他科医にも役立つ．

- 定価（本体4,200円＋税）
- B5判　299頁
- ISBN978-4-7581-0583-5

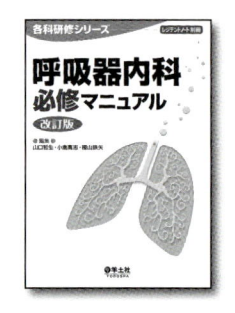

内科で役立つ一発診断から迫る皮膚疾患の鑑別診断

編集／出光俊郎

日常診療で出会う、診断に迷いがちな皮膚疾患の鑑別法を、"一発診断"を切り口に解説．ケーススタディを通して、第一印象から確定診断にたどり着く皮膚科医の目のつけどころと考え方を学べます！

- 定価（本体5,800円＋税）
- B5判　293頁
- ISBN978-4-7581-1737-1

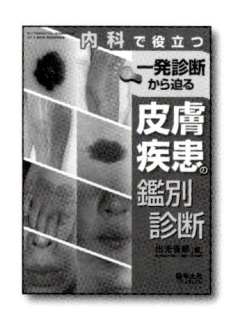

発行　羊土社 YODOSHA
〒101-0052　東京都千代田区神田小川町2-5-1　TEL 03(5282)1211　FAX 03(5282)1212
E-mail：eigyo@yodosha.co.jp
URL：http://www.yodosha.co.jp/

ご注文は最寄りの書店、または小社営業部まで

羊土社のおすすめ書籍

ジェネラル診療シリーズ
もう困らない！
高齢者診療でよく出合う問題とその対応

検査や治療はどこまで必要？患者・家族に満足してもらうには？
外来・病棟・在宅・施設ですぐに役立つ実践ポイント

編集／木村琢磨

全ての内科医・プライマリケア医必携！高齢者診療のコツがわかる！診察室での対応だけでなく，在宅・施設での家族や介護スタッフとの連携のポイントも解説．高齢化が進む今，知っておくべき内容が満載！

- 定価（本体4,500円+税）
- B5判　276頁
- ISBN978-4-7581-1500-1

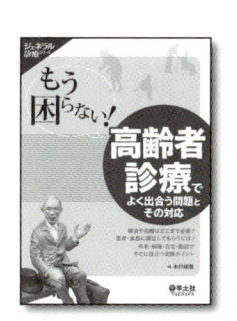

治療が劇的にうまくいく！
高齢者の栄養はじめの一歩

身体機能を低下させない疾患ごとの栄養管理のポイント

編集／大村健二，葛谷雅文

若年者とは異なる高齢者の消化吸収能や代謝から，疾患・状況ごとの特徴と栄養管理まで解説．さらに症例提示で具体的な対処法も学べる．高齢者の治療のカギは栄養管理にあり！高齢者診療に関わる全ての方にオススメ．

- 定価（本体3,600円+税）
- A5判　221頁
- ISBN978-4-7581-0896-6

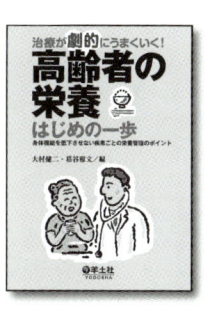

研修医のための
臨床検査・病理 超 マニュアル

適切に検査をオーダーし、結果を正しく解釈するための、必須ポイントが身に付く！

著／小倉加奈子，三宅紀子，小栗豊子

臨床検査と病理検査をこの1冊で総合的に身につけられる！各検査の考え方や適切なオーダー法，結果の正しい解釈法などについて，本当に必要な知識を厳選．カラー写真が満載なので，アトラスとしても使える！

- 定価（本体3,800円+税）
- B6変型判　383頁
- ISBN 978-4-7581-1736-4

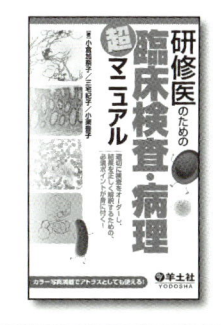

麻酔の前に知っておきたい
手術手順と麻酔のコツ

編集／鈴木昭広，岩崎　寛

初期研修医と若手麻酔医に向け，代表的な手術手順を網羅，手術適応，合併症など，術前に押さえておくべき情報が一目でわかる！　術中の麻酔の注意点をはじめ，より深く手術麻酔を理解するための解説も満載！

- 定価（本体3,800円+税）
- B6変型判　255頁
- ISBN 978-4-7581-1107-2

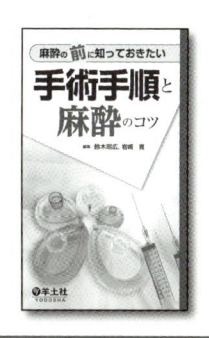

発行　羊土社 YODOSHA
〒101-0052　東京都千代田区神田小川町2-5-1　TEL 03(5282)1211　FAX 03(5282)1212
E-mail：eigyo@yodosha.co.jp
URL：http://www.yodosha.co.jp/

ご注文は最寄りの書店，または小社営業部まで

レジデントノート別冊

救急・ERノート ⑨

犯人は誰だ！急性中毒を推理・解決する

症状から見極め診断・治療する、実践的ケーススタディ

編集／上條吉人　　□ 定価（本体5,400円＋税）　□ B5判　□ 229頁　□ ISBN978-4-7581-1349-6

◆ 急性中毒の原因薬毒物を見抜く洞察力が自分のものになる！中毒物質の推定・特定から治療まで，多彩な知識とスキルが身につく実践書！
◆ ケーススタディで中毒診療の専門家の頭の中が覗けて，あらゆる中毒に対処できる思考プロセスがわかる！

シリーズ好評既刊

❶ もう怖くないめまいの診かた、帰し方
致死的疾患の見逃しを防ぎ、一歩進んだ診断と治療を行うために
編／箕輪良行　□ 定価（本体4,500円＋税）　□ B5判　□ 262頁　□ ISBN978-4-7581-1341-0

❷ ショック ― 実践的な診断と治療
ケースで身につける実践力とPros & Cons
編／松田直之　□ 定価（本体4,500円＋税）　□ B5判　□ 244頁　□ ISBN978-4-7581-1342-7

❸ 症例から学ぶERの輸液
― まず何を選び、どう変更するか
編／三宅康史　□ 定価（本体4,600円＋税）　□ B5判　□ 261頁　□ ISBN978-4-7581-1343-4

❹ 胸背部痛を極める ― あらゆる原因を知り、対処する
ケースで身につく専門医の実践的アドバンストスキル
編／森脇龍太郎、石川康朗　□ 定価（本体4,600円＋税）　□ B5判　□ 260頁　□ ISBN978-4-7581-1344-1

❺ まずい！から始める意識障害の初期診療
ケーススタディとコーマ・ルールで系統的な診療を身につける
編／堤 晴彦、輿水健治、中田一之　□ 定価（本体4,700円＋税）　□ B5判　□ 276頁　□ ISBN978-4-7581-1345-8

❻ 症候と疾患から迫る！ERの感染症診療
疑い、探し、組み立てる実践的な思考プロセス
編／大野博司　□ 定価（本体5,500円＋税）　□ B5判　□ 364頁　□ ISBN978-4-7581-1346-5

❼ 直伝！救急手技プラチナテクニック
手技はもちろん、合併症や施行後に考えることなど、次の一手まで見据えた王道アプローチを伝授
編／太田祥一　□ 定価（本体4,900円＋税）　□ B5判　□ 301頁　□ ISBN978-4-7581-1347-2

❽ あの手この手で攻める！腹痛の診断戦略
解剖学的アプローチから落とし穴回避のワザまで
編／林 寛之　□ 定価（本体4,700円＋税）　□ B5判　□ 277頁　□ ISBN978-4-7581-1348-9

発行　**羊土社 YODOSHA**
〒101-0052　東京都千代田区神田小川町2-5-1　TEL 03(5282)1211　FAX 03(5282)1212
E-mail：eigyo@yodosha.co.jp
URL：http://www.yodosha.co.jp/

ご注文は最寄りの書店，または小社営業部まで

プライマリケアと救急を中心とした総合誌

レジデントノート

年間定期購読料（送料サービス）
- 月刊のみ　12冊
  定価（本体24,000円+税）
- 月刊+増刊
  増刊を含む定期購読は羊土社営業部までお問い合わせいただくか、ホームページをご覧ください。
  URL : http://www.yodosha.co.jp/rnote/

月刊
毎月1日発行　B5判　定価（本体2,000円+税）

初期研修医から指導医まで日常診療を徹底サポート！

現場に出てすぐに使える日常診療の基本から一歩進んだ最近のエビデンス, 進路情報までかゆいところに手が届く！

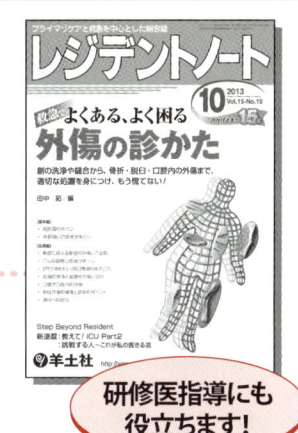

研修医指導にも役立ちます！

増刊 レジデントノート
1つのテーマをより広くより深く

☐ 年6冊発行　☐ B5判

レジデントノート Vol.15 No.8 増刊 (2013年7月発行)

消化器診療の疑問、これで納得！
外来・病棟・当直での初期対応や鑑別診断から検査・画像・薬物治療まで、よくある悩みに答えます

編集／花田敬士　定価（本体4,500円+税）　● 必ず抱く疑問や悩み事を解決！

レジデントノート Vol.15 No.5 増刊 (2013年5月発行)

あらゆる科で役立つ！麻酔科で学びたい技術
手にとるようにわかる, 麻酔の基本概念と手技・周術期管理のポイント, 知っておくべき病態の知識

編集／萩平哲　定価（本体4,500円+税）　● 臨床現場ですぐ使える！

レジデントノート Vol.15 No.2 増刊 (2013年3月発行)

輸液スーパー指南塾
経過を追う症例問題で実践力を鍛える！

編集／長浜正彦　定価（本体4,200円+税）　● 基礎力と実践力がこの1冊で身につく！

発行　**羊土社 YODOSHA**

〒101-0052　東京都千代田区神田小川町2-5-1　TEL 03(5282)1211　FAX 03(5282)1212
E-mail : eigyo@yodosha.co.jp
URL : http://www.yodosha.co.jp/

ご注文は最寄りの書店, または小社営業部まで

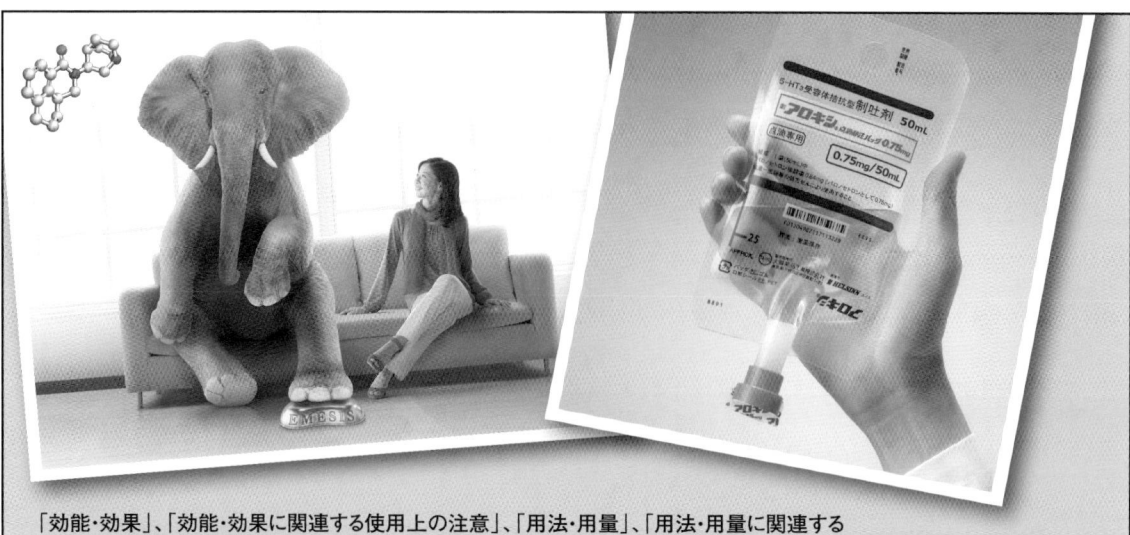

「効能・効果」、「効能・効果に関連する使用上の注意」、「用法・用量」、「用法・用量に関連する使用上の注意」、「禁忌を含む使用上の注意」等については、添付文書をご参照ください。

5-HT3 受容体拮抗型制吐剤　　劇薬、処方せん医薬品（注意—医師等の処方せんにより使用すること）　薬価基準収載

アロキシ®静注0.75mg　　**アロキシ®点滴静注バッグ0.75mg**
Aloxi® I.V. injection 0.75mg　　Aloxi® I.V. infusion bag 0.75mg

パロノセトロン塩酸塩注射剤

製造販売元／資料請求先（医薬品情報課）　TAIHO　大鵬薬品工業株式会社
〒101-8444 東京都千代田区神田錦町1-27
TEL.0120-20-4527 FAX.03-3293-2451
http://www.taiho.co.jp/

提携先　HELSINN　スイス

2013年7月作成

改訂第3版
がん化学療法
レジメンハンドブック

監修／日本臨床腫瘍薬学会　編集／遠藤一司，加藤裕芳，松井礼子

□ 定価（本体 4,200円+税）　□ B6変型判　□ 479頁　□ ISBN978-4-7581-1733-3

- 新薬・適応拡大薬剤の追加,各種ガイドライン改訂に合わせ大幅アップデート！
- 抗がん剤治療の必須知識がレジメンごとに一目でわかる
- 前投薬や投与速度，輸液を含めたレジメンの他，減量基準，副作用，服薬指導，調製法も掲載

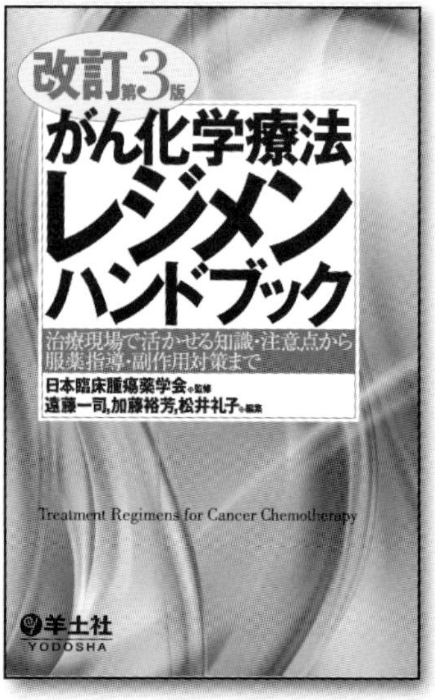

2013年, 待望の大幅改訂！

発行　羊土社　YODOSHA
〒101-0052　東京都千代田区神田小川町2-5-1　TEL 03(5282)1211　FAX 03(5282)1212
E-mail：eigyo@yodosha.co.jp
URL：http://www.yodosha.co.jp/

ご注文は最寄りの書店，または小社営業部まで